全国高等学校创新教材

供临床、基础、预防、药学、检验、影像、护理等专业用

Integrated Experiment of Basic Medicine

基础医学整合实验

第2版

主　编　苏　宁

副主编　杜　鹃　吴　宁　胡　浩

　　　　姜希娟　戴建国

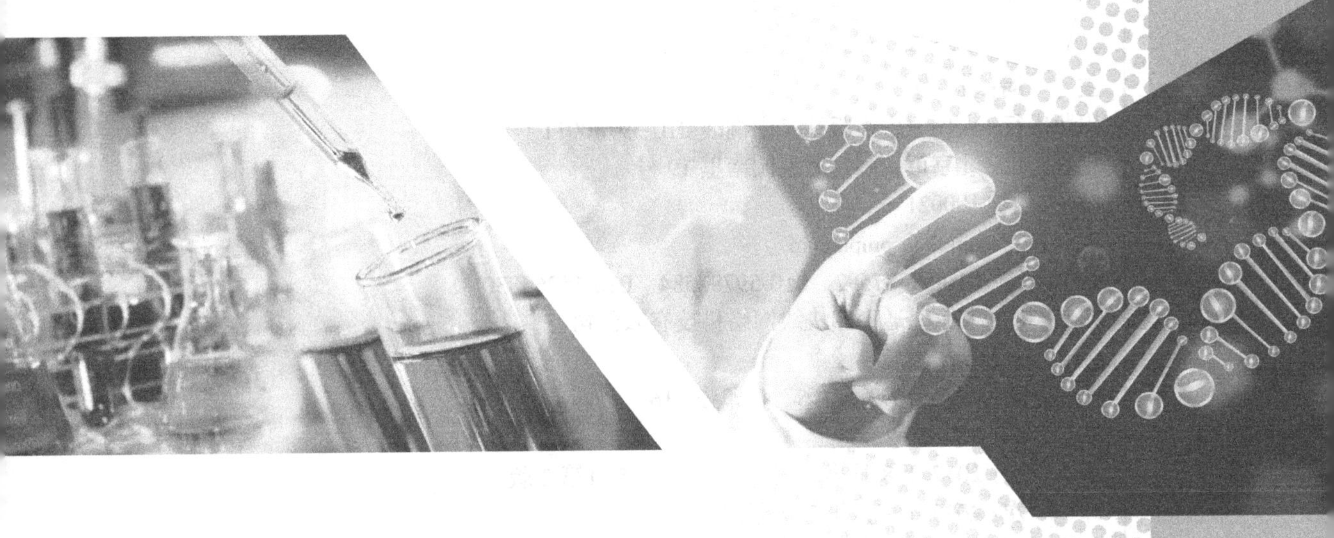

人民卫生出版社

·北　京·

图书在版编目(CIP)数据

基础医学整合实验 / 苏宁主编. —2 版 —北京：人民卫生出版社，2021. 5（2023.8 重印）
ISBN 978-7-117-31562-3

Ⅰ. ①基… Ⅱ. ①苏… Ⅲ. ①基础医学-实验 Ⅳ. ①R3-33

中国版本图书馆 CIP 数据核字（2021）第 085636 号

人卫智网	www.ipmph.com	医学教育、学术、考试、健康，购书智慧智能综合服务平台
人卫官网	www.pmph.com	人卫官方资讯发布平台

基础医学整合实验
Jichuyixue Zhengheshiyan
第 2 版

主　　编：苏　宁
出版发行：人民卫生出版社（中继线 010-59780011）
地　　址：北京市朝阳区潘家园南里 19 号
邮　　编：100021
E - mail：pmph @ pmph.com
购书热线：010-59787592　010-59787584　010-65264830
印　　刷：北京盛通商印快线网络科技有限公司
经　　销：新华书店
开　　本：787 × 1092　1/16　　印张：16
字　　数：389 千字
版　　次：2017 年 8 月第 1 版　　2021 年 5 月第 2 版
印　　次：2023 年 8 月第 2 次印刷
标准书号：ISBN 978-7-117-31562-3
定　　价：45.00 元
打击盗版举报电话：010-59787491　E-mail：WQ @ pmph.com
质量问题联系电话：010-59787234　E-mail：zhiliang @ pmph.com

编　委（以姓氏笔画为序）

于　利　锦州医科大学

王　敏　兰州大学基础医学院

王　瑜　平顶山学院医学院

王建丽　山东大学齐鲁医院

王革非　汕头大学医学院

刘进军　西安交通大学医学部

刘慧青　山东大学基础医学院

闫福曼　广州中医药大学

江　沛　广州新华学院

江　瑛　首都医科大学

苏　宁　广州中医药大学

杜　鹃　香港中文大学（深圳）医学院

李宏莲　华中科技大学同济医学院

吴　宁　贵州医科大学

吴家华　嘉应学院医学院

沈　楠　吉林医药学院

张四维　吉林大学基础医学院

张宏萌　山东中医药大学

陈维平　广西医科大学

林　芳　苏州大学药学院

林常敏　汕头大学医学院

赵　元　山东中医药大学

赵舒武　天津中医药大学

赵婷秀　广州中医药大学

胡　浩　西安交通大学医学部

姜希娟　天津中医药大学

徐　静　大连医科大学

高爱社　河南中医药大学

郭茂娟　天津中医药大学

唐俊明　湖北医药学院

韩　莉　三峡大学医学院

傅　娟　华南理工大学医学院

谢剑君　汕头大学医学院

雷俊霞　华南理工大学医学院

戴建国　南京中医药大学

编写秘书

姚晓玲　广州中医药大学

指导专家（以姓氏笔画为序）

王　虹　天津中医药大学
王　渊　西安交通大学医学部
王立祥　山东大学临床医学院
王庭槐　中山大学中山医学院
王艳春　吉林医药学院
尹小川　中山大学新华学院
朱　亮　大连医科大学
刘　佳　华南理工大学医学院
刘传勇　山东大学齐鲁医学院
齐冬梅　山东中医药大学
李　和　华中科技大学同济医学院
杨宇辉　嘉应学院医学院
何　治　三峡大学医学院
汪思应　安徽医科大学
宋焱峰　兰州大学基础医学院
陈　霞　吉林大学白求恩医学部
陈海滨　汕头大学医学院
罗　彬　广西医科大学
罗广波　广州中医药大学第一附属医院
郑新华　平顶山学院医学院
高兴亚　南京医科大学
陶　金　苏州大学基础医学与生物科学学院
曾　柱　贵州医科大学
曾元儿　广州中医药大学

前 言

根据2009年教育部、卫生部《关于加强医学教育工作提高医学教育质量的若干意见》文件精神，本教材编写团队于2013年开始探索基于医学素质培养的“基础医学与临床医学相结合”实验课程改革。该课程打破原有学科间严格的界线，将不同学科的专业知识和实验技术整合起来，培养学生综合运用知识解决实际问题的能力以及良好的医学素质，在“基础与临床结合、素质与知识融合”方面进行了有益的尝试。2017年，本教材编写团队将10个较成熟的教学项目编撰成册，出版了《基础医学整合实验》第1版。

2016年，随着《“健康中国2030”规划纲要》的发布，“实施健康中国战略”已成为国家发展基本方略中的重要内容。高素质的医疗从业人员，是推进健康中国建设的重要保障。为此，2017年国务院办公厅印发《关于深化医教协同进一步推进医学教育改革与发展的意见》，2018年教育部、国家卫生健康委员会、国家中医药管理局共同发布了《关于加强医教协同实施卓越医生教育培养计划2.0的意见》，着力推动基础与临床融合、人文教育和专业教育结合，提升医学生解决临床实际问题的能力以及胜任岗位所需的职业素养，服务健康中国建设。此时，契合国家医学教育改革方向的《基础医学整合实验》在全国高等医学院校中引起了广泛关注和较大反响。其“基于医学素质培养的基础 - 临床整合实验”教学理念和教学方法已逐渐渗透进传统实验教学课堂，且部分院校已开设独立的“基础医学整合实验”课程。

为进一步提高教材的整体水平，适应医疗行业不同工作岗位胜任力的培养需要，在征集了全国20余所医学院校指导专家和一线教师的反馈意见与建议后，第2版对《基础医学整合实验》内容进行了补充和修订。

与第1版教材相比，本版教材的编写除了继续坚持实验项目基础与临床深度融合、实验内容跨学科深层次整合、实验过程医学素质融入等基本宗旨外，还体现了以下特点：

1. 实验项目更加丰富 由第1版的10个实验项目增加为本版的34个实验项目，内容选自呼吸系统、循环系统、消化系统、泌尿系统、内分泌系统及其他器官系统的常见疾病和病理过程，并增加了涉及多个系统的复杂临床过程以及中医证候模型研究的实验项目。不仅可以满足各校开设独立实验课的需要，还为器官系统整合课程提供部分实践项目。

2. 实验项目选题来源更加广泛 除来源于“常见临床问题”的实验项目外，增加了科研项目转化为教学项目的实验内容，有利于开拓学生视野、训练严谨思维和创新能力。

3. 实验项目所涉及的实验技术更加多样　不仅包括机能学、形态学、病原学、生物化学等基础医学实验技术，还涉及细胞培养、分子生物学等科研实验技术。

4. 每个项目增加了实验周期和学时　方便各校根据学时安排和实验室条件选用相应实验项目。

5. 配套线上课程　通过"人卫慕课"平台开设"基础医学整合实验"在线课程，对学生设计实验流程、开展结果讨论进行有效指导，成为本教材课堂教学的重要补充。

希望通过本次再版，使教材的理念和内涵更加契合临床类岗位、医药相关类岗位的人才培养目标，更好地为高素质医学人才培养服务。本教材适用于各学制临床医学专业及临床相关专业的实验教学。

教材编委们在行业专家的指导下，查阅大量文献并做了大量预实验，对每一个实验项目、检测指标都反复推敲，精益求精。本教材不仅凝聚了全体编委的智慧和心血，也得到了指导专家组的细心指导和无私帮助。在此，对本教材的编委、专家以及参编人员致以崇高的敬意，并对教材出版过程中给予支持和帮助的各参编单位和出版社领导、同仁表示衷心的感谢！

虽然全体参编人员尽心竭力，但由于"基于医学素质培养的基础 - 临床整合实验"课程为新生事物，加之编者水平有限，教材中难免有疏漏和不足之处，还请广大老师和同学批评指正并积极建言献策，以便再版时进一步完善。

《基础医学整合实验》（第 2 版）编委会

2020 年 10 月

目 录

第一章

基础医学整合实验概述

第一节　基础医学整合实验的课程目标及其在医学体系中的地位

《关于加强医教协同实施卓越医生教育培养计划 2.0 的意见》要求，紧紧围绕“实施健康中国战略”目标，树立“大健康”理念，深化医教协同，推进以胜任力为导向的教育教学改革。改革任务的第一项就是“全面加强德医双修的素质能力培养”，即实现素质教育与专业教育的有机结合，加深并拓展学生所学知识的深度和广度，激发学生的创新思维；加强培养学生交流沟通能力，提高学生团队协作能力；围绕职业岗位胜任力，全面提高学生健康理念和解决临床实际问题的能力、批判性思维能力、信息管理能力及终身学习能力。

“基础医学整合实验”以临床问题为切入点设计基础医学实验项目，通过实验项目综合不同学科的专业知识和实验技术去解决临床问题，由此培养学生从临床角度综合运用所学知识、主动获取未学知识来解决实际问题的能力。同时训练学生的观察能力、表达能力、分析总结能力、沟通能力、团队合作能力、严谨性、创新精神等专业素质。因此，“基础医学整合实验”是现有医学教育体系的重要补充，其“寓素质教育于能力培养之中”的课程目标符合临床医学人才培养目标；其“基础与临床结合、素质与知识融合”的实验教学方法，契合国家对优秀医学人才培养模式的要求。

第二节　基础医学整合实验的主要内容

本教材的主要内容包括实验基础知识、整合实验项目、课程评价方法 3 个部分。

1. 实验基础知识　包括第二章和第三章的内容，即医学实验动物基本知识、医学实验常用技术。主要介绍基础医学实验常用的动物知识和技术方法。

2. 整合实验项目　包括第四章至第三十七章的内容，共 34 个实验项目。其中，第四章至第十一章的实验内容为涉及多个系统的复杂临床过程；第十二章至第三十五章的实验内容涉及呼吸系统、循环系统、消化系统、泌尿系统、内分泌系统及其他器官系统的常见疾病和病理过程；第三十六章和第三十七章的实验内容为中医证候模型研究。这些实验项目均来源于临床常见疾病或症状，每个项目各有不同的知识侧重点和技术侧重点，但在人文素质训练上的要求一致。

3. 课程评价方法 本课程以素质培养为主要课程目标，课程评价以过程性评价和终结性评价相结合的方式进行；第三十八章主要介绍了课程评价的方法。

第三节 基础医学整合实验课程的特点

基础医学整合实验课程以素质教育为主要教学目标。这决定了它在师资构成、教学设计、教学方式中均有其自身的特点。

1. 教学团队 教学团队成员的素质不仅直接决定教学效果，也对学生学习兴趣、专业素质的培养有潜移默化的影响。高素质的教师队伍对高素质人才的培养至关重要。教师的人生观、价值观、治学态度、敬业精神以及人格魅力均在教学过程中不断感染和教化着学生，从而使素质教育润物细无声。

本课程教学团队由实验教师、实验技术员、临床医生共同组成。实验教师的主要职责：培养学生养成良好的实验室习惯，传递动物伦理学思想，指导学生熟悉实验流程，锻炼学生主动学习、独立思考、相互协作、分析表达等能力；实验技术员的主要职责：规范学生的实验室操作习惯，提供学生实验所需物品，传递动物伦理学思想，帮助学生完成部分对实验结果影响大但不属于项目核心技术的操作，指导学生完成部分有难度的实验操作；临床医生的主要职责：指导学生从临床的角度分析实验数据并思考其与临床的联系，训练临床思维习惯并介绍临床人文特点。

2. 医学素质 在概述课上即需阐明本课程特殊的教学目的，强调学生在学习过程中的"自我培养"，减少对老师的依赖。在教学过程中，需将各种素质要求融入整个实验流程中，避免出现为了完成实验项目而忽视相关素质要求的现象。当学生在设计方案、执行实验以及分析数据等过程中遇到各种困难时，老师应鼓励他们尽量通过自己或团队的力量去解决，适当给予学生引导，切不可拔苗助长甚至越俎代庖。临床医生从临床角度解释实验现象、分析实验结果这一举措，可使学生切身感受到基础知识与临床的关系。优秀临床医生的现身说法，更有助于牢固学生的专业思想，激发其对病患深切的同情，从而使素质教育事半功倍。

3. 线上教学 信息技术应用于医学教育已成为新世纪高等教育的必然趋势。基于虚拟现实的智能实验学习平台满足了新型整合实验课程对设备、环境及师资的要求，给医学实验教学提供了全新的教育思维模式和更便利的学习条件。利用智能学习平台开展线上线下混合式教学，是本课程重要的教学形式之一。

第四节 基础医学整合实验课程的教学设计

实验项目只是教学形式，而贯穿其中的素质教育才是本课程的核心，故而在教学过程中需注意细节上的引导。从实验项目来说，学生是整个实验内容的主导，教师和技术员只是辅助。但在素质教育方面，教师、技术员和临床医生需在实验的各个环节主动进行医学素养的渗透和引导。全部课程由 4 个部分组成，分别是课程概述课、实验课、讨论课和课程总结课。

1. **课程概述课**　介绍本课程的目的和意义、实验室守则和安全制度、动物伦理、本课程的学习方法和考核方法等。

2. **实验课**　由实验教师、实验技术员和学生共同完成。每个实验项目的流程包括：学生以小组为单位在实验教师的指导下，根据实验指导设计实验方案；方案交实验教师审阅并与学生一起修订后定稿；学生在实验技术员指导下准备实验所需物品和实验动物；学生以小组为单位分工合作完成实验过程所涉及的全部操作，实验教师和实验技术员可以给予指导和帮助；学生以小组为单位整理实验记录和数据；实验教师审阅实验记录和数据后交临床医生讨论课使用。

3. **讨论课**　由临床医生组织。主要流程包括：学生在课前根据自己小组的实验结果查阅文献、分析讨论并得出初步结论；讨论课上，学生以小组为单位汇报实验过程、结果、讨论和结论；临床医生从临床的角度引导学生思考并分析实验结果，推荐参考图书和资料，融入临床人文思想；讨论课结束后，学生根据临床医生的意见修改并完成正式实验报告。

4. **课程总结课**　在全部实验项目完成后，由实验教师组织。内容主要包括：听取学生对课程、教学团队的反馈信息及学习心得；教师对课程全过程的总结，对班级的整体评价，对共性问题的回答，以及对个别突出现象的点评。

第五节　基础医学整合实验的学习方法

“基础医学整合实验”课程是应时代需要而产生的新事物，是在基础医学与临床医学间搭建的一座桥梁，其目的是培养学生良好的学习习惯，将知识融会贯通并落到实处，从临床应用出发主动学习各门基础和专业课程。

1. **积极参与，主动学习**　本课程的实验项目均来自临床问题。解决这些问题所需要的知识，有些可能在现阶段的教学进度中尚未涉及。在面对未知的难题时，同学们要有克服困难的勇气和信心，发挥主观能动性去获取有效的知识和技能，积极参与到团队活动中，寻找自己的位置，并帮助团队完成课程目标。

2. **跳出框架，融会贯通**　本课程的所有实验项目均为跨学科、跨专业、深层次知识和技能整合的结果。同学们要圆满地完成学习任务，需跳出原有课程体系的思维框架，将知识综合起来去解决实际问题，学以致用。

3. **角色转变，学以致用**　本课程将临床医生引入课堂，是为了让同学们早日进入“医生”的角色，从临床的角度去学习，早日完成从“医学生”到“医生”的心理转变。

4. **严于律己，自我塑造**　自古以来，医学被认为是最具有人文精神的学科，人文素质教育不是独立于医学之外的附加，而是医学本质的回归。但目前我国的医学教育仍以医学知识传授和技能培养为主，素质教育远远落后于知识技能的学习，而本课程就是为了填补素质教育的空缺而开设。故同学们在学习过程中要明确课程目标，严于律己，努力自我完善和自我培养，争取成为医术精湛、医德高尚的优秀人才。

（苏 宁）

第二章

医学实验动物基本知识

人类疾病的种类繁多，病因非常复杂。因此，在探索这些疾病的发病机制和防治对策时，常常需要利用实验动物作为人类的替身和工具进行试验。实验动物是灵敏的活仪器、是生命科学的探针，是医药学、生命科学研究的基础和重要支撑条件。在生物医学领域、人类健康和预防保健事业方面，无论是基础医学、预防医学、临床医学，还是在农业、能源、交通、轻工、卫生、军事、航天等各个学科领域的生产和科研方面，实验动物均做出了突出的贡献。

我国实验动物种源主要引自国外，由大学、科研机构、企业进行专业化生产供应，基本满足了我国生命科学研究领域的需求。

第一节　医学实验动物的概念与分类

医学实验动物指经人工科学培育和/或人工改造，对其携带的微生物和寄生虫、营养、环境实行控制，来源清楚，遗传背景明确，供生物医学（科研、教学、生物制品或药品检定等）实验使用的动物。

一、按遗传学控制原理分类

1. 近交系动物　经连续20代或20代以上的全同胞兄妹或亲子交配培育而成，品系内所有个体都能追溯到起源于第20代或以后代数的一对共同祖先的动物群体。

2. 突变系动物　保持有特殊突变基因的品系动物，突变系动物具有变异性和遗传性两大特点。

3. 杂交一代动物　两个不同近交系动物杂交所生的第一代动物，称之为杂交一代动物（F1代）。

4. 封闭群动物　在不从外部引入新个体的条件下，以非近亲交配方式进行繁殖、生产的实验动物种群，且至少连续繁殖四代以上，这群动物才可称之为封闭群动物。封闭群动物在其繁衍过程中，世代间各基因的频率应保持不变。

二、按微生物、寄生虫学控制的原理分类

1. 普通动物（conventional animal，CV）　无人兽共患病病原体和体外寄生虫的动物。

2. 清洁动物（clean animal，CA）　无人兽共患病和主要传染性疾病的病原体和体外寄生虫的动物。

3. 无特定病原体动物（specific pathogen free animal，SPF）　机体内无特定的微生物和寄生虫存在的动物，或在清洁动物的基础上，不带对实验有干扰的微生物。

4. 无菌动物（germ-free animal，GF）　动物机体内外不携带有任何用现在方法可检验出微生物或寄生虫的动物。

与无菌动物相关的还包括悉生动物和无抗原动物。悉生动物是指用与无菌动物相同的方法取得饲养（剖腹取胎，在隔离器内饲养），但明确动物体内所给予的已知微生物的动物，即携带已知的单菌、双菌、三菌或多菌的动物。悉生动物需要在无菌隔离器内饲养，选用这类动物进行实验研究准确性很高，可排除动物体内带有的各种不明确的微生物对实验结果的干扰，常用于研究微生物和宿主动物之间的关系，并可按研究目的来选择某种微生物。无抗原动物是未经过环境、饮食或人为抗原刺激，免疫系统未被激活的动物。无抗原动物源于无菌动物，没有接受过任何抗原物质刺激，体内的 IgG 水平非常低，甚至无法检出。在无抗原的环境中，给予无抗原动物饲喂无抗原饲料和无抗原水使其得以生存与维持。

第二节　动物伦理与实验动物保护

动物实验是推动生命科学发展不可或缺的重要研究方法。但是，动物与人类存在根本差别，且诸多因素会影响动物实验结果，这些客观现实我们必须清楚认识，从而正确利用动物实验结果，以确保动物实验的研究意义和动物实验结果的应用价值。虽然动物实验科学和动物保护主义在一定程度上存在着不可避免的冲突。但从目前和今后长期发展来看，动物实验仍是人类生命科学研究不可或缺的技术手段。

1822 年，世界上第一部反对人类任意虐待动物的法令《禁止虐待动物法令》于英国出台并在英国国会中通过，即著名的《马丁法案》。两年后，世界上第一个动物福利组织反虐待动物协会（Royal Society for the Prevention of Cruelty to Animals，RSPCA）成立。20 世纪 80 年代，美国、德国、瑞士、荷兰等国家相继制定和实施了《动物保护法》。1966 年，美国出台了第一部《实验室动物福利法》，随后许多国家成立了实验动物管理委员会并进行立法，加大了对使用实验动物的监督和管理。1988 年，我国颁布了《实验动物管理条例》（简称《条例》），并于 2001 年 11 月对该《条例》进行修订，增加了生物安全和动物福利章节。2006 年国家科学技术部发布了我国第一个法规性文件《关于善待实验动物的指导性意见》。2016 年 3 月，在中英第三届实验动物福利伦理国际论坛上，讨论了中国首个实验动物福利与伦理的国家标准草案。为了确保动物福利的实施，1965 年，Roger Brambell 教授提出了动物福利的核心内容，必须让动物享有“五大自由”：即生理自由、环境自由、卫生自由、心理自由、行为自由，得到国际上普遍认可。各种形式的实验给动物带来了不同程度的痛苦，为了更好地保护实验动物，英国的动物家 William Russell 和微生物学家 Rex Burch 通过大量的

调查研究，提出了更科学、合理、人道地使用实验动物的理论，即“3R”原则（3R principles）。

1. 替代原则（replacement）　是指使用没有知觉的实验材料代替活体动物，或使用低等动物替代高等动物进行实验，获得相同实验效果的科学方法。根据是否使用动物或动物组织，可分为相对性替代和绝对性替代；根据替代动物的不同，可分为直接替代和间接替代；根据替代程度的不同，又可分为部分替代和全部替代。有些新的替代方法和技术可作为动物实验研究的补充，有助于减少使用动物的数量。但是，在目前科研中的实验动物尚不可能完全被取代。

2. 减少原则（reduction）　是指在科学研究过程中，使用较少量的动物获得同样多的实验数据或使用一定数量的动物能获得更多实验数据的科学方法。用最少量的动物达到所需要的目的，是对动物的一种保护。

3. 优化原则（refinement）　是指在必须使用动物进行有关实验时，要尽量减少非人道程序对动物影响的范围和程度。可通过改进和完善实验程序，避免、减少或减轻给动物造成的疼痛和不安，保证动物实验结果可靠性并提高实验动物福利。

“3R”原则在世界范围内成为动物实验共同遵守的原则，同时也成为各国际组织和各国实验动物法规的重要内容。当然，“3R”原则的提出和应用，是建立于不影响实验要求和实验结果的基础之上；若违背科学研究的目的，过分地强调“3R”原则，反对使用动物进行实验，“3R”原则也就失去了它的价值和意义。

第三节　常用医学实验动物简介

实验动物种类较多，这里主要介绍医学实验中常用的小鼠、大鼠、兔、犬。

一、小鼠

小鼠属于脊椎动物门、哺乳动物纲、啮齿目、鼠科、鼠属的动物，其中实验小鼠来自野生小鼠，经人们长期选择培育而成。

早在18世纪小鼠已被用于实验研究。小鼠因体形小，易于控制，性周期短，生长繁殖快，饲养管理方便，且又有明确的质量标准等优势，已被培育成大量的近交系、封闭群和基因突变动物。其中，近交系有500多个，突变系有410多种，远交群有200多种；因此常为科学工作者选择应用，尤其广泛应用于生物医学研究相关的各个领域，成为使用最多的实验动物。

小鼠可用于药物安全性和急性毒性实验，生物效应测定和药物效价比较，药物的筛选，微生物、寄生虫病学研究，放射学研究，肿瘤、白血病研究，计划生育研究，遗传性疾病研究，免疫学研究，老年学研究等基础和临床研究。

二、大鼠

大鼠属于脊椎动物门、哺乳纲、啮齿目、鼠科、大鼠属的动物。主要分布于亚洲，实验大鼠是由亚洲产野生褐色大鼠培育而来。18世纪后期开始人工饲养，19世纪中叶首次用于动物实验，大鼠使用量仅次于小鼠。

大鼠主要用于生理学研究，药物安全性评价，药物药效研究，营养学研究、代谢性疾病的研究，肿瘤研究，遗传疾病研究，口腔医学研究以及外科学研究等。

三、兔

兔属于哺乳纲、兔形目、兔科的动物。实验动物主要使用真兔属中的家兔，也就是用野兔属和白尾棕色兔属的兔。家兔是由野生穴兔在欧洲驯化而成，虽然我国养兔已有几千年的历史，但现在用作实验动物的兔均为欧洲兔的后代。家兔易饲养驯服，抗病力强，繁殖率高，耳大，血管清晰，便于注射给药及采血。

兔主要用于免疫学研究，生物制品研究，皮肤反应实验，急性动物实验，眼科研究，生殖生理和避孕药研究，热原实验，胆固醇代谢和动脉粥样硬化研究，心血管和冠心病研究等。

四、犬

犬属哺乳纲、食肉目、犬科、犬属的动物，从20世纪40年代开始作为实验动物。犬有服从主人的天性，能领会人的简单意图，反应灵敏（听觉、嗅觉、触觉灵敏），对外界环境适应性强，易于饲养。近年来，已经培育出专用于实验的几个品种。

犬主要用于外科学研究，基础医学研究，药理、毒理学研究，行为学、肿瘤学以及核辐射研究等。

第四节　实验动物基本操作技术

一、实验动物的捉拿与固定

为保证动物实验的顺利进行，获取可靠的实验数据，需要捉拿动物进行适当的保定，这是一项最常用又最重要的基本实验技术。捉拿与保定动物的原则是保证实验人员的安全和实验动物的舒适。在进行动物实验时，为了保证动物的安静状态，正确观察和记录动物的反应情况，防止被动物咬伤，实验人员必须掌握正确的捉拿方法。在捉拿、保定动物前，应对各种动物的一般习惯有所了解。此外，实验人员应采取爱护动物的态度，切忌对动物采取突然、粗暴的动作，捉拿部位应最大限度地减轻动物痛苦，尤其不能抓取耳、胡须等敏感部位。在对凶猛动物捉拿、保定时，应戴防护手套，以免被咬伤。捉拿哺乳期动物时，应将母子分开，以防止动物护仔而造成损伤。捉拿动物要看准时机，做到迅速准确熟练，切忌犹豫不决，力争在动物感到不安之前抓住。

（一）小鼠的捉拿与固定

小鼠性情比较温和，一般不会主动咬人，但捉拿不当也易被其咬伤。捉拿时动作要轻，佩戴手套；固定时，用右手拇指和示指的指腹提起小鼠尾部后1/3，放在粗糙的桌面上或者笼盖上。在动物向前挣扎爬行时，用左手的拇指和示指捏住双耳及中间头颈背部的皮肤，使头部不能动，而后将小鼠翻转置于左手掌心，再用右手拉住小鼠尾部以拉直后肢，用左手无名指和小指夹住小鼠背部和尾部，保持小鼠头部不能自由转动。此时可以进行灌胃、腹腔注射等实验操作。操作时要注意力度适中，避免用力过度造成小鼠窒息，或者用力较小使小鼠头部翻转咬伤操作者。

尾静脉取血时，可将小鼠装入固定盒内，使其尾巴暴露在固定盒外，进行操作。在进行外科手术时，一般使用固定板。小鼠麻醉后，用20~30cm订线绳分别捆住小鼠四肢，然后将绳线系到左右边缘的钉子上，并在头部上颚切齿上牵一根绳系在前缘，以达到完全固定的效果。

（二）大鼠的捉拿与固定

大鼠牙齿尖锐，且性情不温顺，所以在捉拿时要加倍小心，最好戴防护手套，以防咬伤。4~5周龄大鼠可以和小鼠一样，采用抓住尾部提起来的捉拿方法，但更大龄的大鼠需抓住尾根部，然后提起置于实验台上，让其自然进入固定器内，再进行尾静脉取血或注射。若要进行外科手术或解剖，则需使用固定板。若要进行腹腔注射或灌胃等实验时，通常是右手抓住大鼠的尾巴向后拉，左手虎口卡住大鼠躯干，并稍加压力向前移行，至颈部时用左手拇指、示指卡住大鼠颈部，其余三指及手掌心握住大鼠上半身背腹部，并将其保持仰卧位，然后调整左手拇指位置紧抵在下颚骨上，即可进行实验操作。另一种方法是左手按住，抓起来的时候，把示指放在颈背部，拇指及其余三指放在肋部，示指和中指夹住左前肢，分开两前肢举起来，右手按住后肢固定。

若是大鼠口服药时，也可采用与捉拿小鼠相同的方法，用左手示指和拇指抓住颈背部皮肤，其余三指抓住背部皮肤，小指和无名指夹住尾部固定。

（三）家兔的捉拿与固定

家兔比较温顺，一般不会咬人，但脚爪较尖锐，应避免抓伤。抓取时，轻轻打开笼门勿使家兔受惊，一只手抓住家兔颈背部皮毛，将其提起来，另一只手托住家兔臀部拿出来放在实验台上。轻轻抚摸，待家兔安定后即可进行采血、耳缘静脉注射等准备操作。固定可采取盒式固定和台式固定。采血和耳缘静脉注射等操作适于选用盒式固定，而台式固定适于测量呼吸、血压和手术操作等。

（四）犬的捉拿与固定

犬虽然性情凶恶，会咬人，但也通人性。在麻醉和固定犬时，为避免犬咬伤人，应先用绷带或布条将犬嘴捆住，可在腭下打结后，再绕到颈部打结，以求牢固。亦可用网口将口套住。在进行前肢静脉注射或采血时，可将犬放在操作台上，一只手固定颈部，另一只手握牢前肢关节；进行手术操作时，可在麻醉后用粗棉带绑住四肢，固定于手术台上，头部用固定器固定好后就可解去嘴上的带子，若无犬头固定器，可用棉带把犬头固定在实验台上，嘴上的带子稍松一点，以便动物呼吸。

二、实验动物性别的鉴别

对实验动物按照性别分笼分组、动物验收、配种等均需要鉴别动物的性别，基本方法是通过外生殖器形态特征进行鉴别。

（一）大鼠和小鼠的性别鉴别

性成熟大鼠和小鼠的性别主要通过肛门和外生殖器之间的距离与特征来鉴别。雌鼠的肛门和阴道之间距离较近，且呈现一无毛带区；雄鼠的肛门和阴茎间的距离大致是雌性的2倍，该处可见明显的阴囊并且长有被毛，如将大鼠头向上提起，常可见到阴囊内有睾丸。此外，经产并授乳过的雌鼠腹部常可见明显的乳头。

（二）兔的性别鉴别

成年兔（3月龄以上）一般通过有无阴囊鉴别性别。鉴别新生仔兔性别时需要观察其阴部孔洞形状和距离肛门的远近，雌兔孔洞为扁形、其大小和肛门相同，距肛门较近，而雄兔孔洞圆形略小于肛门，且距肛门较远。鉴别开眼仔兔和幼兔的性别时，用左手抓住耳后颈部，右手中指和示指夹住兔尾，拇指轻按生殖器上方，生殖器孔口呈O形且下为圆柱体者是雄兔，生殖器孔口呈V形，下端裂缝延伸至肛门的是雌兔。

（三）犬的性别鉴别

成年的雄性犬睾丸下降至阴囊中，阴囊悬于会阴部下方，阴茎由耻骨下缘朝腹部方向延伸至后腹壁开口，而雌性犬的尿生殖道开口于肛门下方，两性极易鉴别。新生的犬可由肛门至生殖器距离来区分性别。

三、实验动物的标记

在进行动物实验时，需对实验动物进行标记编号。标记编号方法应保证编号不对动物生理或实验产生影响，应根据实验动物的种类和实验类型，选择标记方法，并且号码要清楚、易认、耐久和适用。使用对实验动物无毒性、操作简单且能长期识别的方法进行标记。

（一）非损伤性标记法

1. 染色法 染色法是指用化学染色剂在动物体表明显部位涂染的方法，操作简便，对动物损伤小，是实验室最常用的方法，适用于白色或浅色毛的小动物，如白色或者浅色无花纹的小鼠、大鼠、豚鼠、兔均可采用。常用的涂染化学药品有：红色（0.5%中性红或品红溶液）；黄色（3%~5%苦味酸溶液或80%~90%苦味酸的酒精饱和液），大鼠、小鼠多用此染色；咖啡色（2%硝酸银溶液），兔、豚鼠染色时多用此色；黑色（煤焦油的酒精溶液）。

涂染顺序是从左到右、从上到下。即左前腿1号，左腹侧部2号，左后腿3号，头部4号，腰背部5号，尾根部6号，右前腿7号，右腹侧部8号，右后腿9号。100以内的编号可用两种染色剂涂布动物的不同部位，以一种颜色作为个位数，另一种颜色作为十位数，按照上述染色法进行标记。

2. 剪毛法 剪毛法是指在动物体表相应部位剪去被毛的标识方法，操作简便，不损伤动物，标记也容易辨别。但由于动物的被毛不断长出导致标记逐渐消失，因此只适合短期研究。小鼠、大鼠、豚鼠之类小型啮齿类可按单色涂染标记法规则剪毛，犬、兔等一些大、中型动物还可用剪毛刀在动物体侧或背部剪出号码以标记。

3. 挂牌法 挂牌法是让动物佩戴印有编号的号牌进行标识的方法，号牌法不受动物毛色的影响，多用于体型较大和佩戴项圈的实验动物，如犬、兔等。

（二）损伤性标记法

1. 耳标法 耳标法即在动物的耳廓上所做的个体标识，其中耳孔标识是用专用的耳部打孔机在动物耳部打孔的标识方法，耳缺标识是用剪刀在耳缘剪出缺口的标识方法，动物的编号由耳孔或者耳缺的位置和数量来表示。该方法所作标记可终身保持，清晰且容易辨认，不受动物毛色的限制，但操作时会引起动物的疼痛并造成一定程度的损伤，也可能影响耳缘静脉注射之类的实验操作。

2. 烙印法 烙印法是直接把标记编号烙印在实验动物身上。烙印法有两种，对犬类大动物，可将标记号码烙印在其体表明显部位的皮肤上（如耳、四肢等部位），烙印完成后，伤口涂抹酒精、黑墨等染料，即可清楚读出号码。对家兔、豚鼠等小型动物标记时，可用数字号码钳在其耳朵刺上号码。进行此法操作时，要对动物进行局部麻醉，烙印后要防止皮肤感染。

3. 电子芯片法　电子芯片法是目前国际上比较流行的永久性标记法，是在动物的颈背部皮下埋入预先编好号码的微型集成电路片，用专用的扫描仪读取数据。扫描仪中存储的数据可拷贝到计算机上，方便进行分析。

四、实验动物的麻醉方法

对实验动物施行麻醉术，可使动物在实验过程中服从操作，以保证动物实验的顺利进行。在对动物实施麻醉术时，应该根据实验目的、动物种类、解剖结构、生理反应、年龄、体形大小及性情等选择麻醉药和麻醉方法。

（一）麻醉前准备

对犬或非灵长类大动物，在麻醉前 8~12h 禁食，以免麻醉或手术过程中发生呕吐反应；家兔或啮齿类动物无呕吐反射，麻醉前无须禁食。手术动物可在麻醉前可给予一定量饮水。术前也可注射少量镇静药品防止气道阻塞，如用乙醚做全身麻醉药，可在麻醉前使用阿托品类药物（按 0.04mg/kg）肌肉或皮下注射，以减少呼吸道和唾液腺分泌。

（二）麻醉方法

1. 吸入法　一般挥发性药物用吸入法麻醉，一般选用乙醚，多适合于大鼠、小鼠等短期操作实验的麻醉。根据动物不同，准备一个 0.5~3L 大小的透明、密封容器（如干燥器），先将装有浸润乙醚棉球的小烧杯（内盛有 5~10ml 乙醚）放在麻醉缸内，注意观察动物的精神状态，待动物倒下即可取出动物。此时动物肌肉松弛，角膜反射迟钝，皮肤痛觉消失，即可开始进行实验操作，如需维持较长时间，可准备一个辅助麻醉管，内装有浸有乙醚的棉球，在动物麻醉变浅时将管口放在动物鼻端，追加麻醉效果。

随着科技的发展，现有专门为小动物（大鼠、小鼠、豚鼠、兔子等动物）设计的气体吸入麻醉机，采用异氟烷进行气体麻醉，性能稳定、操作方便，能够快速准确地控制动物的麻醉深度，确保动物的安全，符合动物福利。

2. 注射法　非挥发性药物一般用本法，包括腹腔和静脉注射麻醉。腹腔注射多用于小动物，而静脉注射则多用于较大的动物。大鼠、小鼠可用腹腔注射或尾静脉注射，家兔可用耳缘静脉注射，犬可用后肢隐静脉注射。麻醉药物的浓度和注射剂量一定要根据各麻醉剂作用时间和毒性严加控制。

3. 局麻法　具体方法有表面麻醉、局部浸润麻醉、区域阻滞麻醉、神经及神经丛阻滞麻醉等，其中以局部浸润麻醉应用最多。该方法是将局麻药液注射皮下、黏膜下或深部组织中，靠药液弥漫浸润在组织中，麻醉感觉神经末梢或神经干，可阻断局部的神经传导，使局部痛觉暂时消失。

（三）麻醉意外的急救及麻醉后护理

在动物麻醉过程中，有时因麻醉过深或其他原因，导致神经中枢过度抑制，引起呼吸、循环系统机能紊乱，需要及时抢救。其急救方法是根据具体情况，采取对症治疗的措施。当发现异常时，应立即停药，并注射与麻醉药有拮抗作用的苏醒剂。

五、实验动物的常用给药方法

在动物实验中，为了观察药物对机体功能、代谢及形态的影响及变化，常将药物注入动物体内。根据实验目的、动物种类及药物特性，可选择以下几种具体给药途径与方法。

（一）注射给药

1. 静脉注射 大鼠和小鼠一般采用尾静脉注射；豚鼠一般采用前肢皮下注射；家兔耳缘静脉表浅且易固定，常作为静脉注射的部位；犬静脉注射多选择前肢内侧皮下静脉或后肢小隐静脉。如需反复注射，应尽可能从血管末端开始，然后向心方向移动注射。

2. 腹腔注射 啮齿类动物注射时，可使动物处于头低位，使内脏移向上腹。若实验动物为家兔，进针部位为下腹部的腹白线旁 1cm 处。当针头与皮肤呈 30° 刺入皮下，再以 45° 穿过腹肌刺入腹腔，此时有落空感，回抽无肠液、尿液后，缓缓推入药液。

3. 肌内注射 肌内注射一般选用肌肉发达、无大血管经过的部位，注射时针头要垂直快速刺入肌肉，回抽如无出血即可注射。

4. 皮下注射 皮下注射的部位，一般小鼠和大鼠在背部，豚鼠在大腿内侧、背部和肩部等皮下脂肪少的部位，家兔在背部或耳根部，犬常选用大腿内侧。

5. 皮内注射 皮内注射时需将注射部位脱去被毛，注射感觉阻力很大时，可见皮肤表面鼓起一白色小皮丘。

（二）消化道给药

1. 口服给药 将药物溶于水或混入饮食中，让动物自由饮水、采食，但所投入的必须是无臭、无味、能均匀混合的药物，有时也将药物夹在食团中。

2. 灌胃给药 啮齿类动物灌胃时动物应呈垂直体位固定，灌胃针沿咽后壁徐徐顺入食管。针插入时无阻力，药物无溢出说明灌胃成功。犬、兔灌胃时，先将动物固定，再将带有弹性的橡皮导管，沿咽后壁插入食管，应检查是否误入气管。

3. 十二指肠给药 家兔、犬等动物在进行安全药理实验或开腹后给药时，会用到此法。动物麻醉后，在动物胸骨下腹正中线位置开一小口，将药物注射入十二指肠即可。

4. 直肠给药 常使用动物品种为家兔。家兔直肠内给药时，将胶皮管插入肛门，深度大约 7~9cm，将注射器与橡皮管套紧，既可灌注药液，也可将栓剂直接塞入直肠内。注意切勿插入雌性动物的阴道内。

六、实验动物常用采血方法

（一）尾静脉采血

此法多用于小鼠和大鼠。动物固定后用酒精棉球消毒尾部，待酒精干后，剪去尾尖，尾静脉血即可流出，让血液流入容器或试管，也可直接用吸管吸取。实验时如需多次采取鼠尾静脉血液，在每次采血时可将鼠尾剪去很小一段，取血后用局部压迫，烧烙等方法止血。

（二）眼眶动脉和静脉采血（摘眼球法）

此法多用于小鼠，用左手抓住小鼠，拇指、示指尽量将鼠头部皮肤捏紧，使鼠眼球突出，将鼠身倒置，头部向下，使摘眼球侧对向试管，右手持弯头眼科镊，钳夹眼球后部，将眼球迅速摘除，此时眼眶内很快流出血液，第一滴血弃掉，将之后血液滴入试管内，直至血流停止。

（三）眼眶静脉丛采血

若所需采血量中等，又避免动物死亡时可采用本法。用乙醚将动物浅麻醉，采用侧眼向上固定体位，用左手示指、拇指握住颈部，利用对颈部两侧所施加的压力，使头部静脉回流困难，眼球充分外突，眶静脉丛充血，在泪腺区域内，用长颈硬质玻璃毛细滴管，用其尖端呈 45° 在眼内角和眼球之间向喉头方向刺入，达到蝶骨深度，轻轻转动并后退直至血液自动流出。取完血后注意用消毒纱布压迫眼球 30s 左右，左右眼可交替采血，间隔 7d，采血部位大致可以自行修复。

（四）心脏采血

将动物仰卧于固定板上，剪去胸前区的被毛，皮肤用碘伏或酒精消毒后，在左胸 3~4 肋间，用左手示指摸到心搏最明显处，右手持带有 4~5 号针头的注射器垂直进针，当针头插入心脏时，可感到有落空感，同时可观察到针尖随心搏而动，若事先将注射器抽一点负压，血液因心搏力量会自然进入注射器内。

七、实验动物常用处理方法

实验中断或结束后，实验动物原则上以安乐死法处置，处理的方法有多种，可根据实际需要和条件予以选择。无论何种方法，均要注意安全、简便、省事、对实验结果无影响，同时也要考虑从人道主义出发，尽量减少动物的痛苦，缩短致死时间，并禁止无关人员参与。

（一）物理方法

1. 颈椎脱臼法　啮齿类动物最常选用此法处死。操作时一只手的拇指、示指用力往下按住鼠头，另一只手抓住尾根用力向后拉，将脊髓、脑髓拉断，动物则立即死亡。此法只是破坏脊髓，体内脏器完整无损，所以适于采样时使用。

2. 断头法（不建议使用）　此法适用于鼠类等较小的实验动物。用剪刀在鼠颈部垂直快速剪断头部，使脑脊髓断离且大量失血，动物很快死亡。

3. 击打法（不建议使用）　主要用于豚鼠和兔的处死。用木锤等硬物猛烈击打动物头部，使大脑中枢遭到破坏，实验动物痉挛立即死亡。

4. 放血法（不建议使用）　鼠可采用眼眶动脉和静脉急性大量失血法，使鼠立即死亡。犬、猴等动物需在麻醉后，暴露出颈动脉，两端用止血钳夹住，然后插入套管，松开心脏侧的钳子，导致急性大出血，休克致死。

5. 空气栓塞法（不建议使用）　处死兔类常用此法。向实验动物动脉或静脉内注入一定量的空气，使之发生栓塞而死。当空气进入静脉后，可在右心与血液相混呈泡沫状，随血液循环到全身。当进入肺动脉，可阻塞其分支，进入心脏冠状动脉造成阻塞，影响回心血量和心排血量，发生严重的血液循环障碍，致动物休克、死亡。一般空气栓塞处死法注入的空气量，家兔为 20~50ml。

（二）化学法

1. CO_2（二氧化碳）窒息法　利用专用的 CO_2 窒息装置。先使 CO_2 箱充满 CO_2 气体后，再装入小鼠等动物，必要时可再往箱内输入 CO_2 气体。也可先将动物装入塑料袋内，再输入 CO_2 气体或放入干冰。动物吸入大量 CO_2 后会很快中毒而亡。

2. 使用化学药物法　也被称作过量麻醉剂法。快速过量注射非挥发性麻醉药（投药量为深麻醉时的 30 倍），或让动物吸入过量的乙醚，使实验动物中枢神经过度抑制，导致死亡。但是麻醉剂无镇痛作用，故在麻醉前需先行镇痛，再使用化学药物静脉注射或心脏注射，均可致死动物。应用较多的是巴比妥钠，该法主要用于兔、豚鼠、犬等中等动物，也可用于小鼠。

八、动物实验常用手术方法

（一）基本操作技术

1. 切开 切开时，先绷紧皮肤，将刀刃与皮肤垂直，用力要得当，切开皮及皮下组织时，要按解剖层次逐层切开，注意止血，避免损伤深层的组织器官。

2. 止血 止血是手术中的重要环节，直接影响手术部位的显露和操作，且关系到术后动物的安全、切口愈合的好坏能否造成并发症等，故术中止血必须准确、迅速、可靠。常见的止血方法有预防性止血、钳夹止血、结扎止血、烧烙止血、药物止血等。

3. 组织分离法 ①锐性分离，是用锐利刀刃或剪刀的切割作用离断组织和分离组织间隙；②钝性分离，是借助器械和手指对组织的牵张、牵张和推离作用使组织间隙和疏松组织分离。

4. 缝合法 缝合法主要有单纯缝合、内翻缝合和外翻缝合三种类型，上述三种缝合又可区分为间断缝合和连续缝合。

（二）颈部手术

在动物实验中以家兔为实验对象的较多，故以家兔为例进行介绍。

1. 气管插管术 将麻醉的家兔仰卧位固定在兔台上，剪去颈部被毛，在其颈中线从甲状软骨下到胸骨上沿做长度为3~5cm的切口。用止血钳纵向钝性分离皮下组织，可见胸骨舌骨肌；沿左、右两侧胸骨舌骨肌间隙分离骨骼肌，并将两条肌束向两外侧牵拉，充分暴露气管；用止血钳将气管与背侧结缔组织和食管分离，游离气管，气管下穿线备用。用手术剪于甲状软骨下3~4软骨环处做一横切口，再向头端做一纵行切口，使之呈倒T形，切口不宜过大、过小。如气管内有出血或分泌物，可用棉球擦净，将气管插管由切口处向胸腔方向插入气管腔内，用备用的线结扎导管，并固定在气管插管分叉处，以防导管滑脱。如发现气管插管内有出血或分泌物，应拔出插管清除干净后重新插管。

2. 颈总动脉分离及插管 在气管的一侧用拇指和示指将皮肤和骨骼肌提起并外翻，同时用另外三指在皮肤外向上顶，便可看见与气管平行的颈动脉鞘。用浸润0.9%氯化钠注射液的棉球顺血管走向拭去血液后分离鞘膜，用玻璃分针小心分离出颈总动脉，穿线备用。选择合适的动脉插管，将分离好的颈总动脉在远心端结扎，近心端夹闭血管。在结扎处用左手拇指和中指拉住结扎线头，示指从血管背后将血管轻轻托起，右手持眼科剪做V形切口，剪开血管直径的1/3。将已备好的动脉插管从切口处沿向心方向插入合适的长度，打双结结扎，在固定于导管的胶布上，松开动脉夹可见导管内液体随心跳动而搏动。如渗血，说明结扎不紧，应重新结扎或加固。

3. 颈外静脉的分离及插管 沿颈正中线从甲状软骨下到胸骨上沿做长度为5~7cm的切口，方法为用组织镊或止血钳轻轻提起两侧皮肤，沿颈正中线切开颈部皮肤约1cm，用止血钳向上、向下钝性分离皮下组织，再用手术剪剪开皮肤达到所需的切口长度。轻轻提起皮肤，用手指从皮肤外将皮肤外翻，即可见到颈外静脉。沿血管走向用止血钳钝性分离浅筋膜，暴露血管3~5cm并穿两根线备用。用动脉夹夹闭血管近心端，待血管充盈后再结扎远心端，于结扎线前用眼科剪呈45°做V形切口，剪开血管管径的1/3~1/2，用玻璃分针或眼科镊插入血管内挑起血管；将已经准备就绪的静脉导管插入2~3cm，用备用线结扎导管并固定在导管的胶布上，以防滑脱，最后取下动脉夹。

（三）腹部手术

1. 输尿管插管 将家兔麻醉后仰卧位固定，剪去耻骨联合以上下腹部的被毛，于耻骨联合上缘0.5cm处沿正中线做皮肤切口，长度为3~5cm，即可看见腹白线。沿腹白线切开或用止血钳（镊子）在腹白线两侧夹住骨骼肌轻轻提起，用手术剪剪开一小口。然后，左手示指和中指从小口伸入腹腔并分开，右手用手术剪在两指间向上、向下剪开腹壁，长度为3~4cm。此时，如膀胱充盈极好辨认，如膀胱空虚则可根据解剖位置和形状找到。轻轻将膀胱拉出腹腔（也可用镊子夹住膀胱顶将其向前向下翻移出腹腔），于膀胱底部膀胱三角的两侧找到输尿管。如周围脂肪太多，可用手触摸到输尿管后，再用玻璃分针仔细分离出一段输尿管并穿线备用。用左手小指托起输尿管，右手持眼科剪与输尿管成锐角做V形切口剪开输尿管的壁，将输尿管插管向肾方向插入并结扎固定。手术完毕后，用温热生理盐水纱布覆盖腹部切口。

2. 膀胱插管术 在耻骨联合上切开腹壁，暴露膀胱并移出，将膀胱上翻，在膀胱颈部穿线，结扎尿道。用止血钳将膀胱底部轻轻提起，在顶部血管较少的部位剪一小口，用缝合线在剪口外周以环形连续缝合一周，将插管插入膀胱，再用丝线结扎固定。结扎时将中心内翻包埋。将膀胱送回腹腔内。完成上述操作后，将膀胱插管平放在耻骨处，导尿管自然下垂，管口低于膀胱水平。手术完毕后，用温热生理盐水纱布覆盖腹部切口。

第五节 动物实验中的生物安全

1. 给药 动物的给药方法很多，常用的有灌胃、皮下注射、皮内注射、腹腔注射、肌内注射和静脉注射等。给药前要固定好动物，给药过程中所有操作要严格按照操作规范进行，在感染性病原实验中，要特别注意生物污染问题。

2. 注射 在动物实验中，注射器和针头是危险性最大的用具。被使用过的针头、刀、剪刀等器械所伤，可能引起感染性疾病。从动物皮肤上或瓶塞上拔出针头时的振荡作用，可产生气溶胶，通过皮肤或呼吸道进入人体，危害健康，污染环境。因此，注射时必须将动物保定或镇静，以免误刺或振荡。此外，针头不得弯折、截短。

3. 麻醉 对动物麻醉是一项常用的措施，其方法有吸入麻醉法、注射麻醉法、灌胃法和针刺麻醉法等。对动物麻醉时，要掌握最常用的吸入麻醉法和注射麻醉法，以及不同种类动物、不同麻醉药品的使用方法和使用剂量。进行抓取及固定动物等操作时，要注意生物安全问题，避免环境污染及动物感染。

4. 安乐死 在实验动物繁殖生产和研究实验中，必须处死的实验动物应采取安乐死术，以减少动物不必要的痛苦。在动物安乐死过程中，要注意不要被动物咬伤、抓伤，同时尽可能减少动物的痛苦。

5. 尸体处理 动物尸体是实验动物设施生产的主要废弃物之一。动物房中必须设置容量充足的冷藏设备以暂时储存尸体。无害性动物尸体，是指未投药、感染病原微生物或放射性物质的动物尸体，可以直接做掩埋处理或焚烧。感染性的动物尸体应该用装载生物危害物质的塑胶袋妥善包装，经高温高压灭菌后，再以处理一般无害动物尸体方法（如置入冷冻库）保存（按照国家生物安全管理要求，所有动物尸体必须冷冻后，再由具备相关资质的专业处理公司回收后做无害化处理）。

6. 实验动物废弃物　实验动物废弃物包括使用过的垫料、动物排泄物、动物尸体、纸张及其他物品。不同污染程度的废弃垫料，应以不同的方式处理。废弃物应定期清理，不做长期储存。

（沈　楠，李松岩）

第三章

医学实验常用技术

第一节　分子生物学实验常用技术简介

1953年DNA(脱氧核糖核酸)双螺旋结构的解析和1956年中心法则的形成宣告分子生物学时代的到来。分子生物学是从分子水平上阐述生命现象及本质的科学，其核心内容是以生物大分子的结构和功能、遗传信息的传递和基因表达调控机制等为研究对象，来阐明各种生命现象的本质。目前，分子生物学理论和技术已经渗透到生命科学的各个领域，它融合了生物学、细胞生物学、生物物理学、遗传学、微生物学等多学科知识与技术。尤其是人类基因组计划的顺利实施与完成，奠定了人类认识自我的重要基石，推动了生命与医学科学的革命性进展，激发了科学家运用各种“组学”或“组学”的集成研究生命现象，并推进了各种各样前沿技术的发展，如基因表达谱研究技术、DNA芯片技术等。

一、基础分子生物学技术简介

本节主要介绍的基础技术包括：核酸分离纯化技术、电泳技术、基因扩增技术、分子杂交技术和基因工程技术等。

(一)核酸分离纯化技术

核酸分离纯化是分子生物学实验的基础，是影响核酸质量高低的重要因素，同时也是下游分子生物学实验成败的关键。核酸在细胞中多与蛋白质等物质结合在一起，其分离纯化的目的主要是去除蛋白质、多糖、脂肪等生物大分子物质，从而保证核酸的纯度与质量，为后续实验做准备。主要步骤包括细胞裂解、酶处理、核酸与其他生物大分子物质分离、核酸纯化等，每一步骤又可由多种不同的方法单独或联合实现。目前，常见的核酸分离纯化方法包括PC抽提/醇沉淀方法(苯酚、氯仿/醇抽提纯化法，P、C分别指苯酚、氯仿)、高盐沉淀蛋白质/醇沉淀方法、离心柱法及生物磁珠法，以上方法各有其优势和劣势。

1. PC抽提/醇沉淀方法　即苯酚、氯仿/醇抽提纯化技术，基本原理是苯酚能使蛋白质变性，变性的蛋白质从水相中析出，处于苯酚中或者苯酚和水相之间，实现核酸与蛋白质分离的目的。此方法比较常用，能有效地去除蛋白质。但若超过了其饱和度，裂解体系中的蛋白质不能被一次性去除，则需多次抽提，方可彻底去除，且每次抽提都会损失部分核酸。此外，还要注意裂解液与样品的比例，若体系太黏稠，则蛋白质难以彻底去除，且基因组DNA将会断裂得更严重。该方法的优点是成本低、实验条件要求低；最大的缺点是不适合大规模抽提。

2. 高盐沉淀蛋白质/醇沉淀方法　基本原理是醇可溶于水，破坏蛋白质分子的水化膜，加入少量盐可抑制蛋白质解离，使电荷减少，沉淀更完全，达到分离目的。与PC抽提方法相比，除了纯度较低外，该法几乎克服了PC抽提的所有缺点，能够更快、更轻松地去除蛋白质，可用于大规模抽提，在4℃环境下蛋白质沉淀效率会更佳。

3. 离心柱法　基本原理是利用裂解液促使细胞破裂，使细胞中的核酸释放出来。释放出的核酸特异性地吸附在只对核酸有较强亲和力和吸附力的特定硅载体上，其他生化成分如蛋白质、多糖、脂类则在离心时被甩出柱子。最后，用洗脱液把吸附在特异载体上的核酸洗脱下来，即可分离得到纯化的核酸。此方法最大优点是受人为操作因素影响小，纯度的稳定性很高；最大的缺点是提取效率较低，需反复离心，且操作复杂，成本较高。

4. 生物磁珠法　基本原理是将纯化介质包被在纳米级的生物磁珠表面，通过介质对核酸的吸附，在外加磁场下使核酸附着于磁珠定向移动，从而达到固液分离纯化作用。与其他几种方法相比，生物磁珠法具有许多无法比拟的优势，如提取灵敏度高、纯化纯度高、提取产量高、自动化操作效率高、分离快速、高通量提取、无毒无害无污染等。但该方法需磁分离装置同步跟进，对仪器设备要求高。

在分离纯化核酸时，若想得到完整具有生物学活性的核酸大分子，则必须避免核酸变形及降解，保证核酸分子一级结构完整性，排除其他分子污染。因此，需注意：①尽量简化操作步骤，缩短提取过程，以减少变性降解的机会；②减少化学因素对核酸的降解；③减少物理因素对核酸的降解；④防止核酸生物降解（抑制核酸酶）等。

（二）电泳技术

电泳是指带电颗粒在电场作用下发生迁移的过程。许多生物分子都具有可电离基团。它们在某个特定pH下可以带正电或负电。在电场作用下，这些带电分子会向着与其所带电荷极性相反的电极方向移动。电泳技术就是利用在电场的作用下，由于待分离样品中各种分子带电性质以及分子本身大小、形状等性质差异，使带电分子产生不同迁移速度，从而对样品实现分离、鉴定或提纯。常见的电泳技术有琼脂糖凝胶电泳、聚丙烯酰胺凝胶电泳（polyacrylamide gel electrophoresis，PAGE）、双向电泳（two-dimensional electrophoresis，2-DE）等。

1. 琼脂糖凝胶电泳　琼脂糖是从琼脂中提取的一种多糖，具亲水性，但不带电荷，是一种很好的电泳支持物。DNA在碱性条件下（pH8.0缓冲液）带负电荷，在电场中通过凝胶介质向正极移动。常用荧光染料溴化乙锭（ethidium bromide，EB）嵌入DNA分子碱基对间形成荧光络合物，经紫外光线照射后，可观察到不同的 DNA 条带。使用紫外分析仪或凝胶成像系统拍照，可进行有关数据分析。不同 DNA 分子片段由于分子和构型不同，在电场中泳动速率也不同。在一定浓度琼脂糖凝胶介质中，DNA 分子电泳迁移率与其相对分子量常用对数成反比，分子构型也对迁移率有影响，如共价闭环 DNA >直线 DNA >开环双链 DNA。常用 0.5%~2.0% 琼脂糖作为电泳支持物。琼脂糖凝胶约可区分相差 100bp 的 DNA 片段，普通琼脂糖凝胶分离 DNA 的范围为 0.2~20kb DNA 片段。琼脂糖凝胶制备容易，操作简单，但易被细菌污染，不易保存，需现配现用。DNA 条带易扩散且浓度较高时才能显示，故电泳结束后需立即固定染色。该技术是分离、鉴定和提纯 DNA 片段的标准方法，如用于 DNA 鉴定、DNA 限制性内切核酸酶图谱制作等。

2. 聚丙烯酰胺凝胶电泳 以聚丙烯酰胺凝胶作为支持介质，通过电泳用于分离蛋白质和寡核苷酸的一种常用电泳技术。聚丙烯酰胺凝胶是由丙烯酰胺（acrylamide，Acr）和交联剂 N，N′- 亚甲基双丙烯酰胺（bisacrylamide，Bis）在催化剂过硫酸铵（ammonium persulfate，AP），N，N，N′，N′- 四甲基乙二胺（N，N，N′，N′-tetramethylethylenediamine，TEMED）作用下，聚合交联形成的具有网状立体结构的凝胶，SDS 聚丙烯酰胺凝胶电泳（SDS polyacrylamide gel electrophoresis，SDS-PAGE）是其常见形式。SDS（十二烷基硫酸钠）是一种阴离子表面活性剂，它能断裂分子内和分子间的氢键，使分子去折叠，破坏蛋白分子的二、三级结构，而强还原剂如巯基乙醇、二硫苏糖醇等能使半胱氨酸残基间的二硫键断裂。在样品和凝胶中加入还原剂和 SDS 后，分子被解聚成多肽链，解聚后的氨基酸侧链和 SDS 结合成蛋白 -SDS 复合物，所带负电荷远远超过了蛋白原有电荷量，掩盖了各种蛋白分子间天然的电荷差异。因此，各种蛋白质 -SDS 复合物在电泳时的迁移率，不再受原有电荷和分子形状结构影响，只和蛋白质分子量有关。该技术具有较高灵敏度、分辨率和清晰度，经常应用于提纯过程中蛋白质纯度检测，同时通过电泳得到蛋白质分子量相关情况，这些信息对于了解未知蛋白及设计提纯过程尤为重要。

3. 双向电泳 等电聚焦电泳和 SDS-PAGE 的结合。根据蛋白质等电点不同，在 pH 梯度胶内进行等电聚焦分离，再按照其相对分子量不同进行 SDS-PAGE 第二次电泳分离，即通过两次凝胶电泳分离蛋白质群的技术。样品中的蛋白经过等电点和分子量的两次分离后，可得到蛋白质等电点、分子质量和表达量等信息。经染色得到的电泳图是一种二维分布的蛋白质图，图形是蛋白质斑点而不是条带，斑点序列都对应着样品中的单一蛋白，可以分离出上千种蛋白质。双向电泳是蛋白质组学研究中最常用的技术，是分析从细胞、组织或其他生物样本中提取的蛋白质混合物的有力手段，是目前唯一能将数千种蛋白质同时分离并展示的分离技术。其优点是对未处理样本耐受性好，不需要预纯化处理，分辨率非常高，能同时检测多个蛋白等。

（三）基因扩增技术

基因扩增技术即聚合酶链式反应（polymerase chain reaction，PCR），是 20 世纪 80 年代中期发展起来的体外核酸扩增技术，它具有特异敏感、产率高、快速简便、自动化程度高等突出优点，是生物医学领域中一项革命性创举和里程碑。其基本原理与模拟体内DNA的天然复制过程相似，由变性、退火（复性）、延伸三个基本反应步骤构成，即①模板DNA变性：模板DNA经加热至93℃左右，DNA双链解离成单链，便于与引物结合，为下轮反应做准备；②模板DNA与引物退火（复性）：温度降至55℃左右，引物与模板DNA单链的互补序列配对结合；③引物的延伸：DNA模板-引物结合物在TaqDNA聚合酶的作用下，以dNTP（脱氧核苷三磷）为反应原料，靶序列为模板，按碱基配对与半保留复制原则，合成一条新的与模板DNA链互补的半保留复制链。重复循环变性-退火-延伸三个过程，获得更多"半保留复制链"，这种新链又可成为下次循环的模板。PCR反应体系主要包括上下游引物、4种三磷酸脱氧核苷酸（dNTP）、Mg^{2+}、TaqDNA聚合酶、反应缓冲液等。每完成一个循环需2~4min，经25~35轮循环就可使DNA扩增达10^6倍。

PCR技术是一种极为重要的分子生物学基础技术，除体外扩增目的基因，它在分子生物学领域的应用还包括制备及筛选cDNA（互补脱氧核糖核酸）文库、序列测定、检测突变碱基、标记探针等。在医学方面，PCR技术已广泛应用于亲子鉴定、个体识别、免疫配型、疾病诊断等方面，已渗透到生物科学的各个领域。

常用的PCR技术包括反转录PCR（reverse tran-scription PCR，RT-PCR，）、实时荧光定量PCR（real-time quantitative PCR，RT-qPCR）。

1. 反转录聚合酶链反应 原理是提取组织或细胞中的总RNA，以其mRNA作为模板，采用寡脱氧胸腺苷酸，oligo（dT）或随机引物利用逆转录酶将mRNA反转录成cDNA。再以cDNA为模板进行PCR扩增，而获得目的基因或检测基因表达量。RT-PCR使RNA检测的灵敏性提高了多个数量级，使一些极为微量RNA样品分析成为可能。该技术主要用于分析基因转录产物、获取目的基因、合成cDNA探针、构建RNA高效转录系统等。

2. 实时荧光定量PCR技术 原理是在PCR反应体系中加入荧光基团，利用荧光信号积累实时监测整个PCR进程，最后通过标准曲线对未知模板进行定量分析。它不同于常规PCR借助电泳对扩增反应的终产物进行定量及定性分析，而是通过荧光标记特异性探针或荧光染料，对PCR产物进行标记跟踪，实时在线监控反应过程，结合相应的软件可以对产物进行分析，计算待测样品模板的初始浓度。该技术具有特异性强、灵敏度高、重复性好、检测速度快、自动化程度高等优点，已被广泛应用于基础科学研究、临床诊断、疾病研究及药物研发等领域，且主要集中在DNA或RNA的绝对定量分析、基因表达差异分析、基因分型等方面。

（四）分子杂交技术

分子杂交是利用分子间特异性结合的原理对核酸或蛋白质进行定性、定量分析的一项技术，主要包括核酸分子杂交技术和蛋白质分子杂交技术。分子杂交双方是探针和待检测的分子，可在不同来源的核酸单链之间（DNA与DNA、RNA与RNA、RNA与DNA）或蛋白质亚基之间进行。探针必须经过标记，使用最普通的探针标记物是同位素，但考虑安全性，近年来发展了许多非同位素标记探针的方法。

1. 核酸分子杂交　利用碱基互补配对原则将互补的核苷酸序列形成稳定的杂合双链核酸分子的过程，可根据所使用的探针已知序列进行特异性靶序列检测。核酸分子杂交技术具有极高灵敏度和特异性，已广泛使用于克隆基因筛选、酶切图谱制作、基因组特定基因序列定性和定量检测及疾病诊断等。

常见核酸分子杂交方式主要包括 Southern 印迹杂交（DNA 印迹法，Southern blotting）、Northern 印迹杂交（ RNA 印迹法，Northern blotting）、芯片杂交、荧光原位杂交、菌落原位杂交、组织原位杂交等。

（1）Southern 印迹杂交：是分子生物学经典实验方法。其基本原理是将待检测 DNA 样品固定在固相载体上，与标记的核酸探针进行杂交，在与探针有同源序列的固相 DNA 位置上显示出杂交信号。通过 Southern 杂交可以判断被检测 DNA 样品中是否有探针同源片段以及该片段长度。该项技术被广泛应用于遗传病检测、DNA 指纹分析及 PCR 产物判断等研究中。

（2）Northern 印迹杂交：与 Southern 杂交相似。也采用琼脂糖凝胶电泳，将分子量大小不同的 RNA 分离开来，随后将其原位转移至固相支持物（如尼龙膜、硝酸纤维膜等）上，再用放射性（或非放射性）标记的 DNA 或 RNA 探针，依据其同源性进行杂交，最后进行放射自显影（或化学显影），以目标 RNA 所在位置表示其分子量的大小，而其显影强度则可提示目标 RNA 在所测样品中的相对含量（即目标 RNA 的丰度）。但与 Southern 杂交不同的是，总 RNA 不需要进行酶切，可直接应用于电泳；此外，由于碱性溶液可使 RNA 水解，因此不进行碱变性，而是采用甲醛等进行变性电泳。虽然 Northern 也可检测目标 mRNA 分子的大小，但更多的是用于检测目的基因在组织细胞中有无表达或表达的水平如何。

（3）基因芯片技术：是集成化的核酸分子杂交技术，即一种大规模集成的固相杂交技术。基因芯片，又称 DNA 芯片或 cDNA 微矩阵，是利用光刻合成、高速打印或电定位等技术，在硅、玻璃或尼龙膜上按照特定的排列方式固定大量基因探针，形成 DNA 微阵列。样品 DNA/RNA 通过 PCR/RT-PCR 扩增、体外转录等技术掺入荧光标记分子与 DNA 微阵列杂交后，通过荧光扫描器与计算机分析，即可获得样品中大量基因序列及表达信息。该技术弥补了传统核酸印迹杂交技术操作繁杂、自动化程度低、操作序列数量少、检测效率低等不足，通过设计不同探针阵列、使用特定分析方法可使该技术具有多种应用价值。该技术可应用于高通量基因表达平行分析、大规模基因发现与基因分析、基因多态性分析及基因组研究等，尤其在表达谱中有重大应用价值。

2. 蛋白免疫印迹杂交技术　蛋白免疫印迹杂交技术（Western blot）是将蛋白样本通过聚丙烯酰胺电泳按分子量大小进行分离，然后转移到固相载体（如硝酸纤维素薄膜）上，固相载体以非共价键形式吸附蛋白质，保持电泳分离多肽类型及其生物学活性不变。以固相载体上蛋白质或多肽作为抗原，与对应抗体起免疫反应，再与酶或同位素标记的第二抗体起反应，经过显色法或发光法获得特定蛋白质在所分析细胞或组织中表达情况的信息。基本实验步骤包括：蛋白质电泳分离、转膜与封闭、免疫反应、蛋白检测。

Western blot 将 SDS-PAGE 的高分辨力与抗原抗体反应的特异性相结合，综合了 SDS-PAGE 的高分辨力和抗原抗体反应的高特异性及敏感性，克服了聚丙烯酰胺凝胶电泳后直接在凝胶上进行免疫学分析的弊端，极大提高其利用率、分辨率和灵敏度。该技术现已成为蛋白分析的一种常规技术，常用于鉴定蛋白，并能对蛋白进行定性、半定量分析，还可利用该技术来比较多个样品同种蛋白的表达量差异。

（五）基因工程技术

基因工程技术又称基因拼接技术或 DNA 重组技术，是在分子水平上对基因进行操作，即将外源基因通过体外重组后导入受体细胞内，使这个基因能在受体细胞内复制、转录、翻译表达，产生人类需要的基因产物，或者改造、创造新特性的生物类型。主要步骤包括目的基因提取和纯化，载体 DNA 提取与鉴定，目的基因与载体结合，感受态细胞制备、转化，转化子筛选与鉴定，重组产物表达、分析和纯化等。基因工程技术为基因结构和功能的研究提供了有力的手段。

二、组学常用技术简介

组学是研究细胞、组织或整个生物体内某种分子所有组成内容的科学，主要包括基因组学、转录组学、蛋白质组学、代谢组学等。

（一）基因组学研究技术

基因组学是对生物体所有基因进行集体表征、定量研究及不同基因组比较研究的一门交叉生物学学科，其主要研究基因组的结构、功能、进化、定位和编辑等，以及它们对生物体的影响。基因组学包括两方面的内容，即以全基因组测序为目标的结构基因组学和以基因功能鉴定为目标的功能基因组学。结构基因组学是通过基因组作图、核苷酸序列分析，确定基因组的组织结构、基因组成及基因定位的科学。它代表基因组分析的早期阶段，以建立具有高分辨率的生物体基因组的遗传图谱、物理图谱及转录图谱为主要内容。功能基因组学，又被称为后基因组学，是基于基因组序列信息，利用各种组学技术，在系统水平上将基因组序列与基因功能（包括基因网络）以及表型有机联系起来，最终揭示自然界中生物系统不同水平功能的科学。它利用结构基因组学所提供的信息和产物，应用新的实验手段，通过在基因组或系统水平上全面分析基因的功能，使得生物学研究从对单一基因或蛋白质的研究转向同时对多个基因或蛋白质进行研究。基因组学的研究涉及生物信息学技术、生物芯片技术、转基因与基因敲除技术、蛋白质组学技术、反义核酸技术等技术，并在医学、生物技术、生物工程、人类学及其他社会科学领域广泛应用。

（二）转录组学研究技术

转录组是特定组织或细胞在某一发育阶段或功能状态下转录出来所有 RNA 的集合，主要包括 mRNA 和非编码 RNA（non-coding RNA，ncRNA）。转录组学是在 RNA 水平研究基因表达情况，并在整体水平研究细胞中基因转录情况及转录调控规律的科学。转录组学是研究细胞表型和功能的重要手段，还可揭示特定生物学过程及疾病发生过程的分子机制，是连接基因组遗传信息与蛋白质组生物功能的纽带。研究转录组学的方法主要有两种，即基于杂交技术（主要是指微阵列技术）和基于测序技术（表达序列标签技术、基因表达系列分析技术、大规模平行测序技术及 RNA 测序技术）。其中 RNA 测序技术（RNA-Seq）是基于第二代测序技术的转录组测序分析技术，可以通过测定细胞全部转录产物序列，序列比对后得到最终转录组。该技术对低表达基因的检测更加准确，并可定量确定转录水平。作为蛋白质组研究基础，RNA-Seq 可以识别比蛋白组高一两个数量级的基因，从而可以构建完整的基因表达谱以及蛋白质相互作用网络；同时 RNA-Seq 对调控真核生物基因表达、探索癌症等疾病的发生机制及确定新治疗方案具有不可估量的潜力。

（三）蛋白质组学研究技术

蛋白组是指细胞或组织基因组所表达的全部蛋白质，是对应于一个基因组所有蛋白质构成的整体。蛋白质组学是指在组学水平上，研究蛋白质结构与功能及其相互作用的学科。其本质旨在大规模水平上研究蛋白质特征，包括蛋白质的表达水平、翻译后的修饰、蛋白与蛋白相互作用等，由此获得蛋白质水平上的关于疾病发生、细胞代谢等过程的整体而全面的认识。蛋白质组学研究内容包括对蛋白质表达的研究及对蛋白质组功能的研究。主流技术有双向电泳、荧光差异双向电泳技术、生物质谱技术、酵母双杂交技术。蛋白质组学研究技术已被应用到细胞生物学、神经生物学等各种生命科学领域，覆盖原核微生物、真核微生物、植物和动物等范围。在某些人类重大疾病（如癌症等）临床诊断和治疗方面，蛋白质组学技术也发挥了重要作用。

（四）代谢组学研究技术

代谢组学是继基因组学、蛋白质组学、转录组学后出现的新兴“组学”，是效仿基因组学和蛋白组学研究思想，对生物体内所有代谢物进行定量分析，侧重于相关特定组分的共性，最终涉及每个代谢组分的共性、特性和规律，并寻找代谢物与生理病理变化相对关系的研究方式，是系统生物学的组成部分。其最主要特征是通过高通量实验和大规模计算，从系统生物学角度出发，全面地综合考察机体的代谢变化。代谢组学的研究方法与蛋白质组学的方法类似，通常有两种方法。一种方法称作代谢物指纹分析，采用液相色谱 - 质谱联用的方法，比较不同血样中各自代谢产物。从本质上来说，代谢物指纹分析涉及比较不同个体中代谢产物的质谱峰，最终了解不同化合物的结构，建立一套完备识别这些不同化合物特征的分析方法。另一种方法是代谢轮廓分析，研究人员假定一条特定的代谢途径，并对此进行更深入的研究。代谢组学研究对象大多是相对分子质量 1 000Da 以内的小分子物质，主要技术手段是磁共振、质谱、高效液相色谱及色谱质谱联用等高通量、高灵敏度与高精确度的现代分析技术等。作为一种崭新的方法学，代谢组学已成为国际上疾病与健康研究的重要热点，已在药物毒性与机制研究、疾病诊断与动物模型、基因功能的阐明等领域取得较为广泛的应用。

三、表观遗传学研究常用技术简介

表观遗传学是研究基因的核苷酸序列不发生改变的情况下，基因表达的可遗传变化的一门重要生命学科。主要包括DNA甲基化、组蛋白修饰以及非编码RNA等内容，其中任何一方面的表观遗传学变化对生物体的生命过程均有重要影响。随着生命科学快速发展，表观遗传学越来越受到关注，各种先进技术的应用也使得表观遗传学实验技术得到快速发展。

（一）DNA甲基化研究技术

DNA甲基化是常见的表观遗传现象，指在DNA甲基转移酶作用下将甲基添加在DNA分子的碱基上。常见DNA甲基化发生在DNA链上胞嘧啶第5位碳原子和甲基间共价结合形成5甲基胞嘧啶。现在用于DNA甲基化检测方法大概有十多种，从应用上大致分为特异位点甲基化检测和全基因组甲基化分析两类。

特异位点甲基化检测技术包括甲基化特异性聚合酶链反应（methylation specific PCR，MS-PCR）、亚硫酸氢盐测序（bisulfite sequencing，BS-seq）、焦磷酸测序技术、甲基化敏感性高分辨率熔解曲线分析（methylation-sensitive high-resolution melting，MS-HRM）、联合亚硫酸氢钠限制性内切酶分析法（combined bisulfite restriction analysis，COBRA）等技术。这些方法是亚硫酸氢盐处理的一类方法，都是基于胞嘧啶在亚硫酸氢盐处理下变为尿嘧啶，而甲基化的胞嘧啶不发生这一变化原理。

全基因组甲基化分析包括基于芯片的全基因组甲基化分析、基于高通量测序平台的甲基化水平分析等技术。常规方法不能在全基因组水平上对甲基化进行检测，表观遗传分析与基因芯片技术、测序技术结合起来则可以高通量进行甲基化定性、定量分析。如目前有甲基化特异寡核苷酸芯片法（methylation-specific oligonucleotide，MSO）、差异甲基化杂交法（differential methylation hybridization，DMH）等甲基化芯片分析方法；全基因组甲基化测序（whole genome bisulfite sequencing，WGBS）、甲基化DNA免疫共沉淀测序法（methylated DNA immunoprecipitation sequencing，MeDIP-seq）、甲基化DNA富集结合高通量测序法（methylated DNA binding domain sequencing，MBD-seq）等基于高通量测序的全基因组DNA甲基化水平检测方法。

（二）组蛋白修饰研究技术

组蛋白是真核生物染色质的重要组成成分，组蛋白亚基的氨基端游离出来，许多残基能够发生共价修饰，组蛋白修饰包含乙酰化、甲基化、磷酸化等。这些修饰共同构成特殊解码蛋白解读的组蛋白密码，在解码过程中影响基因表达。目前组蛋白修饰研究方法较少，最常用的为染色质免疫共沉淀技术。

染色质免疫沉淀技术（chromatin immunoprecipitation，ChIP）是目前唯一研究体内DNA与蛋白质相互作用的方法。其基本原理是在活细胞状态下固定蛋白质-DNA复合物，采用超声或酶处理将染色质切断为一定长度范围内的染色质小片段，通过免疫学方法沉淀此复合体，特异性地富集与目的蛋白结合的DNA片段，通过对目的片段的纯化与检测，实现获得蛋白质与 DNA 相互作用的信息。染色质免疫沉淀技术不仅可以检测体内反式因子与 DNA 的动态作用，还可用来研究组蛋白的各种共价修饰与基因表达的关系。而且，ChIP 与其他方法的结合扩大了其应用范围，将 ChIP 操作与基因芯片技术分析法相结合的染色质免疫沉淀芯片（ChIP-chip），是研究目的蛋白质与基因组 DNA 相互作用位点的一种全基因组定位方法；将 ChIP 操作与第二代测序技术相结合的染色质免疫沉淀测序（ChIP-seq），能够高效地在全基因组范围内检测与组蛋白、转录因子等互作的 DNA 片段。

（三）非编码 RNA 及其检测技术

非编码 RNA（ncRNA）是指不编码蛋白质的 RNA，包括小 ncRNA［＜50nt，miRNA（微 RNA）、siRNA（小干扰 RNA）和 piRNA］，中等长度 ncRNA［50~500nt，rRNA（核糖体 RNA）、tRNA（转移 RNA）、snRNA（核小 RNA）等］和长 ncRNA（＞500nt，长的 mRNA-like 的非编码 RNA、长的不带 polyA 尾巴的非编码 RNA 等），广泛存在于生物体中，以 RNA 的形式在许多生命过程中发挥着重要的作用。随着 ncRNA 生物学功能的揭示，检测 ncRNA 在生物体内生理或病理状态表达谱的变化，成为生命科学领域研究热点。在这种情况下，ncRNA 表达检测技术得到迅速发展，既包括传统的表达文库克隆、Northern blot（RNA 印迹）及荧光定量 PCR，还包括最新发展的基因芯片技术、高通量测序技术及表面增强拉曼光谱法。

（吴　宁，吴遵秋）

第二节　细胞培养及相关技术简介

细胞培养是指将生物体内取出的组织或细胞，置于模拟体内生理条件的环境中，使其在体外生长繁殖并维持其结构和功能的一种技术。其培养物可以是单个细胞，也可以是细胞群。

目前，细胞培养技术被认为是现代生物技术中最核心、最基础的技术。在医药研究领域，细胞培养技术更具有特殊作用和价值。体外细胞培养模型模拟体内实验，可以排除体内多种因素的干扰，对于明确各种细胞在正常或病理状态下的功能、基因和蛋白表达的变化及其机制具有重要意义。本节主要介绍细胞培养的基本技术及以细胞培养为基础的相关实验技术。

一、细胞培养的基本技术

（一）细胞培养的基本理论知识

1. 培养细胞的特性

（1）培养细胞的类型及特点：体外培养细胞，按生长方式不同可分为两型：①贴附（贴壁）型细胞：指附着于固相支持物表面才能生长的细胞，绝大多数哺乳动物细胞属于此型。

按照细胞形态，一般可将其分为上皮细胞型和成纤维细胞型。上皮细胞型，主要来源于外胚层及内胚层的细胞，体外培养的形态上类似于上皮细胞；成纤维细胞型，指起源于中胚层组织的细胞，体外培养时呈成纤维细胞样。②悬浮型细胞：不附着于固相贴附物表面而呈悬浮状态生长的细胞，仅有少数细胞属于此型，如某些肿瘤细胞和白细胞。

（2）培养细胞的生长与增殖过程：细胞在培养中持续生长和增殖的时间称为培养细胞的生命期。一般可分为：①原代培养期：从供体进行细胞分离后至第1次传代之前的细胞培养阶段。此期细胞呈活跃移动状态，但分裂不旺盛；培养细胞与体内组织细胞形态结构和功能相似度高。②传代期：细胞由原培养容器内分离稀释后传到新培养容器的过程，称为传代培养；在全生命期中此期的持续时间最长。此期细胞增殖旺盛，通过传代可得到大量同种细胞或稳定的细胞株。原代培养的细胞一经传代则改称细胞系。一般情况下细胞可传代10~50次，随后进入衰退期。③衰退期：此期细胞虽然生存，但增殖缓慢乃至完全停止，最后细胞衰退凋亡。

每代贴附细胞从接种到分离再培养的一段时间，称为细胞一代生存期。它包含游离期、贴壁期、对数生长期、平台期(停止期)。

2. 培养细胞的生长生存条件

（1）细胞营养需要：氨基酸、碳水化合物、无机盐、维生素和水等，是提供细胞营养和促进细胞生长、增殖的物质基础。除了上述基本营养物质，部分细胞培养还需要添加促生长因子、激素等，这对维持细胞的功能、保持细胞的状态（分化或未分化）具有十分重要的作用。

（2）细胞培养的环境条件：①无污染环境：无菌、无毒环境是保证细胞生存的首要条件。②温度：一般细胞生长的适宜温度为35~37℃。③气体环境和pH：所需气体主要为CO_2和O_2，前者与维持培养基的pH直接相关；后者主要参与三羧酸循环，与能量产生有关。一般气体环境为95%空气和5%CO_2混合气体，pH 7.2~7.4。④渗透压：多数体外培养的细胞对渗透压有一定范围的耐受能力，理想的渗透压因细胞类型和种属而异，多数细胞的适宜渗透压为260~320mOsm/kg。

（二）细胞培养的基本技术

洁净无菌是细胞生长的基本条件，取材是原代培养的第一步，细胞分散是获取单细胞的基本途径，一定的细胞数量和活力是细胞研究的保障。因此，细胞培养的基本技术主要包括：清洗与消毒灭菌、无菌操作、取材、细胞分散、细胞活力检测及细胞的冻存和复苏等。

1. 清洗与消毒灭菌

（1）清洗：细胞对任何有害物质都十分敏感。因此，对细胞培养中使用的培养器皿清洗的要求比普通实验更为严格，每次实验后器皿都必须及时严格清洗，以防各种有害物质损害培养的细胞。不同器皿（如玻璃器皿、胶塞、塑料器皿等）的清洗方法和程序有所不同，须进行分类处理。

（2）消毒灭菌：组织细胞培养中所使用的各种培养基也是微生物的最适营养物。微生物一般较细胞生长速度快，一旦发生微生物污染，其代谢产物和毒物则影响细胞生长，甚至使其死亡。因此，细胞污染，特别是病原微生物的污染是造成组织细胞培养失败的主要原因之一。用于细胞培养的消毒灭菌方法很多，每种方法都有一定的适应范围，如常用过滤除菌系统、紫外照射、电子杀菌灯、乳酸、甲醛熏蒸等方法对实验室空气进行消毒，多用新洁尔灭消毒实验室地面，常用干热、湿热消毒剂浸泡、紫外照射等方法消毒培养用器皿，采用高压蒸汽灭菌或过滤除菌方法消毒培养基。

2. 无菌操作　即使是使用设备完善的实验室，若实验者粗心大意，技术操作不规范，也会导致细胞污染。因此，实验者在细胞培养前准备、培养室和超净台消毒、洗手和着装、无菌培养操作等所有环节，必须做到有条不紊、完全可靠，尽最大可能保证无菌操作。

3. 取材　人和动物体内绝大部分组织都可以在体外培养，但其难易程度与组织类型、分化程度、供体的年龄、原代培养方法等有直接关系。在无菌环境下从机体取出某种组织细胞，经一定处理后接种入培养容器中的过程，称为原代取材（细胞株扩增培养无取材过程）。正确取材也是原代细胞培养成功的首要条件。取材的基本要求如下：取材的组织要尽快培养，必须无菌操作，用锋利的器械尽快处理；组织的温度尽量控制在 4℃，以降低组织细胞的降解程度。原代培养应采用营养丰富的培养基，最好添加胎牛血清，含量占完全培养液的 10%~20% 为宜；胚胎组织较成熟个体的组织容易培养，分化低的较分化高的组织容易生长，肿瘤组织较正常组织容易培养。因此，如无特殊要求，可采用易培养的组织进行培养，成功率较高。为了便于以后鉴别原代组织的来源和观察细胞体外培养后与原组织的差异性，原代取材时要同时保留组织学标本和电镜标本，对组织的来源、部位要做详细的记录以备查询。

4. 细胞分散（分离）　从生物体内取出的组织，多种细胞紧密结合，不利于各个细胞在体外培养中生长。若要获得大量生长良好的细胞，必须把组织块充分分散，使细胞解离出来。此外，有些实验需要提取组织中的特定细胞，也须先将组织解离分散，然后才能继续分离。根据组织种类所需和培养要求，采用适宜的手段，常用方法如下：

（1）悬浮细胞的分离：当培养材料为血液、羊水、胸水和腹水等细胞悬液时，常用的是低速离心分离方法。若选用悬液中的某些细胞，常采用细胞分层液进行梯度离心，因比重不同细胞可在分层液中形成不同层，以此获取目的细胞。

（2）实体组织的分离：当培养材料为实体组织时，可按照培养组织自身的特点，选取如下方法：①机械分离法：适合含纤维成分少的软组织分离；②剪切分离法：适合组织块移植培养；③消化分离法：适合获取少量细胞群团和大量单个细胞悬液的分离，该方法主要包括最常用的胰蛋白酶消化法（适于消化纤维性组织、上皮组织及瘤组织等），胶原酶消化法以及常与胰蛋白酶合用的乙二胺四乙酸（ethylenediaminetetraacetic acid，EDTA）消化法。

5. 细胞活力检测　在细胞群体中存在死亡的细胞，活细胞占总细胞百分比称为细胞活力。因此，由组织中分离的细胞要检查其活力，以了解分离的过程对细胞是否有损伤作用；复苏后的细胞也要检查其活力，以了解冻存和复苏的效果。常用方法如下：

（1）台盼蓝排斥实验：正常活细胞胞膜结构完整，能阻止台盼蓝（又称台盼兰或锥虫蓝）进入细胞；丧失细胞活性或胞膜结构不完整的细胞，细胞膜的通透性增加，台盼蓝可穿透其胞膜进入细胞而使其着蓝色，台盼蓝染色法可以计算出细胞总数，也可以计算活细胞和死细胞数，以测定细胞存活百分率，是最常用的细胞活力检测方法。

（2）MTT（methyl thiazolyl tetra-zolium）比色法：是四甲基偶氮噻唑蓝比色法的简称。活细胞的琥珀酸脱氢酶能使外源性 MTT 还原为不溶于水的蓝紫色结晶甲臜，并沉积在细胞中，而死细胞则无此功能。二甲基亚砜（DMSO）能溶解细胞中的甲臜，用酶联免疫检测仪测定其光吸收值，在一定细胞数范围内与细胞数和活力成正比。因此，MTT 比色实验可检测细胞相对数量和活力及药物对细胞的毒性。该方法被广泛用于一些生物因子的活性检测，大规模的抗肿瘤药物筛选、细胞毒性试验及肿瘤放射敏感性测定等。该方法缺点是只能测定细胞相对数和相对活力，不能测定细胞绝对数。

（3）CCK-8（cell counting kit-8）法：细胞计数试剂盒，广泛应用于细胞增殖和细胞毒性检测。活细胞线粒体的脱氢酶可还原外源性的 2-（2- 甲氧基 -4- 硝苯基）-3-（4- 硝苯基）-5-（2，4- 二磺基苯）-2H- 四唑单钠盐（WST-8），生成高度水溶性的橙黄色甲臜产物。用酶联免疫检测仪在 450nm 波长处测定其光吸收值，可间接反映活细胞数量。颜色的深浅与细胞的增殖成正比，与细胞毒性成反比。CCK-8 法应用非常广泛，如药物筛选、细胞增殖测定、细胞毒性测定、肿瘤药敏试验以及生物因子的活性检测等。酚红和血清对 CCK-8 法的检测不会造成干扰。

6. 细胞的冻存与复苏

（1）细胞的冻存：细胞一旦离开活体开始体外培养，其各种生物特性随传代次数的增加和体外环境的变化而不断变化。低温时，细胞内部的生化反应极其缓慢，甚至停止。因此，及时进行细胞冻存十分必要。–196℃（液氮温度）是目前最佳冷冻保存温度。细胞冻存时要缓慢降温，并采用 DMSO 或甘油等作冷冻保护剂，以防降温结成的冰晶损伤细胞。

（2）细胞的复苏：细胞复苏与细胞冻存的要求相反，应采用快融方法。这样可以保证细胞外结晶短时间内融化，以免缓慢融化使得水分渗入细胞形成胞内再结晶损伤细胞。因此，宜取出冷冻保存的细胞，直接浸入 37℃水浴中，并摇动使其尽快融化。

二、以细胞培养为基础的相关实验技术

单克隆抗体技术、流式细胞术、基因转染和 RNA 干扰，是目前常用的“以细胞培养为基础”的实验技术，是细胞培养技术与其他相关学科的交叉融合与互相渗透。

（一）单克隆抗体技术

抗体由 B 细胞接受抗原刺激后增殖分化生成的浆细胞合成。每个 B 细胞有合成一种抗体的遗传基因，当机体受抗原刺激时，抗原分子的众多决定簇分别激活具有不同基因的 B 细胞。被激活的不同 B 细胞增殖形成多克隆，并合成多种抗体（多克隆抗体）。细胞培养技术可获得能合成专一性抗体的单克隆 B 细胞，但这种 B 细胞不能在体外无限分裂；而骨

髓瘤细胞可在体外无限传代，但不能产生抗体。应用细胞杂交技术使骨髓瘤细胞与免疫的B细胞合二为一得到杂交骨髓瘤细胞。该杂交细胞既具有B细胞合成专一抗体的特性，也有骨髓瘤细胞能在体外增殖永存的特性。用这种方法增殖的细胞群，可制备抗一种抗原决定簇的特异性单克隆抗体。单克隆抗体被广泛用于临床诊断、治疗和实验研究，如可作为亲和层析的配体、生物治疗的导向武器、免疫抑制剂、探针工具、医学检验试剂等。

（二）流式细胞术

流式细胞术是利用流式细胞仪分析单个细胞在激光束照射下发出的散射光和与细胞表面结合的荧光标记抗体的荧光信号，对单个细胞或其他生物微粒进行快速定性、定量分析和分选的一门技术。它可以高速分析上万个细胞，并能同时从一个细胞中测得多个参数，具有速度快、精度高、准确性好的优点，是当代最先进的细胞定量分析技术之一。可用于测定细胞内DNA的变异系数，能准确地进行DNA倍体分析，借助于荧光染料进行细胞内蛋白质和核酸的定量研究，快速进行细胞分选和细胞收集等。

（三）基因转染

将具生物功能的核酸转移或运送到细胞内并使核酸在细胞内维持其生物功能，称为基因转染或基因转移。常规转染技术可分为两大类：瞬时转染和稳定转染（永久转染）。常用转染方法有磷酸钙法、DEAE（diethylaminoethyl，二乙氨乙基）-右旋糖酐法、病毒介导法、阳离子脂质体法、显微注射法等。随着基因与蛋白功能研究的深入，基因转染目前已成为实验室工作中经常涉及的基本方法。目前，该方法多用于细胞抗药性筛选、基因治疗、生产人抗体和生产药用蛋白等。

（四）RNA干扰

RNA干扰（RNA interference，RNAi）是指一种分子生物学上由双链RNA（double-stranded RNA，dsRNA）诱发的基因沉默现象。dsRNA分子进入细胞内，可特异性降解与之同源的mRNA，从而特异、高效地抑制相应基因表达活性。RNAi可在两种水平上发生，一种是转录水平的基因沉默，另一种是转录后翻译水平的基因沉默。RNAi技术已被广泛用于功能基因组学研究、基因治疗、信号转导、基因表达调控机制研究、微生物学研究、传染性疾病及恶性肿瘤治疗等领域。

（姜希娟）

第三节　组织形态学实验常用技术简介

组织形态学技术是指根据研究目的，通过显微镜观察生物组织、细胞、亚细胞的形态结构以及探究其变化规律，以便于研究者分析、比对的一种技术。光学显微镜和电子显微镜是其基本观察设备：光学显微镜分辨率可达200nm，可放大1 500~2 000倍，清晰观察组织的结构特征和细胞的一般形态特点；电子显微镜分辨率可高达0.2nm，有效放大倍数可达100万倍，能清晰观察亚细胞结构，如细胞器、膜包被的分泌颗粒、膜结构及细胞间的纤维等。根据显微镜技术原理的不同，将对应的组织形态学技术分为光学显微镜技术和电子显微镜技术。随着科学技术的发展，在传统组织形态学技术的基础上，又出现了现代组织学技术，如原位核酸分子杂交技术、原位聚合酶链反应技术、激光扫描共聚焦显微镜技术及组织芯片技术等。

一、光学显微镜技术

（一）标本的制作

1. 切片法　适用于大多数的组织结构，主要包括常用的石蜡切片法和冷冻切片法。

（1）石蜡切片法：基本流程主要包括：①取材和固定：切取组织至直径小于1.0cm，并尽快将其浸没于10%的福尔马林（formalin，40%甲醛溶液）中，使细胞保持原有形态，且结构清晰，易于着色；②脱水和包埋：将组织依次浸没梯度浓度乙醇，脱除组织中的水分，再以二甲苯置换出组织中的乙醇，以液体石蜡置换出组织中的二甲苯，待石蜡冷却后取出蜡块，即组织块被包裹成具有一定硬度的蜡块；③切片：将蜡块固定于切片机上，制作5~10μm的组织薄片，贴附于载玻片上；④烤片：将贴于载玻片上的组织薄片置于烤箱中烘烤，以组织及其周围的蜡全部烤掉为宜；⑤染色：将烤好的载玻片置于二甲苯中以置换出组织切片中的石蜡，再依次经梯度浓度乙醇置换出组织切片中的二甲苯，再至蒸馏水中置换出组织切片中的乙醇，使组织切片重新吸收水分，最后根据实验目的，经过相应的染色处理，使不同的细胞或组织结构在颜色上呈现出差异；⑥封片：切片经再次脱水处理后，用中性树脂胶和盖玻片密封保存，便于在光学显微镜下观察。

（2）冷冻切片法：是指将组织冷冻，其内水分结冰，使组织达到一定的硬度，再利用冷冻切片机将其切成薄片的方法。如果需要保持细胞内某些功能物质（如蛋白酶的活性），以便于后续研究的检测，或需要短时间内完成切片（如临床手术中的病理诊断），则需制作冷冻切片。

2. 非切片法　少数生物个体或组织，不经过切片便可将其制成标本。根据组织的组成和结构特征不同，可以选择不同方法制作适宜的标本进行观察。例如，液态的灌洗液、血液可以制作成涂片，坚硬的骨组织适合制作成骨磨片，薄层膜样的结构（如肠系膜）可以直接平铺于载玻片上制作成铺片。

（二）染色方法与原理

1. HE染色法　苏木精-伊红染色法（hematoxylin and eosin staining，HE染色法）是组织学、胚胎学、病理学教学与科研中最基本、使用最广泛的染色方法。其染色原理为：碱性染料苏木精能与细胞内酸性物质（如细胞核的核酸）结合后呈紫蓝色，酸性染料伊红能与细胞内碱性物质（如细胞质中带较多碱基基团的蛋白质成分）结合后呈淡红色。基本步骤如下：石蜡切片用二甲苯脱蜡，经多级乙醇至水洗：二甲苯（Ⅰ）5min→二甲苯（Ⅱ）5min→100%

乙醇 2min → 95% 乙醇 1min → 80% 乙醇 1min → 75% 乙醇 1min →蒸馏水 2min(2 次)→苏木精染色 5min →水洗→盐酸乙醇分化 30s →水洗 15min →伊红染色 2min →经多级乙醇脱水:95% 乙醇 1min → 100% 乙醇(Ⅰ)1min → 100% 乙醇(Ⅱ)→透明:二甲苯(Ⅰ)1min →二甲苯(Ⅱ)1min →中性树脂封片。

如果不能明确诊断或需要进一步研究时,可辅以下述特殊染色、免疫组化及其他观察技术。

2. 特殊染色　又称组织与细胞化学技术,即通过应用能与组织或细胞内某些化学成分进行特异性结合的显色试剂,显示出病变组织及细胞的特殊化学成分(如核酸、蛋白质、酶类、多糖和脂类等),同时又能保存组织原有的形态改变。常见的组织化学方法包括:①孚尔根反应法:显示 DNA,使其呈紫红色;②甲绿 - 派朗宁法:显示 DNA,使其呈绿色(甲绿染);显示 RNA,使其呈红色(派朗宁染);③苏丹Ⅲ染色:显示中性脂肪,使其呈橘红色;④普鲁士蓝染色:显示含铁血黄素颗粒,使其呈蓝色;⑤嗜银染色:显示弹力纤维、基底膜、尼氏体及神经纤维,使其呈黑色;⑥ PAS 染色(periodic acid-Schiff reaction,过碘酸希夫反应):显示糖原和其他多糖类物质,使其呈紫红色;⑦ Masson 三色染色法:显示胶原纤维、黏液及软骨,使其呈蓝色;显示胞质、肌纤维、神经胶质淀粉样物质及纤维素,使其呈红色;而细胞核呈黑色。

3. 免疫组织化学染色(immunohistochemistry staining,IHC)**与免疫细胞化学法**(immunocytochemistry,ICC)　IHC 和 ICC 是利用抗原 - 抗体特异性结合反应的原理,检测和定位组织与细胞中的某种化学物质。这种检测技术不仅具有较高的敏感性和特异性,同时还可以将形态学改变与功能、代谢变化结合起来,直接在组织切片、细胞涂片或培养细胞爬片上原位确定某些蛋白质或多肽类物质,并精确到亚细胞结构水平。此外,该技术还可结合电子计算机图像分析或激光扫描共聚焦显微技术等,对被检测物质进行定量分析。

IHC 和 ICC 常用标记物有:①酶标记物:为最常用的标记物,常用的有辣根过氧化物酶(HRP)、碱性磷酸酶(ALP)、葡糖氧化酶(GOD)等;②荧光标记物:常用的有异硫氰酸荧光素(FITC)、四甲基异硫氰酸罗丹明(TRITC);③亲和组织化学标志物:生物素 - 抗生物素蛋白系统;④金属标志物:如铁蛋白和胶体金,多用于免疫电镜。

IHC 和 ICC 常用染色方法有直接法、间接法、PAP 法(peroxidase-anti-peroxidase staining,过氧化物酶 - 抗过氧化物酶染色)、双 PAP 法、ABC 法(avidin-biotin-peroxidase complex method,抗生物素蛋白 - 生物素 - 过氧化物酶复合物法)及链式聚合物偶联技术(chain-reaction polymerization,EPOS 和 EnVision)等。

二、电子显微镜技术

1. 电子显微镜技术的原理　电子显微镜简称电镜,电镜技术是以电子束为照明源,通过电子流对生物样品的透射以及电磁透镜的多级放大后在荧光屏上成像的技术。电镜分辨率高,是光镜的 1 000 倍,主要用于观察光学显微镜难以观察到的超微形态结构。

2. 电镜分类及特点 电镜主要分为透射电镜(transmission electron microscope, TEM)和扫描电镜(scanning electron microscope, SEM)。透射电镜主要用于观察细胞内部的微细结构;扫描电镜可对样本表面进行直接观察,呈现出样本表面的形态特征。

3. 电镜标本和切片的制作 由于电镜分辨率高,故对电镜标本的处理和超薄切片的制作技术较光镜制片要求更精细、复杂。基本过程包括:组织取材、固定、脱水、浸透、包埋、切片及染色。电镜标本要求组织新鲜、切片超薄、双重组织固定、环氧树脂包埋等。

三、现代组织学技术

随着科学技术飞速发展、分子生物学研究进展及相应技术建立,逐渐衍生出现代组织学技术。

(一)原位核酸分子杂交技术

原位核酸分子杂交技术,简称原位杂交(in situ hybridization, ISH),是用已知碱基序列的核苷酸片段作为探针,通过杂交直接在组织、细胞中按碱基配对的原则检测与定位待测核酸,通过组织化学或免疫组织化学方法形成带颜色的杂交信号,在显微镜或电子显微镜下进行细胞内定位。ISH 的生物化学基础是 DNA 变性、复性与碱基互补配对的结合。根据所选用探针和待检测靶序列的不同,分为 DNA-DNA 杂交、DNA-RNA 杂交及 RNA-RNA 杂交。

用于 ISH 探针有双链 cDNA 探针、单链 cDNA 探针、单链 cRNA(complementary RNA,互补 RNA)探针以及合成寡核苷酸探针等。探针长度一般以 50~300bp 为宜,用于染色体 ISH 探针可为 1.2~1.5kb。探针标记物有放射性和非放射性两种。ISH 的实验材料主要是石蜡包埋组织切片、冰冻组织切片、细胞涂片和培养细胞爬片。ISH 可应用于:①细胞特异性 mRNA 转录的定位;②受感染组织中病毒 DNA/RNA 的检测和定位;③癌基因、抑癌基因等在转录水平的表达及其变化的检测;④基因在染色体上的定位;⑤染色体变化检测;⑥分裂间期细胞遗传学研究等。

(二)原位聚合酶链反应技术

原位聚合酶链反应技术(in situ PCR)是聚合酶链反应(PCR)技术的一部分,将 PCR 高效扩增与原位杂交的细胞及组织学定位相结合,在冷冻切片、石蜡切片、细胞涂片或培养细胞爬片上检测和定位核酸的技术。

原位 PCR 技术有直接法原位 PCR、间接法原位 PCR、原位反转录 PCR 及原位再生式序列复制反应等方法,其中应用相对较为广泛地是间接法原位 PCR。原位 PCR 技术主要应用于检测病毒等外源性基因片段,以及检测内源性基因片段,如重组基因、癌基因片段等。

(三)激光扫描共聚焦显微镜技术

激光扫描共聚焦显微镜(laser scanning confocal microscope, LSCM)是将光学显微镜、激光扫描技术及计算机图像处理技术相结合而形成的高技术设备。LSCM 的主要功能包括:①对细胞、亚细胞结构进行断层扫描成像,也被形象地称为“细胞 CT”;②动态观察活细胞内的酸碱度及测量细胞离子的浓度；③用于细胞间通信、细胞骨架构成、生物膜结构的研究等。LSCM 检测样本以培养细胞样本为宜，也可以是冰冻组织切片。石蜡切片不适用于该技术。LSCM 主要使用免疫荧光染色技术。

（四）组织芯片技术

组织芯片又称组织微阵列，是将数十个至上千个小的组织片整齐地排列在载玻片上，形成微缩组织切片，是基因芯片和蛋白芯片技术的发展和延伸，主要用于研究同一种基因或蛋白质分子在不同细胞或组织中表达的情况。根据不同需要，利用特殊的仪器，将多个病例组织片高密度地、整齐地按预先设计的顺序排列在一张载玻片进行基因及其蛋白表达产物的分析研究，是一种高通量、多样本的分析工具。

组织芯片技术可以与 DNA、RNA、蛋白质、抗体等技术相结合，与传统的病理学技术、组织化学及免疫组化技术相结合，在基因、基因转录和蛋白三个水平上进行研究，对人类基因组学的研究，尤其对基因和蛋白质与疾病的关系，疾病相关基因的验证、新药的开发与筛选、疾病的分子诊断，治疗过程的追踪和预后等方面，均具有实际意义和广阔前景。

（陈维平）

第四章

血钾浓度异常的发生机制及其对机体的影响

背景

血钾浓度异常是临床上常见的一种电解质紊乱。许多疾病可导致血钾浓度的改变。如严重呕吐、腹泻或应用过量呋塞米(速尿)后可出现低血钾现象,肾衰晚期或挤压综合征时可出现高血钾现象。血钾浓度异常若不及时纠正可能会进一步影响机体重要器官的电生理活动,尤其是心脏,出现各种心律失常,严重时甚至危及生命。同时,在血钾浓度异常时体内代谢紊乱,常伴有酸碱失衡,可进一步影响病情的进展。

一、目的

(一)实验目的

根据临床常见原因制备血钾浓度异常的动物模型,观察血钾浓度改变时动物心电活动的动态变化,以及伴随的血液、尿液 pH 变化等,理解其发生机制;同时采用不同方法救治,明确疗效后,进一步探讨和掌握早期发现、纠正血钾浓度异常的常用措施,并探讨其临床意义。

(二)临床相关性目的

通过动物实验,了解临床上造成血钾浓度异常的常见原因,熟悉血钾浓度异常时的临床表现以及临床上常见的抢救方法,帮助学生理论联系实际、基础结合临床,让学生进一步认识到基础知识对于临床分析病理生理机制的重要性,既重视基础课程的学习,又关注临床思维的培养。

(三)素质目的

学生参与实验项目设计、实验方案实施、实验结果及数据的整理与汇报,一方面培养学生的科研思维能力、融会贯通能力和动手操作能力,另一方面也锻炼学生的观察能力,提高发现问题、分析问题和解决问题的能力以及团队协作精神等综合能力与科研素养。

二、原理

（一）实验原理

钾离子是维持细胞生理活动的主要阳离子，在体内参与多项生理过程，如维持机体正常渗透压及酸碱平衡，参与糖、蛋白质代谢，保持神经肌肉的正常功能等。钾离子的跨膜移动参与了心肌细胞静息电位的形成、心肌动作电位 2 期和 3 期复极化过程，因此钾离子浓度紊乱会影响心肌电生理活动，临床上可表现出各种心律失常，心电图表现为波形改变。

在血钾浓度异常时，由于肾脏的调节作用导致尿液酸碱平衡发生改变，尿液 pH 出现偏酸或偏碱的变化。低血钾时，细胞外液出现碱中毒，而肾小管上皮细胞排 K^+ 减少而排 H^+ 增加，重吸收 Na^+ 和 HCO_3^- 增加，此时尿液 pH 为酸性，称为反常酸性尿。高血钾时，细胞外液中的 K^+ 与细胞内的 H^+ 进行交换，致血液中 H^+ 浓度升高，引起代谢性酸中毒，同时肾小管上皮细胞排 K^+ 增加，排 H^+ 减少，导致尿液呈碱性，称为反常碱性尿。

（二）临床问题原理

正常血钾浓度为 3.5~5.5mmol/L。许多临床疾病或药物均会导致钾离子浓度异常。钾离子紊乱所引发的一些症状往往被原发病所掩盖或被医生忽略，从而延误诊治。因此早发现、早治疗是预防钾离子紊乱导致恶性心律失常的关键。

低钾血症以血清钾小于 3.5mmol/L 为判定标准。其病因有摄入不足、丢失或肾脏排出过多、钾离子向细胞内的转移等。低血钾时出现的心律失常主要有窦性心动过速、室性期前收缩、阵发性心动过速、房内或室内传导阻滞等。其心电图表现主要为 U 波增高，Q-T 间期延长，T 波降低、平坦或倒置，S-T 段降低等。

血清钾高于 5.5mmol/L 则为高钾血症。其病因有摄入过多和 / 或排出减少、细胞内钾离子向外转移增多等。高血钾时出现的心律失常主要有窦性心动过缓、窦性心律不齐、房室传导阻滞、心房纤颤、室性心动过速、频发室性期前收缩等。其心电图早期出现 T 波的高耸，Q-T 间期的缩短，随着血钾浓度的升高，P 波和 QRS 波群振幅降低，间期增宽，S-T 段压低，严重时 P 波消失，QRS 波群宽大畸形，与 T 波融合成正弦曲线，最后导致心室停搏。

三、实验内容

1. 家兔低血钾、高血钾模型制备及治疗。
2. 血液钾离子浓度检测。
3. 家兔心电活动观察。
4. 尿液 pH 检测。

四、实验周期和课堂学时

（一）实验周期

实验总时长为 2d。

1. 第 1d，家兔低血钾模型制备前禁食不禁饮 12h。
2. 第 2d，低血钾、高血钾造模，及实验室检测。

（二）课堂学时

课堂总学时为11~13学时。

1. 实验方案设计4学时。指导设计实验方案1学时，反馈修改意见3学时。
2. 动物实验4~6学时。
3. 实验讨论和分析3学时。

五、实验用品

（一）实验动物

家兔，体重2~2.5kg，雌雄不限。

（二）实验器材

1. 生物信号采集与处理系统、电解质分析仪。
2. 镊子、剪刀、止血钳、气管插管、心电导联线、注射器、静脉输液装置、采血抗凝管、动脉插管、膀胱插管。

（三）实验试剂

1. 0.9%氯化钠注射液。
2. 3%戊巴比妥钠溶液（或20%乌拉坦溶液）。

（1）3%戊巴比妥钠溶液配制：用天平称取3g戊巴比妥钠粉末，放入容量瓶中加0.9%NaCl（氯化钠）定容至100ml即可。

（2）20%乌拉坦溶液配制：用天平称取20g乌拉坦粉末，放入容量瓶中加0.9%NaCl定容至100ml即可（因乌拉坦有一定致癌性，在配制和使用过程中注意防护）。

3. 呋塞米。
4. 含肝素的生理盐水。
5. 10%氯化钾注射液。
6. 10%葡萄糖酸钙注射液。
7. 5%碳酸氢钠注射液。
8. 普通胰岛素。
9. 不同规格的葡萄糖注射液。
10. 精密pH试纸。

六、实验方法

（一）制备低血钾动物模型及治疗

1. 造模方法 家兔禁食不禁饮12h，可采用以下方法：①静脉注射呋塞米；②肌内注射呋塞米，合并静脉给予胰岛素-葡萄糖混合溶液（20ml葡萄糖注射液和2U胰岛素，10ml/kg）。

2. 治疗方法 早期、多途径联合补钾。主要的补钾途径有①消化道补钾；②静脉补钾：0.9%氯化钠注射液加10%氯化钾缓慢静滴（50~60滴/min）；③超声雾化吸入补钾。

（二）制备高血钾动物模型及治疗

1. 造模方法　耳缘静脉缓慢滴注氯化钾注射液（参考浓度2%~3%）。

2. 治疗方法　高血钾的抢救措施（可选其中之一，也可联合应用）：①促进钾离子排出：如呋塞米40~80mg静注；②拮抗钾离子：可采用10%葡萄糖酸钙5~10ml静脉推注，如果伴有酸中毒可碱化血液如静滴5%碳酸氢钠；③使钾离子转移至细胞内：一般用25%或50%葡萄糖溶液，按每25~40g葡萄糖加胰岛素10U的比例持续静脉滴注。④血液透析：有条件可进行透析治疗。

（三）动物手术操作

1. 麻醉　用3%戊巴比妥钠1ml/kg（或20%乌拉坦5ml/kg）耳缘静脉麻醉动物；观察家兔的肌张力、角膜反射、呼吸频率和深度。麻醉成功后，固定头皮针，连接静脉输液装置；低速持续输入生理盐水溶液，保持输液通畅，防止血液凝固。

2. 颈部手术　详见第二章“医学实验动物基本知识”。

3. 心电图的连接方法　家兔麻醉固定后，将要放置心电图导线的家兔踝部局部脱毛，之后用含95%酒精的棉球脱脂，将心电图导联线的末端针形电极插入皮下（切勿插入肌肉内以防肌电干扰）。导联线的连接方法按右前肢（红）、左前肢（黄）、左后肢（绿）、右后肢（黑）顺序连接。然后进入生物信号采集与处理系统中的心电模块开始实验。

4. 膀胱插管术　详见第二章“医学实验动物基本知识”。

（四）检测指标

1. 血钾离子浓度　颈总动脉放血1~2ml至采血管中，轻柔地上下颠倒，使血液与抗凝剂充分接触。将抗凝后的血液置于电解质分析仪上测定钾离子浓度。

2. 尿液pH　取一小块试纸置于玻璃片上，用干净的玻璃棒蘸取尿液，滴于试纸中部，待颜色稳定后与标准比色卡对比，观察血钾浓度改变时尿液pH的变化。

3. 心电活动观察

（1）心电图：辨认正常家兔心电图中P波，QRS波群，T波，P-R间期以及S-T段。仔细观察在血钾浓度改变时心电图各波形的变化。

（2）心率：计算家兔正常心率和血钾浓度异常时心率的变化。

（3）心律：观察家兔心律是否整齐。

七、注意事项

1. 手术操作过程要轻柔，仔细操作，细心分离，防止损伤血管和神经。
2. 在静脉输注氯化钾溶液时一定要缓慢，密切观察心电活动的变化。

八、讨论与思考

1. 临床上造成血钾浓度异常的原因有哪些？
2. 如果你是临床医生，如何尽早发现血钾浓度异常？其常见的治疗措施有哪些？
3. 你对这次实验成功或失败的思考。

九、实验流程图

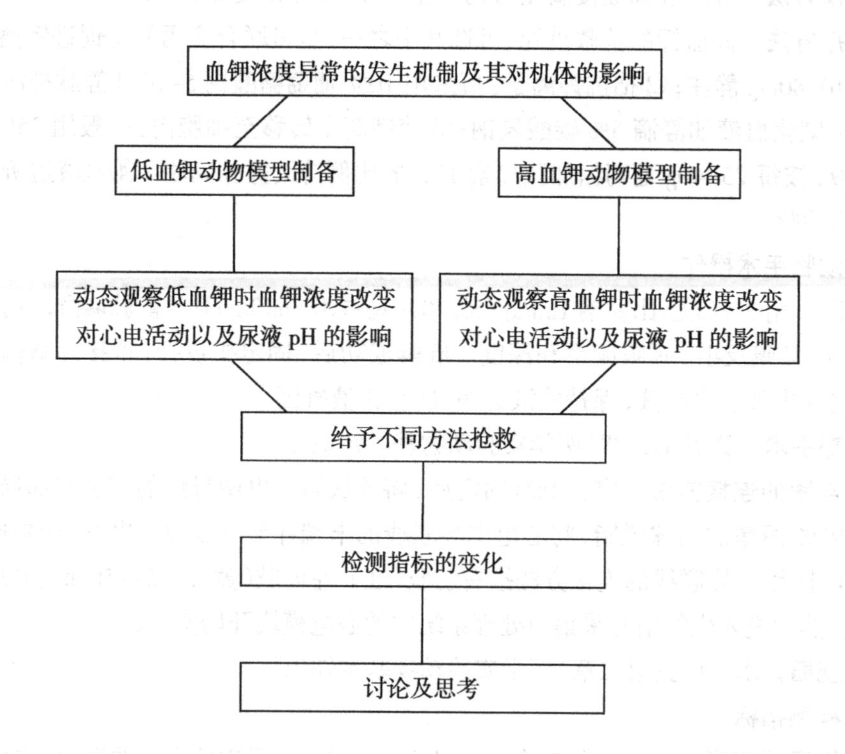

（闫福曼，苏 宁，林锐珊，刘坤东，黄少伟）

第五章

急性酒精中毒对机体影响及醒酒作用的研究

背景

过量饮酒等导致的急性酒精中毒会引起中枢神经系统先兴奋后抑制，并伴有肝脏、心脑血管等多系统损伤，严重时可发生呼吸及循环衰竭，最终导致死亡。急性酒精中毒的临床表现因人而异，大致可分为兴奋期、共济失调期、昏迷期。该病是临床常见病、多发病，严重损害患者身体健康的同时往往还会引发系列社会问题。

一、目的

（一）实验目的

掌握急性酒精中毒小鼠模型的制备方法，熟悉急性酒精中毒对机体的影响及相关指标的检测方法。通过对指标的检测掌握相关仪器的使用，理解各指标之间的关联性。了解急性酒精中毒临床药物的醒酒作用。

（二）临床相关性目的

通过比较正常小鼠、酒精中毒小鼠及药物治疗后的小鼠各检测指标的变化，探讨酒精中毒对机体的影响及临床醒酒药物的作用机制。提高学生对基础知识与临床知识关联性的认识，建立对此类疾病危害的认知，训练其临床思维。

（三）素质目的

从生活中临床案例出发引导学生进行实验设计，培养捕获知识与信息的能力。通过模型建立、分组、实验、讨论，引导学生综合运用机能学、病理学、生物化学与分子生物学等多学科知识与技能开展合作式学习、探究式学习，形成团队合作意识、科学严谨务实的态度，提高实验动物伦理认知、实验室安全意识及应急处理能力。

二、原理

（一）实验原理

1. 急性酒精中毒小鼠造模原理　急性酒精中毒是一种急性病，常因一次摄入过量酒精所致，引起以神经、精神系统为主要症状的中毒表现。实验采用一次性白酒或乙醇灌胃方法建立急性酒精中毒模型，其造模方法成熟、周期短、易复制，且与人类过量饮酒引起的急性酒精中毒相似。

2. 乙醇浓度测定原理　乙醇在乙醇脱氢酶催化作用下脱氢生成乙醛，脱下氢使 NAD^+ 还原成 NADH（还原型辅酶 Ⅰ），在波长 340nm 处测定 NADH 吸光度。绘制标准曲线，根据公式计算出待测物中乙醇浓度。

3. 血清指标检测原理　酒精中毒时，肝组织会发生一系列病理变化如肝细胞脂肪变、多数坏死灶形成伴中性粒细胞浸润等。相应的一些反映肝组织损伤的指标，就会发生异常。本实验采用生化比色法、酶标仪法检测小鼠血清中谷草转氨酶（AST）、谷丙转氨酶（ALT）、碱性磷酸酶（alkaline phosphatase，ALP）、乙醛脱氢酶（acetaldehyde dehydrogenase，ALDH）、白细胞介素 -8（interleukin-8，IL-8）、肿瘤坏死因子 -α（tumor necrosis factor-α，TNF-α）、甘油三酯（triglyceride，TG）等水平变化，以上各检测指标的工作原理均是将其产物进行显色反应，在一定波长范围进行吸光度值检测，通过比色法来进行分析与计算。观察并比较各指标含量变化来反映肝脏损伤程度。

4. 脑组织指标检测原理　乙醇对神经细胞的脂类有亲和性，可以透过血脑屏障，阻碍神经冲动的传导，严重者中枢神经系统的大脑皮质直接受到抑制，危及生命。乙醇能增加内啡肽活性，促进内源性阿片样物质内啡肽神经递质的释放，影响机体功能。实验采用酶联免疫吸附法（enzyme linked immunosorbent assay，ELISA）检测脑组织 β- 内啡肽（β-endorphin，β-EP）和亮氨酸脑啡肽（leu-enkephalin，L-ENK）水平，反映酒精中毒对小鼠神经的抑制作用。

（二）临床问题原理

临床治疗酒精中毒患者的关键在于迅速解除神经抑制。纳洛酮是一种阿片受体拮抗剂，能抑制下丘脑 - 垂体分泌的内源性阿片肽，并促进外周血浆中阿片肽的清除，改善代谢，稳定细胞膜，并解除内啡肽等对循环系统和呼吸系统的抑制，从而增加心排血量，兴奋心肌，改善呼吸。

三、实验内容

1. 急性酒精中毒小鼠造模、醒酒、行为学观察及计算 24h 死亡率。
2. 酶法测定血液中乙醇浓度。
3. 酶标仪法测定血清中 AST、ALT、ALP、ALDH 活性。
4. 磷酸甘油氧化酶法测定血清中 TG 水平。
5. 生化比色法测定肝组织匀浆 TNF-α、IL-8 活性。
6. 酶联免疫吸附法测定脑组织 L-ENK、β-EP 水平。
7. 肝组织病理切片制作、染色与显微观察。

四、实验周期和课堂学时

（一）实验周期

实验总时长为7~16d。

1. 造模前小鼠适应性饲养7d。

2. 造模与给药2d。第1d造模前处理（禁食），第2d造模、判定、醒酒给药。

3. 急性酒精中毒小鼠临床行为学观察1d（24h死亡率）。

4. 实验室检测4~6d。

（二）课堂学时

课堂总学时为36~48学时。

1. 实验方案设计4学时。指导设计实验方案1学时，反馈修改意见3学时。

2. 动物实验28~40学时。造模及判定2学时，醒酒给药2学时，实验室检测24~36学时。

3. 实验讨论和分析4学时。

五、实验用品

（一）实验动物

小鼠，雌雄不限，体重20~25g。自由摄食，饮水。室温，普通颗粒饲料饲养。

（二）实验器材

1. 普通离心机、酶标仪、恒温水浴箱、分光光度计、0.01g电子天平、0.1g电子天平、显微镜、切片机等。

2. 剪刀、镊子、眼科镊子、玻璃匀浆器、白瓷盘、试管架、酶标板、滤纸、离心管、试管、采血管、移液器、动物手套、记号笔、注射器、盖玻片、载玻片等。

（三）实验试剂

1. 50%乙醇。无水乙醇与蒸馏水按体积比1∶1配制。

2. 生理盐水。称取0.9g氯化钠加入蒸馏水溶解，并定容至100ml。

3. 0.1mg/ml纳洛酮。称取5mg纳洛酮粉针剂加入生理盐水溶解，并定容至50ml。

4. 氨基脲缓冲液。称取盐酸氨基脲2.5g，焦磷酸钠10g，甘氨酸0.5g，加适量蒸馏水溶解，再加2mol/LNaOH10ml，加蒸馏水定容至300ml，4℃保存2周。

5. ADH-NAD^+液。称取乙醇脱氢酶（alcohol dehydrogenase，ADH）1mg，NAD+（辅酶Ⅰ）8mg，以氨基脲缓冲液31.2ml溶解，临用时配制。

6. 3.4%高氯酸。移取3.4ml高氯酸用少量蒸馏水稀释，并定容至100ml。

7. 白酒。

8. 无水乙醇。

9. 甘油三酯试剂盒，ALT检测试剂盒，AST检测试剂盒，ALP检测试剂盒，ALDH检测试剂盒，TNF-α检测试剂盒，IL-8检测试剂盒，L-ENK检测试剂盒，β-EP检测试剂盒等。

六、实验方法

（一）急性酒精中毒小鼠分组、造模方法

1. 实验小鼠适应性饲养　造模前小鼠适应性饲养7d，每天观察并记录小鼠一般状态。

2. 动物分组　小鼠分为对照组、模型组和治疗组(醒酒组)。

3. 模型建立　根据实际情况任选以下一种方案进行。

方案一:小鼠禁食、不禁水 12h 后,模型组和治疗组各给予 56%vol 白酒一次性灌胃处理(灌胃量为 15~20ml/kg),对照组给予等体积蒸馏水一次性灌胃处理。

方案二:小鼠禁食、不禁水 12h 后,模型组和治疗组各给予 50% 乙醇一次性灌胃处理(灌胃量为 15~20ml/kg),对照组给予等体积蒸馏水一次性灌胃处理。

(二)醉酒判断方法

判断小鼠是否醉酒以翻正反射消失为标准。将灌酒小鼠的背向下平放,若小鼠背向下的姿势持续 30s 以上,即翻正反射消失,且短期内不出现死亡,则小鼠醉酒,造模成功;若保持时间小于 30s,则认为翻正反射仍存在,判断为小鼠不醉。若小鼠短期内死亡,则需减少灌胃剂量。

(三)盐酸纳洛酮给药方法

醉酒 0.5~1h 后,按 0.1ml/10g 比例给予治疗组小鼠腹腔注射盐酸纳洛酮溶液,并观察。隔 0.5~1h 同样剂量再次注射盐酸纳洛酮进行醒酒实验(此操作一般重复 2~3 次即可见效),观察醒酒时间、死亡情况。

(四)一般行为学观察方法

1. 酒精耐受时间　从小鼠被灌酒后开始,到翻正反射消失的时间。分别记录小鼠灌酒时间和醉酒时间,分别计算模型组和治疗组小鼠酒精耐受时间。

2. 醒酒时间　从小鼠翻正反射消失开始,到翻正反射再次出现的时间。分别记录小鼠醉酒时间和苏醒时间,计算模型组和治疗组小鼠醒酒时间。

3. 24h 死亡率　记录 24h 内小鼠死亡情况。以时间(h)为横轴、小鼠死亡只数为纵轴,绘制 24h 内小鼠死亡曲线。分别计算对照组、模型组和治疗组小鼠死亡率。

(五)血液中乙醇浓度测定方法

1. 全血采集　各组小鼠灌胃 1.5~2h,摘除眼球取血于肝素钠抗凝管中,备用(尽量多采集)。

2. 标准品制备　取 5 支干净试管,各加入 0.25ml 正常血液,依次配制成乙醇含量为 250mg/L、500mg/L、750mg/L、1 000mg/L、1 500mg/L 的乙醇全血溶液,各管体积均为 1ml,分别标记为标准管 1、标准管 2、标准管 3、标准管 4、标准管 5。

3. 样品制备　取样品血 0.25ml 于干净试管,加蒸馏水 0.75ml,作为待测样品,备用。

4. 乙醇浓度检测　按照表 5-1 进行操作。

表 5-1　酶法测定血液中乙醇浓度

试剂 /ml	试管						
	空白管	标准管 1	标准管 2	标准管 3	标准管 4	标准管 5	样品管
乙醇全血液 /(mg/L)	–	1	1	1	1	1	–
血清	–	–	–	–	–	–	1
蒸馏水	1	–	–	–	–	–	–
3.4% 高氯酸	4	4	4	4	4	4	4
混匀,3 000r/min 离心 5min 后。另取干净试管,按照对应编号,分别加入相应上清液 0.1ml							

续表

试剂 /ml	试管						
	空白管	标准管 1	标准管 2	标准管 3	标准管 4	标准管 5	样品管
ADH-NAD$^+$ 液	4.9	4.9	4.9	4.9	4.9	4.9	4.9
混匀，室温放置 60min，340nm 波长处检测上述各管吸光度							

5. 标准曲线绘制　绘制乙醇浓度标准曲线，根据曲线得到对应的回归方程式 $y=ax+b$。

6. 浓度计算　将吸光度值代入到上述得出的方程式，计算乙醇含量（mg/ml）。

（六）血清中 AST、ALT、ALP、ALDH 活性检测方法

1. 血清样品制备　采用摘除眼球取血（尽量多采集），保存于不加肝素钠抗凝的 EP（eppendorf）管内。室温静置 0.5h，3 000r/min 离心 10min，小心吸出上清液，备用，防止溶血产生。

2. 取出试剂盒，室温（20~25℃）放置 30min。

3. 血清样本中 AST、ALT、ALP、ALDH 活性测定采用生化比色法，按试剂盒说明书操作。

（七）血清中 TG 水平检测方法

1. 血清样品制备　按照实验方法（六）步骤 1 中的操作进行。

2. 试剂盒复温　取出试剂盒，室温（20~25℃）放置 30min。

3. TG 检测　采用磷酸甘油氧化酶法，按照试剂盒说明书操作。

（八）肝组织匀浆 TNF-α、IL-8 活性检测方法

1. 肝组织匀浆制备　采用颈椎脱臼处死小鼠，剖取肝组织，置于冷生理盐水中清洗，并用滤纸吸去多余水分。称取肝组织 0.5g，剪碎，置于玻璃匀浆器中，按 1∶9 比例加入冷生理盐水，冰浴研磨，3 000r/min 低温离心 15min，取上清液备用。

2. 试剂盒复温　取出试剂盒，室温（20~25℃）放置 30min。

3. TNF-α、IL-8 活性测定　采用酶联免疫吸附法，按试剂盒说明书操作。

（九）脑组织中 L-ENK、β-EP 水平检测方法

1. 脑组织剖取　处死小鼠，取头颅，剪开皮肤，暴露出颅骨，用大尖镊子夹住两侧眼眶，用眼科剪沿着颅骨中线剪开，眼科镊夹住颅骨从内向外夹，从下向上逐步去除颅骨。当全脑露出时，用眼科镊去除脑膜和血管，从嗅球处向下取出全脑。

2. 脑组织匀浆制备　称取丘脑组织，按 1∶9 比例加入预冷处理的生理盐水，置于匀浆器中研磨成匀浆。3 000r/min 离心 15min，上清液存放 -20℃备用。

3. 试剂盒复温　取出试剂盒，室温（20~25℃）放置 30min。

4. L-ENK、β-EP 含量检测　采用酶联免疫吸附法，按照试剂盒说明书操作。

（十）肝组织病理切片制作、染色与显微观察

详见第三章“医学实验常用技术”。

七、注意事项

1. 颈椎脱臼处死小鼠必须迅速，避免小鼠长时间受刺激。

2. 脑组织剖取要轻柔，剪刀剪颅骨时一定要贴壁向上剪，去除脑膜时不能硬拉，否则容易弄破大脑。

3. 测定 AST 或 ALT 等时，若血清标本酶活力超过 150 卡门氏单位（71.4IU），应将血清用生理盐水稀释 5 倍或 10 倍后测定。

4. 为避免交叉污染，要避免重复使用吸头和封板膜。

5. 切片经染色后，要彻底脱水透明，才能用中性树胶封盖。

6. 需现配现用的试剂如 ADH-NAD⁺ 液等，必须现配现用。需要低温处理的试剂如氨基脲缓冲液等，应放在 4℃冰箱备用，一般不超过一周。

八、讨论与思考

1. 急性酒精中毒临床表现是什么？日常生活中有哪些急救方法？
2. 生活中常对酒精中毒患者灌服葡萄糖口服液有什么作用？
3. 急性酒精中毒对机体有哪些危害？机制分别是什么？
4. 请设计实验方案探究慢性酒精中毒对机体的影响。

九、实验流程图

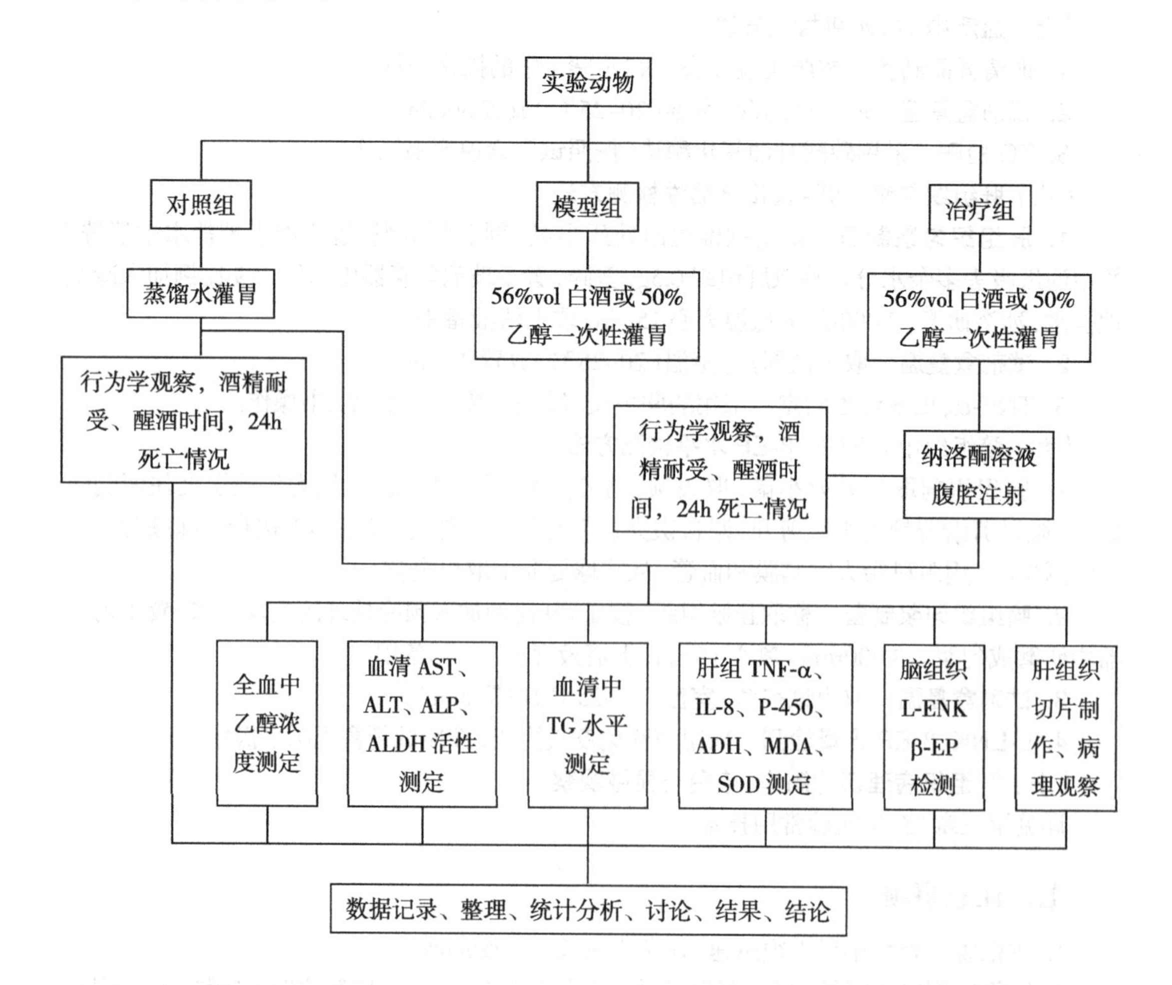

（吴　宁，吴遵秋，孙见飞，钟　曦，刁远明）

第六章

急性肺水肿的发生机制及治疗方法

背景

肺水肿是临床常见病理过程，表现为严重呼吸困难、端坐呼吸、响亮吸气和呼气性喘鸣，听诊有湿啰音，咳嗽时痰多，严重时分泌物从鼻腔或口腔流出，无色或粉红色泡沫状痰。理解肺水肿的机制、表现及救治方法等对于及时发现和有效治疗肺水肿是非常必要的。

一、目的

（一）实验目的

通过快速且过量输液、短时间注射大剂量肾上腺素（或者去甲肾上腺素）及两者相结合的方式建立急性肺水肿动物模型，掌握气管、颈总动脉、颈外静脉及输尿管插管技术，观察肺水肿动物肺组织和相关器官功能、代谢和形态结构的改变，探讨肺水肿的发病机制及其防治原则。

（二）临床相关性目的

通过肺水肿动物模型的复制，联系理论知识分析发病机制和治疗原理，尤其是实验动物处死后对肺组织和相关器官的观察，帮助学生理解临床上严格掌握输液原则、肾上腺素和去甲肾上腺素用药剂量的重要性，掌握肺水肿的早期表现及正确处理方法。

（三）素质目的

通过采用家兔、大鼠等实验动物建立急性肺水肿模型，观察对照组、模型组和治疗组的各项指标，培养学生认真严谨、实事求是的作风，锻炼学生仔细观察、发现问题和整合知识的能力，训练学生的逻辑性和系统性思维能力及创新意识和科研精神。

二、原理

（一）实验原理

本实验采取大量、快速输液或短时间应用大剂量肾上腺素或去甲肾上腺素可引起急性肺水肿，也表现为非心源性肺水肿。静脉大量、快速滴注生理盐水导致回心血量及右心排血量急剧增多，造成大量血液积聚在肺循环中，导致肺毛细血管血压急剧升高和肺毛细血管通透性增加；同时，大量输入晶体溶液引起血浆蛋白质浓度降低，大量组织液在短时间内不能被肺淋巴和肺静脉系统吸收，积聚在肺泡、肺间质和细小支气管内，引起肺水肿，出现呼吸困难症状；在短时间内大剂量肾上腺素或去甲肾上腺素作用于机体会通过兴奋α受体引起毛细血管收缩效应，导致血液向肺转移，使肺血流量增加，毛细血管静水压增高，进而升高组织液生成的有效滤过压，促使血管内的水分渗出到肺间质，导致肺水肿和缺氧发生。

（二）临床问题原理

当发生急性肺水肿时，因气体弥散障碍、通气血流比例失调、间质水肿、肺泡腔积液等导致肺通气与换气功能发生严重障碍（即外呼吸障碍导致低张性缺氧），临床上表现为突发严重呼吸困难，呼吸频率增快（常可达30~40次/min），端坐呼吸、面色灰白、发绀、大汗淋漓、阵发性咳嗽伴咳粉红色泡沫状痰，极重者可因脑缺氧而出现意识模糊。听诊时双肺满布湿性啰音和/或哮鸣音，心率增快，第一心音减弱，可闻及奔马律，肺动脉第二心音亢进。典型X线胸片可见两肺门对称性的蝶形片状模糊阴影，严重时也可呈两肺弥漫的大片阴影。尸检可发现死者两肺体积增大，其重量增加1~2倍。显微镜下主要表现为肺间质充血、水肿，肺泡腔中有淡红色液体，透明膜形成以及炎症细胞浸润。常伴有胸腔、腹腔及颅腔积水，脑组织重量增加，甚至全身水肿。

三、实验内容

1. 肺水肿模型制备与治疗。
2. 心电图检测。
3. 血氧指标检测。
4. 动物呼吸频率与深度检测、呼吸音听诊。
5. 血液电解质与酸碱度检测。
6. 肺组织病理学观察。

四、实验周期和课堂学时

（一）实验周期

实验总时长为3d。

1. 肺水肿模型复制与实验指标观察1d。
2. HE染色与肺组织结构观察2d。

（二）课堂学时

课堂总学时为16学时。

1. 肺水肿模型复制与实验指标观察6学时。
2. HE染色与肺组织结构观察10学时。

五、实验用品

（一）实验动物

健康家兔，雌雄不限，体重2~2.5kg；或SD大鼠，雌雄不限，体重180~220g。

（二）实验器材

1. 电子秤、生物信号采集系统、血压换能器、呼吸换能器、尿滴受滴器、听诊器、心电图记录电极、小动物血氧仪、小动物呼吸机、恒流输液泵、电解质与血气分析仪、大鼠尾动脉血压测量仪。

2. 兔台或大鼠解剖手术板、常规手术器械一套、气管插管、静脉输液装置、中心静脉压测量装置、连接三通管的静脉导管、动脉夹、动脉插管注射器(5ml、50ml)、针头。

（三）实验试剂

3% 戊巴比妥钠、10% 水合氯醛、1% 肝素溶液、生理盐水、0.1% 肾上腺素、呋塞米注射液、硝普钠注射液、洋地黄注射液、去甲肾上腺素注射液。

六、实验方法

（一）实验分组

实验分为：对照组、模型组、治疗组。

（二）麻醉与固定

取健康成年家兔或大鼠，观察是否呼吸平稳，无喘息、气促等症状，听诊器检查肺部有无啰音。称重后，家兔按照 1ml/kg 耳缘静脉缓慢注射戊巴比妥钠(3%)进行麻醉；大鼠采用 10% 水合氯醛 0.3ml/100g 腹腔注射麻醉。动物麻醉成功后仰卧位固定于相应手术台上。

（三）动物手术操作

1. 气管和颈外静脉插管 详见第二章“医学实验动物基本知识”。

2. 右心房插管 在另一侧颈外静脉远心端丝线结扎，用静脉导管量取结扎处到右心房的距离并做标记。近心端剪一小口，向心脏方向插入预先注入含肝素的生理盐水的静脉导管至标记处，近心端下方备用的丝线结扎固定。连接压力换能器，记录中心静脉压。

3. 颈总动脉插管测量动脉血压和输尿管插管 详见第二章“医学实验动物基本知识”。将细塑料管连接尿滴受滴器，通过生物信息采集系统记录尿量。

大鼠仅做气管插管检测呼吸频率，大鼠血压测量通过尾动脉血压测量法，袖带固定在大鼠尾部，连接生物信号采集系统用于测量大鼠动脉血压。

（四）连接全导联心电图

将针形电极插入家兔或大鼠的四肢皮下，连接电极，打开电脑，进入生物信号采集系统，选择Ⅱ导联，记录心电图。

（五）连接动物血氧仪

血氧仪探头夹于家兔耳部或大鼠足部，监测实验过程中家兔或大鼠血氧饱和度、灌注指数(perfusion index，PI)。

（六）制作急性肺水肿模型

1. 制作家兔急性肺水肿模型 打开输液器阀门输入 37℃生理盐水，输入总量为 150ml/kg，输入速度为 180~200 滴 /min；或输入总量为 120ml/kg，输入速度为 180~200 滴 /min，待滴注接近完毕时，立即向输液瓶中加入 0.1% 肾上腺素 0.45ml/kg。

2. 制作大鼠急性肺水肿模型 腹腔注射肾上腺素或去甲肾上腺素 2mg/100g。

（七）肺水肿的治疗方法

1. 吸氧 采用小动物呼吸机正压吸氧。

2. 扩血管　硝普钠用5%葡萄糖稀释，恒流泵缓慢[0.3μg/(kg·min)]注射扩张外周血管。硝普钠起效比较快，2~5min起效，根据血压情况逐渐增加剂量。

3. 利尿　呋塞米增加液体排出，减少血容量，降低心脏负担，家兔颈外静脉注射(5mg/kg)、大鼠腹腔注射(0.2mg/100g)。

4. 强心　洋地黄类如去乙酰毛花苷(西地兰)增强心脏收缩力，减少心室收缩末期血容量，增加肺循环回心血量，减轻肺水肿。

(八)一般观察

1. 观察实验动物呼吸情况、口唇黏膜颜色，气管插管内是否有泡沫液体流出，可涂片于显微镜下观察。

2. 生物信号采集系统描记呼吸、血压、中心静脉压、心电图曲线。

3. 听诊器听诊肺呼吸音。

(九)血液指标检测

从家兔动脉插管处的三通管或大鼠尾动脉取动脉血，检测电解质含量与酸碱度。

(十)全血血气分析

取大鼠或家兔动脉血，行全血血气分析，检测动脉血氧分压、血氧含量、血氧容量等指标。

(十一)肺组织观察

注射过量麻醉药处死动物，打开胸腔，用棉线在气管分叉处结扎(防止水肿液流出)，在结扎处上方切断气管，小心地把心脏及其血管与肺分离，取出肺，称取肺的重量，并计算肺系数(肺系数＝肺重量(g)/体重(kg)，家兔正常肺系数是4~5；大鼠正常肺系数大约是6；然后肉眼观察肺大体改变，并切开肺，观察肺水肿情况。取肺组织甲醛固定，制作石蜡切片，进行HE染色，观察肺组织结构的改变(具体实验方法详见第三章“医学实验常用技术”)。

七、注意事项

1. 麻醉时，麻醉药注射速度要慢，随时观察麻醉指标。

2. 注射药物时动作要轻柔，以免动物出现应激反应。

3. 颈外静脉管壁薄，分离时尽量钝性分离，避免造成损伤。

4. 家兔插入静脉导管的深度约为5~7cm，在插管的过程中如果遇到阻力，可将静脉导管稍稍退出并调整方向后再插入，切忌强行插管刺破血管。插管成功的标志是中心静脉压随呼吸明显波动。

5. 记录心电图时，针形电极插入动物四肢皮下，避免插入肌肉，以防肌电干扰。

6. 解剖取肺时，切勿损伤肺表面和挤压肺组织，以防止水肿液流出，影响肺系数的数值。

7. 治疗时应把握好肺水肿的程度，当出现大量泡沫样痰时可能会引起动物过快死亡而错失治疗的最佳时机。

八、讨论与思考

1. 试述急性肺水肿的发生原因和早期判断指标。

2. 肺水肿时会出现哪些类型的酸碱平衡紊乱？分析其发生机制。

3. 急性肺水肿的抢救措施有哪些？其理论依据是什么？

4. 试述为何肺水肿患者出现呼吸困难，发绀等症状，通过哪些指标变化可以判断何种类型缺氧发生？

5. 临床患者输液应注意什么？

九、实验流程图

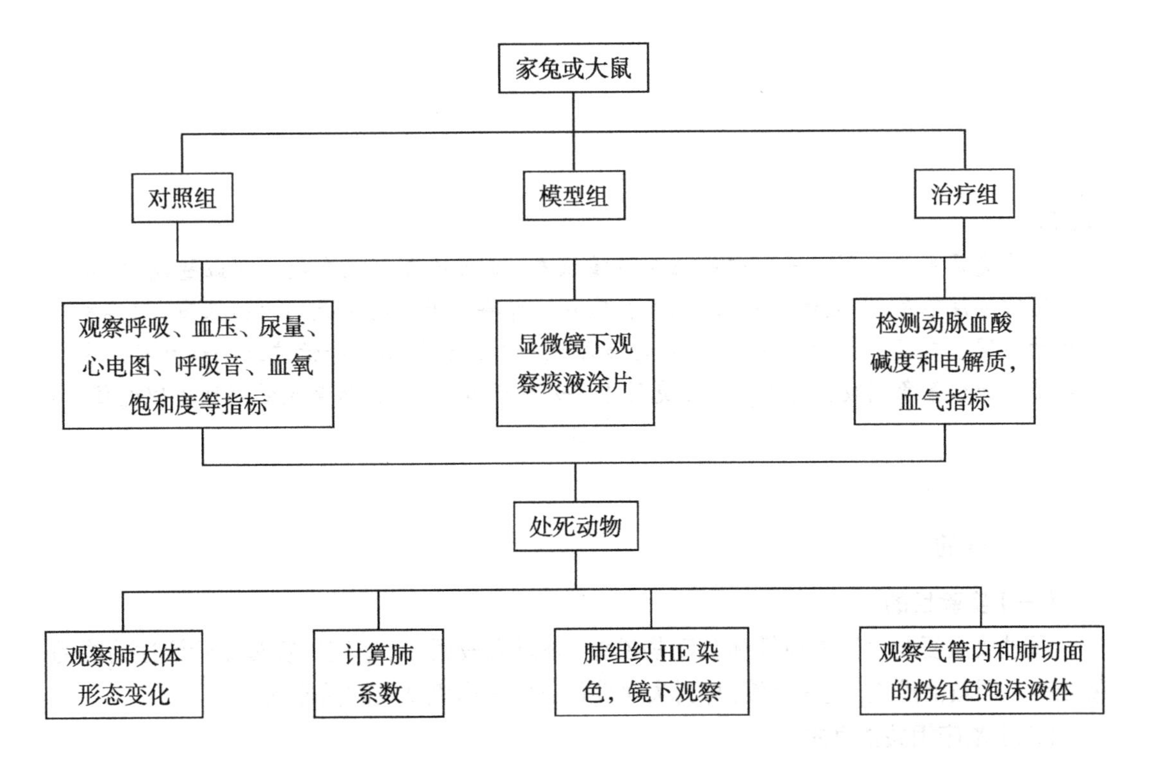

（杜　鹃，赵婷秀，郭茂娟，卢海妹，刘红艳）

第七章

家兔急性失血性休克的发生及抢救

背景

休克是患者因创伤而引起的临床危重状态，多数患者出现有效循环血量减少，组织器官灌注不足，导致细胞损害、组织器官功能障碍。虽引起休克的原因很多，但其发生的共同基础是血容量减少、血管床容量增大和心排血量急剧降低这三个始动发病学环节。血容量急剧减少是失血性休克的重要始动环节，也是临床常见的病理生理过程。

一、目的

（一）实验目的

通过放血复制急性失血性休克动物模型，施以血液回输、单纯扩容和血管活性药物的使用等不同救治措施，观察疗效，探讨失血性休克的发病机制及防治原则。

（二）临床相关性目的

急性失血是临床上引起休克的常见病因，休克可引起细胞代谢改变和器官功能障碍。通过观察家兔失血后的血压、心率、尿量等指标的变化，探讨失血性休克的发病机制及对机体的影响。通过对模型采用不同方法进行施救及疗效观察，一方面阐明其治疗原则，以指导临床合理用药，另一方面理解和掌握不同施救措施改善微循环病理生理机制。

（三）素质目的

通过该实验，引导学生将生理学、生物化学、病理生理学和药理学等课程的基础知识和临床知识紧密整合，提升学生横向、纵向知识联系及应用能力，提高学生临床观察能力、发现问题及解决问题能力，不断培养学生的沟通能力及团队协作能力，训练学生临床思维、综合能力及科研素养和实践操作能力。

二、原理

（一）实验原理

失血性休克家兔造模原理：大量而快速的失血可引起血容量急剧减少，进而导致回心血量急剧减少，心排血量明显降低，引发组织器官灌注不足，造成组织器官缺血缺氧，从而微循环发生障碍，可发生组织器官功能、代谢改变甚至结构破坏，故急性失血引起的低血容量是休克重要的起始环节之一。因此，可通过对家兔施行大量放血，成功模拟或复制失血性休克模型，并观察休克时以及药物干预后的临床表现、生化改变和微循环变化。

（二）临床问题原理

1. 外伤、上消化道大出血、产后大出血等，都可因为血容量急剧减少，而引起有效循环血量不足，组织灌注量不足，微循环障碍，从而引起重要器官功能代谢严重障碍和结构损害，甚至危及生命。

2. 通过对急性失血性休克模型不同救治措施的实施及疗效观察，理解急性失血性休克的微循环障碍机制及防治原则。

三、实验内容

1. 急性失血性休克模型的制备。
2. 急性失血性休克的药物救治。
3. 休克指标的观察、测定与分析。

四、实验周期和课堂学时

（一）实验周期

实验总时长为 1.5~2d。

1. 造模和一般指标的观察 0.5d。
2. 不同方法的救治 0.5d。
3. 实验指标的观察、测定与分析 0.5~1d。

（二）课堂学时

课堂总学时为 12~20 学时。

1. 实验方案设计 3 学时。指导设计实验方案 1 学时，反馈修改意见 2 学时。
2. 动物实验 7~9 学时。造模 3~4 学时，成模检测 1 学时，不同方法救治 3~4 学时。
3. 实验指标观察、测定 5 学时。
4. 结果讨论和分析 2~3 学时。

五、实验用品

（一）实验动物

家兔，雄性，体重 2~2.5kg。

（二）实验器材

1. 实验材料

（1）医用剪刀（普通剪刀、眼科剪）、眼科镊、动脉夹、止血钳。

（2）气管插管、导尿管、动脉插管。

（3）注射器（2ml、5 ml、20ml）、50 ml 烧杯、100ml 量筒、尿杯、试管。

2. 实验仪器

（1）多道生理记录仪。

（2）全自动生化分析仪。

（3）全自动血球仪。

（4）全自动尿液分析仪。

（5）微循环分析仪。

（三）实验试剂

1. 20% 氨基甲酸乙酯。
2. 5% 葡萄糖注射液。
3. 0.9% 生理盐水。
4. 0.7% 肝素。
5. 0.01% 肾上腺素或 1：10 000 重酒石酸去甲肾上腺素。
6. 肝功能检测试剂盒（ALT、AST、γ-GT 等）。
7. 肾功能检测试剂盒 [BUN（blood urea nitrogen，血尿素氮）、Cr（creatinine，肌酐）等]。

六、实验方法

（一）抓取、称重、麻醉与固定

1. 抓取 右手抓住家兔颈背部皮肤，左手迅速托住家兔的臀部，使其呈坐位姿势。

2. 称重 用天平称取家兔重量。

3. 麻醉 将家兔置于兔盒内，从耳缘静脉自远心端向近心端缓慢注射 20% 的氨基甲酸乙酯（5ml/kg）做全身麻醉。麻醉剂注入后血管颜色由红变白，推注无明显阻力，提示注入麻醉剂成功（麻醉状态判定：角膜反射消失，颈软、无反抗）。

4. 固定 家兔仰卧位固定于兔手术台上，粗棉线经上门齿固定兔头。

（二）尿道插管

插管方法详见第二章“医学实验动物基本知识”。烧杯收集尿液，以备尿常规和尿液 pH 检测。

（三）颈部手术

气管插管、左侧颈总动脉插管、右侧颈静脉插管，详见第二章“医学实验动物基本知识”。

（四）微循环观测术

家兔腹腔正中剪开约 3~5cm 切口，将肠系膜暴露并放置于微循环分析系统的镜头下，调节焦距和放大倍数（4 倍或 8 倍），观测微循环相关指标，如真毛细血管的血流速度、血管直径、流血血管面积及血管密度等，并录像、拍照并作相应分析。

（五）模型制备及指标观测

1. 检测指标 家兔血压、心率、脉压、尿量、尿液 pH、血常规（主要观测 Hb 浓度）、耳廓血管颜色、皮温、眼睑颜色、微循环等指标。

2. 模型制备 第一次经颈总动脉放血 20ml 于肝素化的小烧杯内，20min 后第二次再放血 20ml。

3. 指标观测 分别观察模型制备前、两次放血后家兔上述各项指标的变化。

（六）救治措施

1. 救治措施一 静脉回输血液。将模型制备中两次所放血液全部经静脉缓慢回输，并观察各项指标的变化，判断救治措施是否有效。

2. 救治措施二 单纯扩容。经右侧颈静脉缓推 40ml5% 葡萄糖溶液，观察各项指标的变化，判断救治措施是否有效。

3. 救治措施三 采用缩血管药物升压。经颈静脉推注 0.2ml0.01% 肾上腺素，观察各项指标的变化，判断救治措施是否有效。

七、注意事项

1. 麻醉剂选择 本实验可选用不同种类麻醉剂，其使用剂量可应随动物体重改变作相应的调整。

2. 操作轻柔 手术操作过程中应尽可能动作轻柔，减少出血和组织损伤。

3. 麻醉深浅和速度 应该适度。麻醉过浅，不符合动物伦理，且影响实验流程和指标观察；麻醉过深，家兔容易死亡。麻醉时推注速度要尽量缓慢，否则容易引起家兔死亡。

4. 肝素抗凝 在行动脉、静脉插管时，要提前肝素化三通管，防止血液凝固影响实验进程和结果。

5. 模型制备方式 急性失血性休克模型制备中，可根据实验目的及要求采用不同的放血方法：如侧重于观察休克的病理生理学过程，则采用两次各放血 20ml 的方法；如侧重于观察休克的药物抢救，则采用一次性放血 40ml 的方法。

6. 缩血管药物选择 依据实验室条件，可选用 0.01% 肾上腺素 0.2ml，也可选去甲肾上腺素（2mg/kg）；或重酒石酸去甲肾上腺素 1∶10 000，0.3ml。

7. 能力素养培养 注重培养学生开放性思维能力，结合学生的专业特点，以实施不同的救治措施为宜。

八、讨论与思考

1. 请根据三种救治措施的结果，分析救治成功或失败的原因。

2. 依据急性失血性休克的发病机制，探讨其临床防治原则。

3. 试分析家兔急性失血性休克时，尿液 pH 变化的原因。

4. 家兔第一次放血后与第二次放血后，血压及血常规变化各有何特点？试分析其产生的可能原因。

5. 家兔第一次放血前后和第二次放血后肠系膜微循环有何改变？试分析其发生变化的可能原因。

6. 试分析本实验的设计是否存在不足？如有，请逐一列出。

九、实验流程图

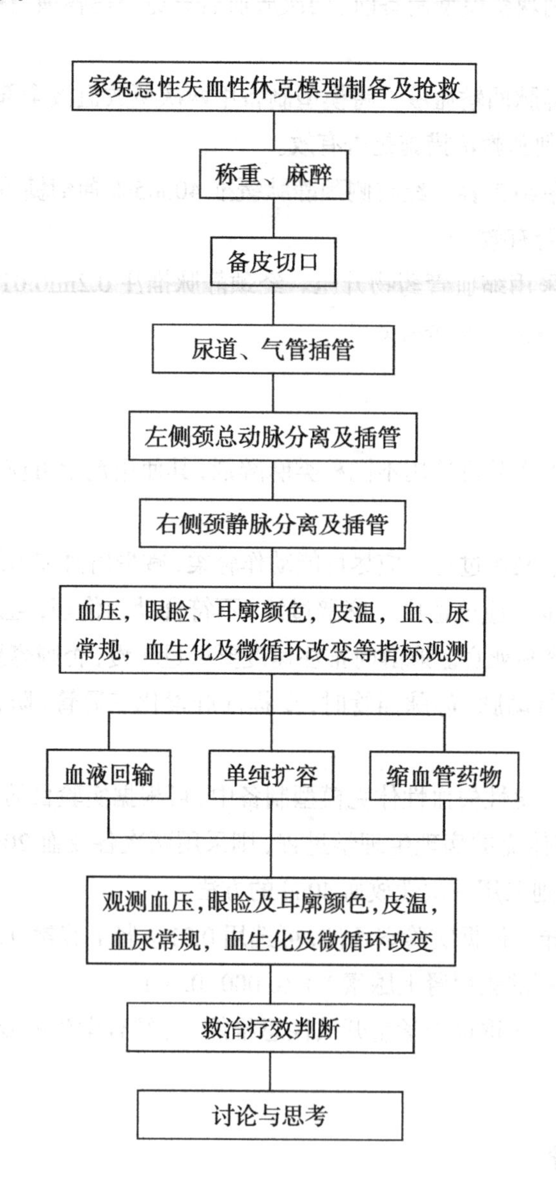

（戴建国，赵玉男，姚　琦，顾春艳）

第八章

感染性休克与多器官功能障碍

背景

感染性休克又称脓毒性休克或败血症休克，其发生一般认为与细菌感染引起的免疫功能紊乱有关。脓毒性休克的发病机制非常复杂，期间伴随着多种细胞因子和炎性介质的诱导、合成与释放，是从分子水平到器官水平多因素相互作用形成的结果，涉及炎症、免疫、凝血以及组织损害等一系列问题，机体的多个系统、多个器官发生病理生理改变，常并发多器官功能障碍综合征（multiple organ dysfunction syndrome，MODS），是临床工作中遇到的最严重、最难治疗的休克类型。

一、目的

（一）实验目的

通过复制脓毒性休克动物模型，让学生学习观察和检测大鼠生命体征的方法；掌握腹腔麻醉、盲肠结扎脓毒性休克动物模型以及组织切片的制备方法；观察休克前后机体功能代谢和各重要脏器形态结构的变化，并分析其发生机制。

（二）临床相关性目的

脓毒性休克死亡率高达50%，是严重创伤、烧伤、感染和外科大手术等常见的并发症，同时也是目前危重医学研究的重点和难点问题。其发病机制复杂，临床表现和病情复杂多变。此模型的制备，有助于帮助学生认识脓毒性休克复杂的病理生理过程和对机体各系统器官形态结构及功能的严重影响。

（三）素质目的

通过本实验，引导学生将组织学、病理学和病理生理学的基础知识和临床知识紧密结合，提升学生横向、纵向知识联系及应用能力，培养学生观察、发现问题的能力，训练学生临床思维、综合分析问题的能力以及科研素养和实践操作能力。

二、原理

（一）实验原理

感染性休克以革兰氏阴性细菌感染最为常见，临床上感染性休克常并发于腹腔感染、胆道感染、肺部感染和泌尿系感染等。给大鼠盲肠进行结扎，穿刺并造成穿孔，肠道内大量细菌从肠道漏至腹腔，造成腹腔内化脓性感染。细菌进入腹腔并分泌大量内毒素，细菌和毒素被肠壁吸收入血，病原体及其释放的毒素或炎症介质直接损伤血管内皮细胞，引起血管通透性增加及多器官微循环功能障碍。心肌细胞、肺上皮细胞、肾小球、肝脏细胞膜发生损伤，导致重要脏器发生水肿，充血或淤血，形态结构和功能代谢发生障碍，导致脓毒性休克和多器官功能障碍的发生。

（二）临床问题原理

感染性休克以革兰氏阴性细菌感染最为常见。发病过程中，微循环障碍、全身炎症反应综合征、免疫功能紊乱等都参与其病理过程。感染性休克可以表现为心排出量增加、外周阻力下降，皮肤红润、温热、血压降低、尿量减少等，称为高动力型休克，又称暖休克；也可以表现为心排出量减少、外周阻力增高，皮肤苍白、体温下降、血压降低、少尿甚至无尿等表现，称为低动力型休克，又称为冷休克。继而患者出现 MODS，MODS 是导致脓毒性休克患者死亡的最主要原因。

三、实验内容

1. 脓毒性休克模型制备。
2. 脓毒性休克大鼠内脏器官的组织病理切片的制备。
3. 脓毒性休克大鼠内脏器官的形态学观察与分析。

四、实验周期和课堂学时

（一）实验周期

实验总时长为 5~6d。

1. 造模前大鼠适应性饲养 1d。
2. 造模和临床观察 1~2d。
3. 取内脏器官、固定组织、包埋、制片、HE 染色 2d。
4. 学习观察脏器组织形态学结构 1d。

（二）课堂学时

课堂总学时为 12~15 学时。

1. 实验方案设计 3 学时。指导设计实验方案 1 学时，反馈修改意见 2 学时。
2. 动物实验 7~9 学时。造模 3~4 学时，成模检测 1 学时，取材、制片和染色 3~4 学时。
3. 形态学观察、讨论和分析 2~3 学时。

五、实验用品

（一）实验动物

Wistar 大鼠或 SD 大鼠均可，雌雄不限（首选雌性），体重 180~200g。

（二）实验器材

计算机多导生理记录仪、肛温测量仪、小动物无创血压仪、电子秤、石蜡包埋机、切片机、自动组织脱水机、水浴锅、烤箱、显微镜等；手术器械（血管钳、镊子、刀片、皮针）、1号缝合线、注射器（1ml、5ml、10ml）、剃毛器，20号平针头，棉球、纱布、棉棒、滑石粉，染色缸、50ml离心管、包埋盒、小镊子，毛笔、载玻片、盖玻片。

（三）实验试剂

10%水合氯醛、0.9%生理盐水、4%多聚甲醛、氨水、盐酸、二甲苯、酒精、树胶、苏木精、伊红、石蜡油、石蜡、碘伏。

六、实验方法

（一）脓毒性休克模型制备方法

1. 实验大鼠适应性饲养 造模前大鼠适应性饲养1d，观察并记录大鼠一般状态。

2. 感染性休克造模及成模判断

（1）造模：称重后，用10%水合氯醛（0.3ml/100g）腹腔内注射麻醉大鼠；开腹暴露盲肠末端，使用丝线将盲肠在距离远端1cm处完全结扎，结扎的盲肠用20号针头贯通穿刺，穿刺后挤出少许粪便，然后关闭腹腔并缝合皮肤。

（2）成模判断：大鼠造模24~48h后，测量体温、心率和血压等生命体征。心率加快，同时出现血压、体温升高或降低均为大鼠模型造模成功的判定标准。

3. 生命体征测量 用小动物无创血压仪准确测量和记录大鼠心率及尾动脉血压；然后连接动物肛温测量仪，在动物清醒状态下测肛温。

4. 取材 再次用10%水合氯醛腹腔麻醉过量致死，取肺脏、肾脏、心脏和肝脏组织标本，肉眼观察各脏器的体积大小、颜色、重量等指标改变，并固定于4%多聚甲醛中过夜。

（二）模型大鼠肺、肝、肾和心脏切片的制备及形态学观察分析

1. 组织制片及HE染色 详见第三章“医学实验常用技术”

2. 脏器形态学观察 显微镜下观察脓毒症休克大鼠肝脏、肾脏、肺脏、心脏的形态学改变（如脏器充血、淤血、水肿、炎细胞浸润等），并与对照组进行对比观察。

七、注意事项

1. 造模手术过程中要尽量避免损伤血管，以免造成出血影响实验结果。
2. 测量血压时，保持周围环境安静，避免对动物造成刺激，保证血压测量的准确性。
3. 处死动物后，尽快取出器官置于固定液内，避免组织固定不及时发生变性、坏死。
4. 手术后动物注意保温，避免环境温度过低造成大鼠死亡。

八、讨论与思考

1. 引起脓毒性休克的原因有哪些？其发病机制各是什么？
2. 脓毒性休克时，机体机能代谢的变化有哪些？其发生机制是什么？
3. 结合实验结果，镜下描述休克时重要脏器的形态学变化有哪些？脏器的这些改变对机体有怎样的损害和影响。
4. 谈谈你对这次实验的认识和体会。

九、实验流程图

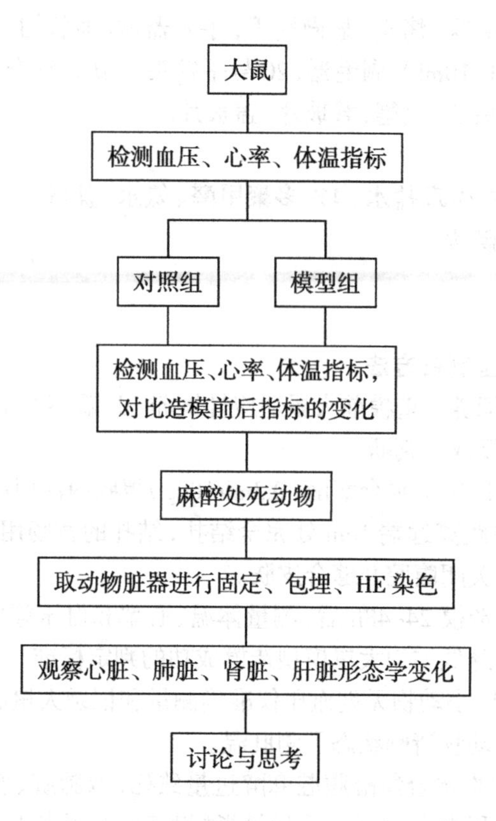
大鼠
检测血压、心率、体温指标
对照组
模型组
检测血压、心率、体温指标，
对比造模前后指标的变化
麻醉处死动物
取动物脏器进行固定、包埋、HE 染色
观察心脏、肺脏、肾脏、肝脏形态学变化
讨论与思考

（王建丽）

第九章

免疫功能低下机体细菌感染及实验室检查

背景

机体免疫功能低下是临床常见病理现象，可分为原发性和继发性两种类型。原发性细胞免疫功能低下主要与免疫器官、淋巴细胞遗传基因异常或先天性免疫系统发育障碍或功能不全有关；继发性免疫功能低下则由病毒、细菌、真菌等感染引起，以及免疫抑制剂或化疗药物使用、放射线照射、肿瘤、疲劳、失眠、营养不良、压力过大等原因所致，是临床多种疾病发生、发展的重要因素。

一、目的

（一）实验目的

制作免疫低下动物模型，熟悉不同途径制备细胞免疫低下模型方法及细菌、动物接种方法；通过细菌感染及相关炎症因子检测，培训学生基础医学实验的基本技能，掌握免疫功能状态常见检查方法、细菌分离、培养、药敏试验，熟悉相关仪器设备的使用方法，了解肺组织细菌感染病理检查方法，了解免疫调节剂如生物制剂、化疗药物、中药作用靶点的研究方法。

（二）临床相关性目的

通过实验整合病原、宿主防御、病理相关理论知识、实验技能及临床案例讨论，检测免疫功能低下及细菌感染引发的肺炎机体的病理改变，探讨机体细菌感染的发生、发展以及抗感染的相关性因素，培养临床相关疾病的检查、诊断、疗效的判断及疾病预后分析的临床思维能力。

（三）素质目的

通过实验设计，培养学生观察问题、分析问题、探究创新科学思维；通过小组合作完成实验操作，培养学生人际沟通、团队合作能力；通过结果讨论，提高学生数据整理、结果分析、问题反思的能力；通过文献阅读以及案例讨论，培养学生利用现代信息技术研究医学问题及获取新知识与相关信息的能力，从而建立敬畏生命、健康服务的理念。

二、原理

（一）实验原理

1. 免疫功能低下小鼠造模原理　免疫抑制剂或化疗药物、感染、肿瘤等多种因素可以导致机体免疫功能低下，其中临床广泛使用的化疗药物环磷酰胺（cyclophosphamide，CTX），属于烷化剂类抗肿瘤和免疫抑制剂，具有较强的细胞毒与免疫抑制作用，其作用主要是破坏 DNA 的结构，从而杀死有丝分裂细胞和进入循环周期的细胞，故免疫学研究中，常以 CTX 作为免疫低下模型制备的药物。

2. 小鼠肺炎模型原理　大肠埃希菌为革兰氏阴性短杆菌，大小 0.5μm×（1~3）μm。周身鞭毛，能运动，无芽孢。能发酵多种糖类产酸、产气，是人和动物肠道中的正常栖居菌，也是临床常见的重要条件致病菌之一。因寄居位置改变或免疫力低下可引起败血症、肺炎、泌尿道感染、新生儿脑膜炎等。医院内感染特别是下呼吸感染大肠埃希菌检出率高；因此，一定剂量大肠埃希菌滴鼻模拟呼吸道感染可以制备免疫低下小鼠肺炎模型，可分离感染细菌，检查肺组织病理改变及感染机体免疫功能状态。

3. 药物敏感试验（纸片法）实验原理　将含有定量抗菌药物的纸片贴在已接种待检菌的琼脂平板上，纸片中所含的药物吸取琼脂中的水分溶解后会不断地向纸片周围区域扩散，形成递减的药物浓度梯度，在纸片周围抑菌浓度范围内待检菌的生长被抑制，从而产生透明的抑菌圈。抑菌圈的大小反映检测菌对测定药物的敏感程度，并与该药对待检菌的最低抑菌浓度（minimal inhibitory concentration，MIC）呈负相关。

4. 中性粒细胞噬菌实验原理　血液中的中性粒细胞即小吞噬细胞，通过趋化、调理、吞入和杀菌等几个步骤，能吞噬和消化衰老、死亡细胞及病原微生物等异物，是机体非特异性免疫的重要组成部分。

5. 淋巴细胞转化实验原理　T 淋巴细胞受到特异性抗原或非特异有丝分裂原如植物血凝素（phytohemagglutinin，PHA）、[美洲]商陆丝裂原（pokeweed mitogen，PWN）和伴刀豆蛋白 A（concanavalin A，Con A）等刺激可发生形态改变而转化为淋巴母细胞。细胞免疫低下或抑制时，转化率显著降低。T 淋巴细胞转化率的高低可反映机体细胞免疫功能水平，常作为评价细胞免疫功能指标之一。

6. 酶联免疫吸附实验原理　蛋白质与聚苯乙烯表面间的疏水性部分可相互吸附，并保持其免疫学活性，因此可将已知抗原或抗体物理性吸附在固相载体表面。将加入待检抗体或抗原，同时已知的抗原或抗体可通过共价键与酶连接形成酶结合物，而此种酶结合物仍能保持其免疫学和酶学活性；使抗原 - 抗体反应在固相表面进行，借助洗涤将固相上的抗原 - 抗体复合物与液相中游离成分分离；酶结合物与相应抗原或抗体结合后，可根据加入底物的颜色反应来判定是否有免疫复合物的存在，颜色深浅与标本中相应抗原或抗体的量成正比；因此，可以按底物显色的程度显示待测抗原或抗体存在与否及含量高低。常用的 ELISA 法有双抗体夹心法、间接法等，检测 IL-6（interleukin-6，白介素 -6）可以用双抗体夹心法。

（二）临床问题原理

大肠埃希菌简称大肠杆菌，自然界分布广泛，为条件病原菌，当机体免疫力下降或长期大量使用抗生素导致菌群失调等条件下可引发机会性感染，可产生多种炎症，甚至败血症。同时，其造成的肺炎可发展为急性肺损伤或急性呼吸窘迫综合征，是诱发全身性败血症的最大因素。近年来，多重耐药菌株的出现更加剧了这一现象，且通常预后较差，其在医院环境中迅速传播，病死率高，严重威胁人类健康；因此，免疫低下机体细菌感染及相关炎症因子检查有着重要的现实意义。

三、实验内容

（一）免疫功能低下小鼠肺炎模型制备

1. 环磷酰胺制备免疫功能低下小鼠模型。

2. 小鼠肺炎模型制备。

（二）小鼠一般状态检查

1. 小鼠体重及免疫器官重量检测。

2. 白细胞总数及分类检测。

（三）小鼠肺组织细菌感染量及病理改变检查

1. 细菌感染量检查。

2. 药物敏感试验。

3. 病理改变检查（HE染色、免疫组化）。

（四）小鼠机体免疫功能检查

1. 小鼠中性粒细胞噬菌试验。

2. 小鼠T淋巴细胞转化试验。

3. 炎性细胞因子IL-6的ELISA检测。

四、实验周期和课堂学时

（一）实验周期

实验总时长为7~11d。

1. 造模前小鼠适应性饲养3d。

2. 造模5d。第1d制备免疫低下模型，第3d制备免疫低下小鼠肺炎模型，2~3d后成模。

3. 小鼠一般状态、白细胞总数及分类检测1d。

4. 处死小鼠，收集标本，实验室检测1~2d。

（二）课堂学时

课堂总学时为17~20学时，见时间轴（图9-1）。

1. 实验方案设计3学时。其中布置实验任务1学时，指导设计实验方案、反馈修改意见2学时。

2. 动物实验11~14学时。造模及成模检测5学时，实验室检测分小组进行，每小组负责1~2检测指标，6~9学时。

3. 实验讨论和分析3学时。

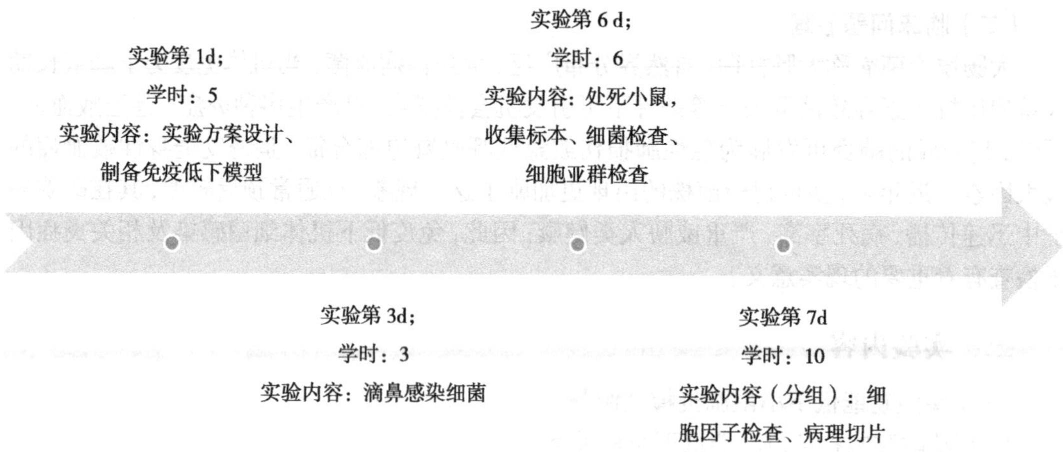

实验第1d；
学时：5
实验内容：实验方案设计、制备免疫低下模型

实验第3d；
学时：3
实验内容：滴鼻感染细菌

实验第6 d；
学时：6
实验内容：处死小鼠，收集标本、细菌检查、细胞亚群检查

实验第7d
学时：10
实验内容（分组）：细胞因子检查、病理切片

图9-1　主要实验所需的学时时间轴

五、实验用品

（一）实验动物与菌株

1. **Balb/c小鼠**　48只，(18±2)g，雌雄各半，随机分为环磷酰胺组、环磷酰胺+大肠埃希菌感染组及正常对照组，每组16只，动物实验方案需经实验动物伦理委员会审核并同意实施。

2. **菌种**　大肠埃希菌ATCC25922、表皮葡萄球菌26069购自中国菌种保存中心。

（二）实验器材

1. 流式细胞仪、电子天平、光学显微镜、图像分析系统、生物安全柜、麦氏比浊仪、石蜡切片机、CO_2培养箱、水平离心机、酶联检测仪、摇床、血细胞分析仪、高压蒸气灭菌器等。

2. 灭菌手术器械（剪刀、镊子），1ml注射器，接种环（针）、培养皿、试管，白瓷盘，试管架，吸水纸，5ml离心管，凹玻片、载玻片，刻度吸量管，1 000μl微量可调移液器，100μl微量可调移液器，50ml容量瓶，记号笔等。

（三）实验试剂

1. 3.5%水合氯醛。应用3.5g水合氯醛溶入100ml生理盐水中，配制成3.5%水合氯醛（新鲜配制）。

2. 瑞氏-吉姆萨液染液。称取瑞氏染料0.5g，姬氏染料1g，甘油30ml，甲醇500ml，将染料同一部分甘油碾磨后与500ml甲醇混合，过滤。贮褐色瓶中备用（配制时，要先将瑞特氏染料置研钵体内，边研边滴加甲醇，使染料溶解得更好）。

3. Hank's液。①NaCl8g、KCl（氯化钾）0.4g、MgSO4·7H2O（七水硫酸镁）0.1g、MgCl2·6H2O（六水氯化镁）0.1g溶于800ml重蒸馏水中；②CaCl2（无水氯化钙）0.14g溶于100ml重蒸馏水中；③葡萄糖1.0μg、Na2HPO4（磷酸氢二钠）0.154g、KH2PO4（磷酸二氢钾）0.06g、0.4%酚红液5ml溶于100ml重蒸馏水中。将上述3种溶液混合，8磅，114℃，30min灭活菌，或用玻璃滤器过滤。保存在5℃备用，使用前以5%Na2CO3（碳酸钠）调pH至7.2~7.6。

4. M-H琼脂培养基。根据商品无水M-H琼脂干粉要求制备，高压蒸汽灭菌后平衡温度至45~50℃时倾注平皿，使表面呈水平，琼脂厚度为4mm，pH应在7.2~7.4间，表面应保持湿润，但不能有水滴。

5. 环磷酰胺。

6. 无菌生理盐水。

7. RPMI-1640培养基。

8. LB培养基（Luria-Bertani培养基）。

9. 脑心浸液肉汤培养基。

10. 不含内毒素pH为7.2~7.4磷酸盐缓冲液（phosphate buffered saline，PBS）。

11. 肝素（浓度为25单位/ml）

12. 2%Triton X-100（聚乙二醇辛基苯基醚）。

13. IL-6 ELISA检测试剂盒。

14. 二甲苯。

15. 酒精。

16. HE试剂。苏木精-伊红染液等按产品说明书要求进行。

六、实验方法

（一）免疫功能抑制小鼠模型制备方法

1. 环磷酰胺（CP）制备细胞免疫功能抑制小鼠方法

（1）模型组：采用1次/d，连续3d，腹腔注射0.3~0.5ml、浓度为50mg/kg的CP方法复制模型。如小鼠精神沉郁、怕冷、扎堆、体重显著减轻、眼角采血检测白细胞减少，表示模型制作成功。

（2）正常对照组：采用其他条件相同，腹腔注射0.5ml无菌PBS的方法。

2. 小鼠肺炎模型制备方法

（1）取大肠埃希菌ATCC25922于3ml液体LB培养基中，37℃置摇床220r/min过夜培养；重复活化2次后用于后续实验。

（2）将上述菌液3 200r/min离心7min后，用无菌PBS重悬清洗，重复3次后，麦氏比浊法确定大肠埃希菌悬液为2.73麦氏单位，约为1×10^{9}CFU/ml备用（CFU：colony-forming units，菌落形成单位）。

（3）3.5%的水合氯醛，剂量0.1ml/10g，麻醉小鼠，将菌液50μl（约含5×10^{8}CFU），接种于小鼠鼻尖处，对照组为50μl无菌PBS滴鼻，小鼠本能吸入后将其直立1min，有利于细菌迁移到肺泡，实验周期约4~6d，以肺组织切片HE染色观察到肺组织结构炎症改变，表示模型制作成功。

3. 取血与取材方法

（1）外周血：眼球取血肝素抗凝（20μl抗凝剂+2滴血液），余下均不抗凝，抗凝血做吞噬实验，不抗凝血4 000r/min离心10min，取上清液，放入−80℃冰箱保存（后期检测IL-6）。

（2）脾脏：3.5% 水合氯醛，剂量 0.1ml/10g，麻醉小鼠后处死，浸泡于 75% 酒精 5min，侧卧固定于小鼠解剖台上。脾组织用于检测脾细胞指数，单核细胞、淋巴细胞计数试验。

（3）肺脏：小鼠处理同上。肺组织用于感染细菌鉴定和计数，观察组织病理结构改变。

（二）小鼠一般状态检查

1. 体重和白细胞总数测定 每 3d 及实验结束时，记录实验组、模型组及正常对照组小鼠体重，毛细采血管眼球取血 20μl，血细胞分析仪检测小鼠外周血中白细胞总数。

2. 免疫器官重量、免疫功能测定 实验结束时检测三组小鼠免疫器官重量，分析其影响，计算胸腺、脾脏指数及单核细胞、淋巴细胞数目。

（1）胸腺指数的测定：将已除去多余组织的胸腺放在精密天平上称量得到小鼠胸腺质量（mg），计算小鼠的胸腺指数。胸腺指数（mg/10g）=（胸腺质量 mg/ 小鼠体质量 g）× 10。

（2）脾脏指数的测定：方法同（1）。

（3）流式细胞仪检测免疫细胞：上述无菌处理小鼠取脾脏研磨制备单细胞悬液，离心（1 500r/min，10min）弃上清液，PBS 洗涤两次，制备单细胞悬液，流式细胞仪检测小鼠单核细胞、淋巴细胞数量。

（三）小鼠肺组织细菌感染量及病理改变检测

1. 小鼠肺组织细菌感染量检测的方法

（1）麻醉及固定：3.5% 水合氯醛，剂量 0.1ml/10g，麻醉小鼠后处死，浸泡于 75% 酒精 5min，仰卧固定于小鼠解剖台上。

（2）肺匀浆、平板接种：取左肺上叶 1/2 制备匀浆，涂布 LB 平板，放置 37℃培养箱孵育，经 18~24h 培养后取出。

（3）聚落观测：观察实验组、模型组及正常对照组平板表面生长的菌落情况，并进行菌落计数。

2. 药物敏感试验的方法

（1）细菌培养及菌液浓度调整：从肺组织细菌培养琼脂平板挑取形态相似的纯培养菌落接种肉汤培养基，并于 35℃培养至浊度达到或超过 0.5 麦氏单位，取出用盐水或肉汤调节菌液浓度至 0.5 麦氏单位，含菌量约（1~2）× 10^8CFU/ml。也可将菌落直接悬浮于无菌盐水或肉汤内，调至 0.5 麦氏单位，这称为直接菌悬液法。

（2）划板：用无菌棉拭子浸入调好的菌悬液中，将多余的菌悬液在管壁挤出，在 M-H 琼脂平皿上划线，划满整个琼脂表面，旋转培养基平皿 60° 重复划线共三次，最后一次用拭子涂抹琼脂边缘，室温放置 3~5min。

（3）贴药敏纸片：用纸片分配器或无菌镊子取第三代头孢菌素如头孢噻肟、头孢哌酮、头孢他啶、阿米卡星、奈替米星、环丙沙星、左氧氟沙星、司氟沙星（司帕沙星）药敏纸片，贴于平板表面，并用镊尖轻压一下纸片，使其贴平。每张纸片的间距不小于 24mm，纸片的中心距平板的边缘不小于 15mm，90mm 直径的平板适宜贴 6 张药敏纸片。

（4）测定抑菌圈直径：将贴好纸片的平板置 35℃孵育 18~24h 后，用游标卡尺量取抑菌圈直径。

3. 小鼠肺组织病理改变检查 将上述小鼠左肺下叶 1/2 和右肺固定于多聚甲醛液中。肺组织切片 HE 染色（操作详见第三章医学实验常用技术），观察组织结构病理改变，如肺泡结构、局部炎性细胞浸润、红细胞渗出、支气管狭窄等，免疫组化法检查肺组织 IL-6 改变（按试剂盒说明操作）。

（四）小鼠机体细胞免疫功能检测

1. 小鼠中性粒细胞噬菌实验的方法

（1）将洁净凹玻片的凹孔内加入 20μl 肝素，再加入 20μl 抗凝血，轻轻搅动使其与肝素混匀。

（2）取表皮葡萄球菌液 20μl 加入上述的凹玻片内，充分混匀。将凹玻片置铺有纱布的有盖容器内（此容器先放 37℃温箱中预温），在 37℃温箱中作用 30min，其中每隔 10min 摇匀一次。

（3）取一小滴血置于洁净无油污的载玻片一端，以 45° 推成血膜（头、体、尾分明），自然干燥后，滴 2 滴瑞氏姬姆萨染 A 液于载玻片 1min，2~3 倍 PBS，3~10min 后水洗，干燥。

（4）油镜下观察每张玻片的头、体、尾三段。寻找中性粒细胞，观察细胞染液中有无吞噬的表皮葡萄球菌。血推片要求如图 9-2：头体尾分明、厚薄均匀、长度适中。

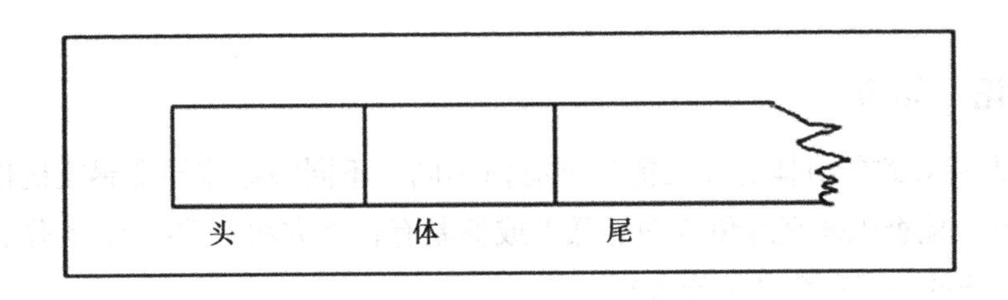

图 9-2 血推片要求图

（5）结果观察：细菌及细胞核呈深蓝色，细胞浆呈淡蓝色。

吞噬百分率 =（100 个中性粒细胞中吞噬细菌的中性粒细胞数 /100 个中性粒细胞）× 100%

吞噬指数 =（100 个中性粒细胞吞噬的细菌总数 /100 个中性粒细胞）× 100%

2. 淋巴细胞转化试验

（1）PHA 注射：实验结束前提前 3d 给小鼠注射 0.5mlPHA，6mg/kg，1 次 /d，连续 3d。

（2）推片：眼球取血，肝素抗凝（20μl 抗凝剂 +2 滴血液），往已准备好的载玻片滴一滴血，推成血膜（头、体、尾分明），并干燥。

（3）染色：用瑞氏姬姆染液染色，滴 2 滴瑞氏姬姆萨染 A 液于载玻片 1min，2~3 倍 PBS，3~10min 后水洗，干燥。

（4）淋巴细胞的转化率测定：油镜下观察每张玻片的头、体、尾三段。每段各一纵列（目的是减少推片中细胞分布不均的误差）。每张玻片记数 200~400 个细胞，计算转化率其中头部 50~100，体部 50~100，尾部 100~200 细胞。计算其中转化为母细胞的细胞数（包括过渡型、母细胞和分裂相淋巴细胞），依转比的百分率判定 T 淋巴细胞的功能。

$$淋巴细胞转化率 = \frac{转化的淋巴细胞}{转化的淋巴细胞+未转化的淋巴细胞}$$

3. **ELISA检测**　炎性细胞因子IL-6的检测，按照ELISA试剂盒说明书进行。

七、注意事项

1. **实验室条件**　大肠埃希菌、表皮葡萄球菌是条件致病菌，按照生物安全要求细菌实验最好在BAL-2或ABSL-2（animal biosafety level 2，生物安全2级动物）实验室进行。

2. **实验组长骨干培养**　在实验过程中注意遴选科研兴趣浓厚、作风踏实的同学担任实验组长，实验前培训实验组长、实验骨干，做好实验准备与分工。

3. **实验标本的分类检测**　小鼠血液标本分抗凝与不抗凝，抗凝血做吞噬实验，不抗凝血标本做炎性细胞因子检查；脾组织进行单核细胞、淋巴细胞检查；肺组织完成感染细菌菌落计数及病理形态学检查。

4. **重视实验防护**　与细菌、血液样品接触时应注意生物安全防护，避免感染；操作应轻柔，细胞悬液应充分混匀，避免损伤细胞活性及细胞丢失；体内及细胞实验注意无菌操作，避免污染。

八、讨论与思考

1. 不同方式导致的机体免疫功能低下有何不同？不同病原体导致感染机体免疫功能低下有何特点？检查机体细胞免疫功能低下或抑制有什么方法？选择IL-6作为炎症因子指标并进行检测的原因和意义是什么？

2. 阅读2~3篇有关免疫调节剂作用于免疫抑制机体的靶点研究进展，思考如何通过生物及微生物制剂、化学治疗药物、中药等免疫调节剂改变机体免疫抑制状态，以达到抗细菌感染的目的。

3. 医药市场上有一广告产品，据说有免疫增强作用，请设计一个方案从细胞免疫角度证实之。

4. 女，54岁，桥本甲状腺炎患者，持续尿频、尿痛3d，血尿4次就诊。无发热、腹痛及皮疹。离心尿标本做显微镜检查每个高倍视野见10~15个白细胞和大量革兰氏阴性杆菌。请你和你的学习团队查阅相关资料，思考下列问题：

（1）根据临床表现，该患者可能感染了何种细菌？此病原菌可能源于何处？此菌进入尿道的最有可能途径是怎样的？

（2）该患者为什么容易感染此细菌？如何预防？

（3）采用哪些微生物学检查有利于帮助诊断？哪种方法能进行快速诊断？

（4）如果你是该患者的住院医生，选择抗生素的原则怎样？哪些事项要向患者交代并引起患者的关注？

九、实验流程图

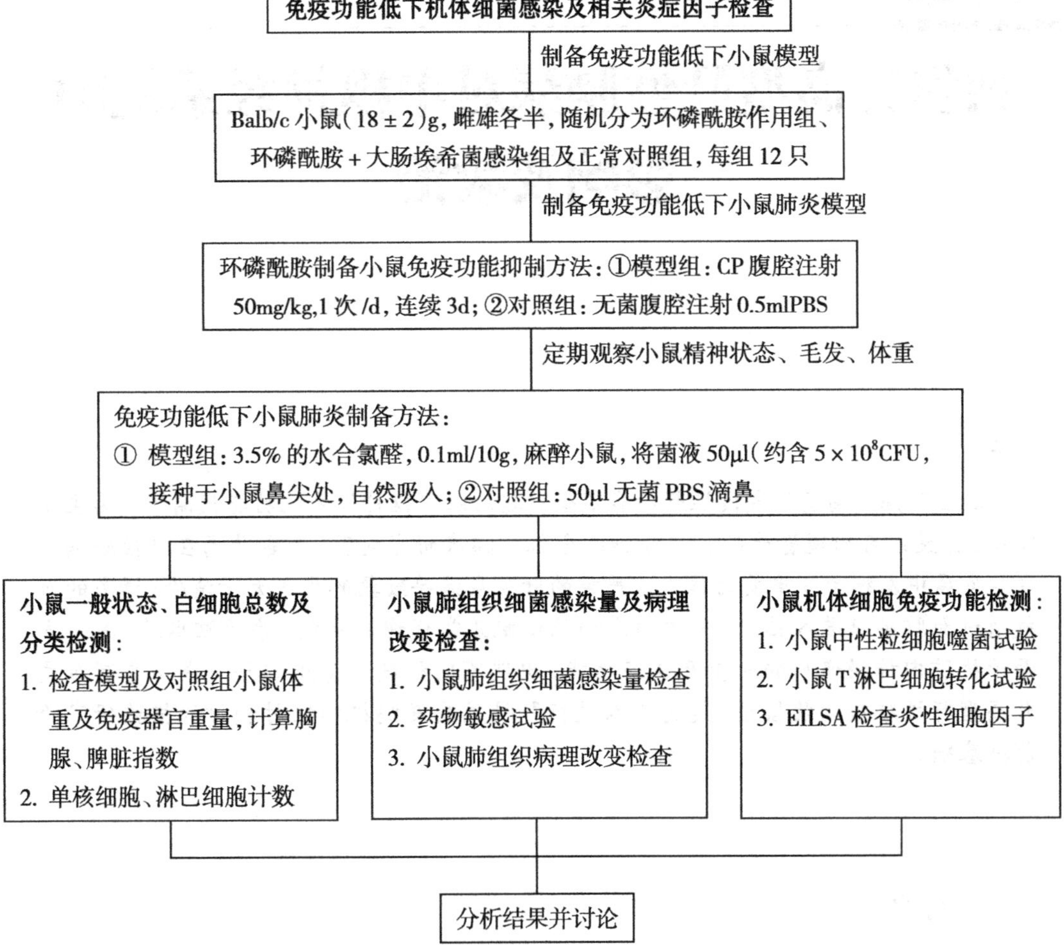

免疫功能低下机体细菌感染及相关炎症因子检查

↓ 制备免疫功能低下小鼠模型

Balb/c 小鼠(18 ± 2)g，雌雄各半，随机分为环磷酰胺作用组、环磷酰胺 + 大肠埃希菌感染组及正常对照组，每组 12 只

↓ 制备免疫功能低下小鼠肺炎模型

环磷酰胺制备小鼠免疫功能抑制方法：①模型组：CP 腹腔注射 50mg/kg，1 次 /d，连续 3d；②对照组：无菌腹腔注射 0.5mlPBS

↓ 定期观察小鼠精神状态、毛发、体重

免疫功能低下小鼠肺炎制备方法：
① 模型组：3.5% 的水合氯醛，0.1ml/10g，麻醉小鼠，将菌液 50μl（约含 5×10^8CFU，接种于小鼠鼻尖处，自然吸入；②对照组：50μl 无菌 PBS 滴鼻

小鼠一般状态、白细胞总数及分类检测：
1. 检查模型及对照组小鼠体重及免疫器官重量，计算胸腺、脾脏指数
2. 单核细胞、淋巴细胞计数

小鼠肺组织细菌感染量及病理改变检查：
1. 小鼠肺组织细菌感染量检查
2. 药物敏感试验
3. 小鼠肺组织病理改变检查

小鼠机体细胞免疫功能检测：
1. 小鼠中性粒细胞噬菌试验
2. 小鼠 T 淋巴细胞转化试验
3. EILSA 检查炎性细胞因子

↓

分析结果并讨论

（韩　莉，吴　宁，周永芹，刘朝奇）

第十章

血氨升高型肝性脑病对中枢神经系统的影响及救治

背景

肝性脑病是由急性或慢性肝功能不全引起的以中枢神经系统功能代谢障碍为主要特征，并最终可出现昏迷的神经精神综合征。临床研究发现，血氨升高在肝性脑病的发生发展中发挥十分重要的作用。严重的肝脏疾病导致氨的生成大于清除，增多的血氨通过血脑屏障进入脑内，一方面影响脑细胞正常代谢和功能，导致脑水肿，另一方面干扰脑内神经递质的含量及传递功能，出现不同程度的意识障碍。成功复制血氨升高型肝性脑病动物模型，是更深入进行肝性脑病发病机制探讨和防治措施研究的前提基础。

一、目的

（一）实验目的

通过复制急性血氨升高型肝性脑病动物模型，掌握血氨升高后出现中枢神经系统功能障碍的机制，通过观察降血氨药物的疗效，理解血氨升高型肝性脑病病理生理机制及其药物治疗原则。

（二）临床相关性目的

本实验通过结扎肝脏和肠道注射一定浓度的氯化铵溶液，模拟临床肝功能障碍创建急性肝损伤模型，使机体产氨大于清除，导致肝性脑病发生；经降血氨药物治疗，观察血氨升高与降低对中枢神经系统的影响，使学生将动物模型与临床疾病相联系，进而加深理解血氨升高型肝性脑病发病机制以及治疗原则。

（三）素质目的

通过本项目实验设计，培养学生理论知识与实践结合的能力；通过动物实验模型构建，培养学生观察问题、发现问题和解决问题的能力；通过实验结果分析，提高学生数据整理、归纳总结和问题反思能力；通过实验协作，鼓励大胆探索、创新精神和团队的合作协调能力培养。

二、原理

（一）实验原理

1. 制备血氨升高型肝性脑病模型的原理 正常情况下，体内氨的生成和清除保持动态平衡，氨的清除途径主要是在肝脏中经鸟氨酸循环合成尿素，经肾脏排出。本实验通过结扎迅速阻断肝左侧叶、左中央叶和右中叶血流，仅保留右侧叶、尾叶的血液供应（图 10-1），此时大部分肝细胞因缺血发生坏死，从而造成急性肝功能不全，鸟氨酸循环发生障碍，导致氨清除严重不足；另外，肠道内注入一定量的氯化铵，进一步降低肝脏氨清除能力，血氨水平迅速升高，氨经血脑屏障进入脑组织，通过干扰脑的能量代谢、脑内神经递质发生改变及抑制神经细胞膜等作用，引起脑的功能障碍，从而患者出现相应的精神神经症状和体征。

2. 降低血氨水平的原理 ①谷氨酸通过与血中过多的氨结合形成无害的谷氨酰胺，由尿排出，降低血氨浓度。②通过调节肠道内的 pH，减少肠道对氨的吸收，NH_3 可以和 H^+ 结合成不易吸收的 NH_4，随粪便排出。乳果糖在肠道内被细菌分解为乳酸和醋酸，降低肠道 pH，减少氨的吸收。

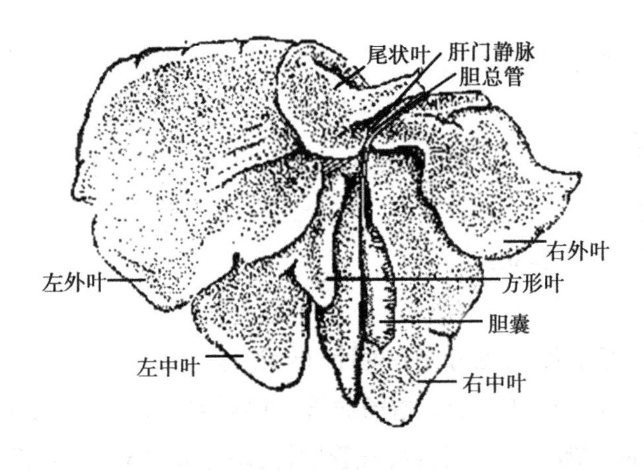

图 10-1 肝脏分叶模式图

（二）临床问题原理

临床上肝性脑病往往继发于肝硬化和门体分流术后的患者，肝性脑病发病机制复杂，涉及多种学说，其中氨中毒学说是最重要的机制之一。根据氨中毒学说，严重肝病患者在摄入高蛋白饮食或者较多含氮物质后，因其肝脏清除氨的能力不足而致使血氨升高，氨进入中枢后诱发一系列相应的精神神经综合征，出现肝性脑病。临床上降血氨治疗具有较好疗效。因此，在临床上其治疗原则是：保护肝细胞，降低血氨水平，促进氨的排泄，改善中枢神经系统症状。

三、实验内容

1. 阻断肝脏血流制备急性肝功能损伤动物模型。
2. 肠道插管及注射药物。
3. 血氨检测。
4. 血尿素氮检测。
5. 血氨升高型肝性脑病家兔降血氨的救治。

四、实验周期和课堂学时

（一）实验周期

实验总时长为1d。

（二）课堂学时

课堂总学时为9~12学时。

1. 实验设计3学时。布置实验任务、指导设计实验方案1学时，反馈修改意见2学时。
2. 动物实验4~6学时。模型制备及取血2学时，救治1~2学时，实验室检测1~2学时。
3. 实验讨论和分析2~3学时。

五、实验用品

（一）实验动物

家兔，雌雄不限，体重2~3kg。

（二）实验器材

1. 37℃水浴锅、离心机、可见分光光度计，微量瓶。
2. 哺乳动物手术器械一套、十二指肠插管、注射器（5ml、10ml、20ml）、烧杯（100ml、500ml）、缝合线、线绳、布带、纱布、兔台、气管插管、动脉夹、15ml离心管、枪头、移液器，

（三）实验试剂

1. 3%戊巴比妥钠溶液。称取3g戊巴比妥钠粉末（$C_{11}H_{17}O_3N_2Na$），用量筒量加取100ml浓度0.9%生理盐水。
2. 20%乌拉坦（氨基甲酸乙酯）溶液。称取20g乌拉坦，用蒸馏水溶解，再用蒸馏水定容至100ml。
3. 2%氯化铵溶液。称取2g氯化铵，用蒸馏水溶解，并定容至100ml。
4. 复方氯化铵溶液（含2.5%NH_4Cl和1.5%$NaHCO_3$）。称取25gNH_4Cl（氯化铵），

15g$NaHCO_3$，用5%葡萄糖（GS）溶解，稀释至1 000ml。

5. 2.5%复方谷氨酸钠溶液。主要由无菌液体、葡萄糖液和谷氨酸钠组成。

6. 血氨及尿素氮测定生化试剂盒。

六、实验方法

（一）家兔取血方法

1. 颈总动脉采血 建议首选。分离并游离出3cm左右一段颈总动脉后，将颈总动脉远心端用结扎线结扎，其近心端用动脉夹夹闭，用5ml注射器在靠近结扎远心端处进针，进针时以左手拇指及中指拉住远心端结扎线头，右手持针，注意保持和颈总动脉平行，进针确保针头在血管中间后，打开动脉夹，缓慢抽血。

2. 心脏采血 建议颈总动脉采血失败后或与其并用。家兔仰卧固定后，于第三肋间隙距胸骨左缘约3mm处，用示指触及心搏最明显点，将注射针头垂直刺入心脏，边进针边注意有无回血，如抽血困难，可适当变换一下进针位置抽血。

3. 耳缘静脉取血 家兔全麻后，经耳缘静脉取血。

（二）制备家兔肝性脑病模型

1. 血流阻断制备急性肝功能损伤动物模型

（1）备皮切口：经耳缘静脉麻醉后，用普通剪刀在腹部正中剪毛，沿腹部中线做上腹部纵向切口，切开腹膜，切口上缘距胸骨剑突约1cm，切口长度约6~8cm。

（2）游离肝脏：四指并拢用指腹按压肝脏膈面，剪断肝脏与横膈肌之间的镰状韧带，以增加肝脏的游离度。将肝脏向上外翻，分离和剪断肝胃韧带，观察正常肝脏的颜色，探查动物肝脏的叶数。

（3）肝脏结扎：用棉绳从肝蒂部将肝左外侧叶、左中叶、方形叶和右中叶结扎，保留右外叶和尾状叶，如果家兔一般状态好，也可以仅保留尾状叶，其余肝叶结扎。以阻断大部分肝血流，造成家兔急性肝功能不全。

2. 肠道插管注射氯化铵

（1）十二指肠插管：首先找到胃，沿胃小弯、幽门向下找到十二指肠，在其下方穿两根丝线，用眼科剪在远端血管少的肠壁上做一小切口，将插管顺着十二指肠远端方向插入肠腔约5cm，用丝线结扎固定，防止插管脱落，将肠道回纳腹腔。插管的一端留于腹壁外，用皮钳对合夹住腹壁切口，关闭腹腔（可用湿纱布覆盖），观察和记录动物四肢肌张力和对刺激（敲打兔台或用针刺）的反应。

（2）氯化铵注射：经十二指肠插管，向各组动物体内注入氯化铵，剂量为5~6ml/（kg·次），每次间隔5min；直到出现如呼吸加速，反应性增高，直至痉挛、抽搐发作，停止注射。期间需要仔细观察家兔呼吸、肌张力变化，同时做好再次抽血准备。造模成功后，迅速再次采血5ml，具体处理方法同上。记录所用复方氯化铵溶液总量及出现肝性脑病发作的时间。

3. 肝性脑病的模型评价　家兔出现抽搐，扑翼样震颤等体征；血氨水平明显升高。脑电仪可描记出现症状时（氨中毒后）的脑电图变化。

（三）血氨升高型肝性脑病家兔的救治方法

1. 经耳缘静脉（或颈外静脉）缓慢推注复方谷氨酸钠溶液 3ml/kg 进行救治。

2. 经肠道注射乳果糖，剂量参考范围为（0.35~0.60）ml/kg。

（四）实验室指标检测

1. 血氨检测方法　分为定量检测和定性检测两种方式。

（1）血氨定量检测：取血 5ml 置于离心管中，静置 10min 后离心（2 500r/min，10min），取血清，按照试剂盒说明书操作。

（2）血氨定性测定：吸取 1.5ml 饱和 K_2CO_3 溶液注入微量扩散瓶内，然后将 2ml 血液缓慢注入微量扩散瓶中，立即用该瓶塞上的玻璃棒蘸 0.5mol/L 的 H_2SO_4 一滴（不宜过多，以免下滴），迅速盖上瓶塞，注意玻璃棒不能与瓶内液体及瓶体接触。轻轻混匀瓶内液体 20min。扩散完毕，取出玻璃棒与玻片上的钠氏试剂混合，观察是否有棕黄色沉淀出现，并根据形成沉淀的量初步判定血氨的量（半定量）。

2. 尿素氮检测方法　3ml 血置于离心管中，静置 10min 后离心（2 500r/min，10min），取血清，按照试剂盒说明书操作。

七、注意事项

1. 颈总动脉抽血保持针头与血管平行，以防刺破动脉管壁，引起大出血。如刺破动脉壁，应立即用动脉夹夹闭颈总动脉，再向心脏端分离一段颈总动脉，重新穿刺抽血。

2. 心脏取血时注射器要干燥，以防止溶血。动作要迅速，以缩短在心脏内的留针时间和防止血液凝固。针头在胸腔内不要左右摆动，以防止伤及组织。

3. 游离肝脏时，动作要轻柔，以免肝叶破裂出血；分离肝周边韧带时，不要损伤膈肌，造成气胸；结扎线应扎于肝叶根部，避免勒破肝叶造成出血。

4. 十二指肠插管需固定好，防止滑脱。如若滑脱还需重新插管固定。

5. 家兔出现痉挛时，容易很快死亡，为确保实验成功，要提前做好第二次采血准备，可尝试颈总动脉、心脏、耳部中动脉、直至开胸采血。采血同时应立即救治，亦可采用预处理给药方法观察救治效果。

6. 试剂尽量现配现用，尤其是氯化铵，否则会影响实验效果。

八、讨论与思考

1. 注入氯化铵后，动物的呼吸频率及脑电图均出现了变化，如何解释这些变化？

2. 给动物体内注入氯化铵后，动物出现痉挛的机制是什么？

3. 阐明目前救治方法的原理，并列举其他可能的救治方法。

4. 通过本项目实施，你认为哪些环节是影响实验成功的关键，并阐述理由。

5. 本项目你觉得哪些环节可以优化，提出你的建议。

九、实验流程图

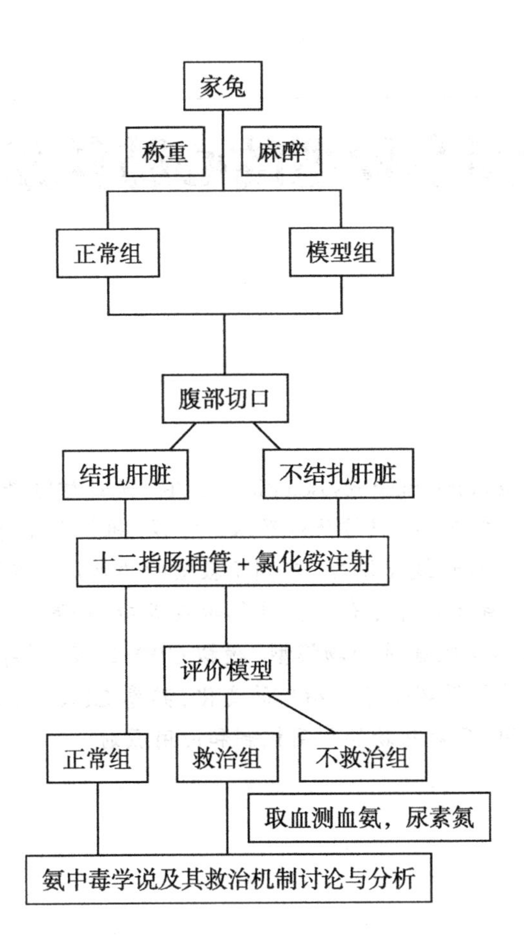

（郭茂娟，徐　静，高爱社）

第十一章

基于窒息模型的心肺复苏实践

背景

心肺复苏术(cardiopulmonary resuscitation, CPR)是针对骤停的心跳和呼吸采取的急救技术,其目的是通过胸外心脏按压以及人工呼吸,维持人体有效的血液循环,保障人体重要脏器的血液供应和氧气供应,起到抢救治疗的作用。在临床上对于心搏骤停的患者4min以内进行有效CPR,有50%能够抢救成功,如果超过10min,那么抢救成功率不到5%。因此,本实验通过动物模型,模拟CPR过程,引导学生分析CPR过程中血压、心率、呼吸、外周循环等各项指标的变化,熟悉CPR的基本操作要领,促进学生理解心肺复苏的作用,急救药物的作用机制和使用原则。

一、目的

(一)实验目的

通过夹闭气管观察窒息所致的动物呼吸、循环衰竭并进行CPR。熟悉家兔实验的基本手术操作,正确熟练使用各种手术器械。掌握动物血压的测量方法。

(二)临床相关性目的

掌握CPR的基本原理和正确操作流程,危急情况下能够就地实施有效CPR,挽救生命。

(三)素质目的

通过实验帮助学生将学过的生理学、病理生理学和药理学相关知识融会贯通。让学生感受抢救生命时争分夺秒的紧迫感、训练临危不乱的心态、培养学生标准规范的CPR操作,并把课程思政贯穿始终,提高岗位胜任力的同时,帮助学生理解医者仁心的内涵。

二、原理

(一)实验原理

1. 呼吸调控因素 呼吸运动是一种节律性的活动,其深度和频率随体内、外环境条件的改变而改变。呼吸中枢分布在大脑皮层、间脑、脑桥、延髓和脊髓等部位。脑的各级部位在呼吸节律产生和调节中所起作用不同。正常呼吸运动是在各级呼吸中枢的相互配合下进行的。呼吸停止的主要原理是脑干损伤和呼吸中枢局部血流供应不足。中毒、感染等因素可直接抑制呼吸中枢，此外，由于各种原因使呼吸肌麻痹（例如脊髓前角灰白质炎等）、气道梗阻、或肺膨胀严重障碍时（如胸部挤压伤），也可发生呼吸停止。呼吸停止后的主要危险是低氧血症，当动脉血氧分压低于5.433kPa（40mmHg）时，可出现明显的发绀；当低于2.67kPa（20mmHg）时，脑供氧停止，可立即导致脑死亡。

2. 心搏骤停的危害 心搏骤停（cardiac arrest，CA）是指各种原因引起的、在未能预计的情况下心脏突然停止搏动，从而导致有效心泵血功能和有效循环突然中止，引起全身组织细胞严重缺血、缺氧和代谢障碍，如得不到及时地抢救复苏，4~6min后会造成患者大脑和其他重要器官组织的不可逆损害。心搏骤停不同于任何慢性病终末期的心脏停搏，若及时采取正确有效的复苏措施，患者有可能被挽回生命并得到康复。

3. CPR的应用场景 药物过量、颅内压增高、感染、中毒、窒息、溺水、电击等情况下引起的呼吸、心跳停止可在短时间内直接导致死亡。因此，一旦出现心跳呼吸停止的危急状况，心肺复苏术必须在现场安全环境立即进行。本实验通过夹闭气管模拟家兔窒息情况下的呼吸心搏骤停，在几分钟内通过恰当配合的人工呼吸和胸外按压使家兔呼吸和循环系统恢复正常，从而使学生理解CPR基本操作步骤和及时实施CPR的重要性。

（二）临床问题原理

呼吸心跳骤然停止时所采取的一切急救措施，称为复苏术。通过在口对口呼吸的同时进行胸外按压，以维持恢复心搏停止患者的氧气供应。伤者或患者心跳呼吸停止后，会因为肌肉松弛而阻塞咽部，可采取头后仰，抬举下巴或下颌，从而使舌根向上提起，呼吸道通畅。现场CPR的顺序为在开放气道前提下，人工呼吸吹入新鲜空气，再进行胸外按压，将带有氧气的血液运送到全身各部，为进一步抢救直至挽回心搏骤停者的生命而赢得最宝贵的时间。鉴于复苏的最终目的是恢复患者神志和工作能力，不少学者主张把心肺复苏改为心肺脑复苏。CPR的基本步骤分三期九步：第一期：基本生命支持现场抢救；第二期：高级生命支持，在上一步复苏的基础上用电、药进行复苏，尽量使其恢复自主心律；第三期：后期复苏处理，又称高级生命支持，主要为并发症的处理，重点是脑复苏。

三、实验内容

1. 制作家兔窒息模型。
2. 家兔CPR操作。
3. 家兔心内注射。
4. 模拟模型CPR训练。

四、实验周期和课堂学时

（一）实验周期

实验总时长为3d。

1. 复制窒息模型并完成CPR 1d。
2. 模拟模型 模拟模型CPR训练1d。
3. CPR操作考核1d。

（二）课堂学时

课堂实验需8个学时。

1. 实验操作4学时。动物基本手术操作1学时；复制窒息模型并行CPR1学时；恢复后行第二次CPR1学时；心内注射练习以及结果总结汇报1学时。

2. 模拟模型。模拟模型CPR训练4学时。

五、实验用品

（一）实验动物

健康家兔，体重2.5kg左右。

（二）实验器材

1. 生物信号采集与处理系统。

2. 家兔手术器械、手术台、动脉插管、气管插管、听诊器、注射器（2ml、5ml、10ml）、简易人工呼吸气囊。

3. 标准心肺复苏模拟模型。

（三）实验试剂

1. 20%乌拉坦溶液。称取乌拉坦20g，加蒸馏水溶解至100ml。

2. 0.3%肝素生理盐水溶液。称取肝素0.3g，加蒸馏水溶解至100ml。

3. 1%肾上腺素注射液。

六、实验方法

（一）手术及信号采集

1. 取家兔称重后，经耳缘静脉注射20%乌拉坦溶液（5ml/kg）。麻醉后，将其仰卧固定于兔手术台，颈部剪毛。

2. 分离气管并连接气管插管　游离气管后完成气管插管术并连接呼吸换能器（手术操作详见第二章“医学实验动物基本知识”）。

3. 分离左侧颈总动脉并记录血压　寻找颈总动脉鞘，分离颈总动脉后行动脉插管术（手术操作详见第二章“医学实验动物基本知识”）。打开计算机，进入生物信号处理系统，开始描记血压曲线。

（二）复制窒息模型及复苏

1. 用止血钳夹闭套在Y型气管插管上端两侧的橡皮管，造成窒息约3~5min。观察记录血压先升高后缓慢下降，呼吸逐渐增快，幅度增大，后变慢、弱，直至胸式呼吸、腹式呼吸都停止2~3min，收缩压降至60mmHg，立即松开一侧止血钳，连接简易人工呼吸气囊，做人工呼吸（约60次/min），待呼吸、血压和心率等恢复正常，记录上述指标。

2. 动物恢复正常10min后进行第二次夹闭，窒息约5min时血压开始升高随后下降，在血压接近0mmHg时，立刻进行心肺复苏。松开一侧止血钳，用简易人工气囊进行人工呼吸（约60次/min），并用示指和中指于胸骨体中点附近做胸外心脏按压（由于实际按压频率很难达到家兔的正常心率，因此尽量快速按压胸骨体即可，按压有效的标准是记录端出现血压波形）。如果血压未能升高，立刻快速心内注射（胸骨柄和剑突连线中点，靠近胸骨体左侧垂直进针）1%肾上腺素0.5ml，血压迅速升高，甚至高于正常水平，继续进行人工呼吸，直到自主呼吸恢复，记录各项指标。

（三）模拟模型操作训练

传统的徒手CPR通常采用人工胸外按压和口对口人工呼吸方法，不受装备和条件限制，可实施性强，是当今CPR的首选。参照美国心脏协会《2020年心肺复苏及心血管急救指南》和中国研究型医院学会心肺复苏学专业委员会《2016中国心肺复苏专家共识》，单人徒手CRP的具体方法为：

1. 判断意识　先在患者耳边大声呼叫“喂！您怎么啦?”，再轻轻拍或摇动患者的肩部，如患者对呼叫和轻拍无反应，可判断患者无意识。

2. 判断呼吸和脉搏　可以通过直接观察患者胸廓起伏或通过鼻、口部气流来判断呼吸情况；呼吸判断采用“一看、二听、三感觉”的方法。所谓看，就是看患者胸部有无起伏；听，就是耳朵贴在患者口鼻处听有无喘息；感觉，就将脸靠近患者面部感觉有无微弱的鼻息。同时心中默数：1 001、1 002、1 003、1 004、1 005，如果5s以内没有呼吸，就可以判断为呼吸停止。检查颈动脉搏动时，患者头后仰，找到甲状软骨，旁开外侧0.5~1.0cm处，气管与胸锁乳突肌间沟内即可触及颈动脉。判断呼吸、脉搏的时间限定在5~10s，新指南要求对呼吸和大动脉搏动的检查同时进行（若非医务人员，可仅判断呼吸）。

3. 请求救援　当判断患者无意识时，应立刻高声呼救，并请他人帮忙拨打急救电话，请求专业人员救援。

4. 摆放体位　对于意识不清者，患者取仰卧位于坚硬的平面上（如水泥地面等），如患者在床上，应该在背部垫一硬板，施救者位于其旁侧，以方便施救。

5. 胸外按压　胸外心脏按压是重建循环的重要方法，正确的操作可使心排血量达到正常时的1/4~1/3、脑血流量可达到正常时的30%，这就可以保证机体最低限度的需要。如果施救者未经过CPR培训，可进行单纯胸外按压CPR，经过培训的施救者应该进行人工呼吸，并按照按压：人工呼吸为30∶2进行。

徒手胸外心脏按压的操作方法：

（1）操作时根据患者身体位置高度，站立或跪在患者身体的任何一侧均可。必要时，应将脚下垫高，以保证按压时两臂伸直、下压力量垂直。

（2）按压部位：胸骨中下1/3交界处的正中线上或剑突上2.5~5cm处。常用以下两种定位方法：①食、中指并拢，中指指尖沿患者靠近自己一侧的肋弓下缘，向上滑动至两侧肋弓交汇处定位，即胸骨体与剑突连接处；另一手掌根部放在胸骨中线上，并触到定位的示指；然后再将定位手的掌根部放在另一手的手背上，使两手掌根重叠；手掌与手指离开胸壁，手指交叉相扣。②一手掌根部中点与两乳头连线中点重叠，中指长轴与两乳头连线平行一致；另一手掌根部重叠其上，双手手指交叉相扣。

（3）按压姿势：两肩正对患者胸骨上方，两臂伸直，肘关节不得弯曲，肩、肘、腕关节成一垂直轴面；以髋关节为轴，利用上半身的体重及肩、臂部的力量垂直向下按压胸骨。

（4）按压深度和频率：一般要求按压深度达到5~6cm（婴幼儿下陷1~2cm），可根据患者体型大小灵活掌握，按压时可触到颈动脉搏动即可。按压频率为100~120次/min。

（5）胸外心脏按压与口对口吹气的比例为30∶2，即每做30次胸外心脏按压后，立即做2次口对口吹气。

（6）按压注意事项：①确保正确的按压部位，既是保证按压效果的重要条件，又可避免和减少肋骨骨折的发生以及心、肺、肝脏等重要脏器的损伤。②双手重叠，应与胸骨垂直；如果双手不重叠放置，则按压力量不能集中在胸骨上，容易造成肋骨骨折。③按压应稳定地、有规律地进行；不要忽快忽慢、忽轻忽重，不要间断，以免影响心排血量。④不要冲击式地猛压猛放，以免造成胸骨、肋骨骨折或重要脏器的损伤。⑤放松时要完全，使胸部充分回弹扩张，否则会使回心血量减少；但手掌根部不要离开胸壁，以保证按压位置的准确。⑥下压与放松的时间要相等，以便心脏能够充分排血和充分充盈。⑦下压用力要垂直向下，身体不要前后晃动。正确的身体姿势既是保证按压效果的条件之一，又可节省体力。

6. 开放气道　用最快的时间，先将患者衣领等解开，用手帕或毛巾等清除患者口鼻内的异物，同时快速开放气道。新的指南建议以下两种方法：

（1）仰头提颏法：亦称“压额举颏法”，如无颈椎损伤，可首选此法。一只手放在患者前额，用手掌把额头用力向后推，使头部向后仰，另一只手的手指放在下颏骨处，向上抬颏，使牙关紧闭，下颏向上抬动。

（2）托领法：把手放置患者头部两侧，肘部支撑在患者躺的平面上，托紧下颌角，用力向上托下颌，如患者紧闭双唇，可用拇指把口唇分开。如果需要行口对口人工呼吸，则将下颌持续上托，用面颊贴紧患者的鼻孔。此法效果肯定，但费力，有一定技术难度。对于怀疑有头、颈部创伤患者，此法更安全，不会因颈部活动而加重损伤。

7. 人工呼吸　口对口吹气是一种快捷、有效的人工通气方法，呼出气体中的氧气足以满足患者的需要。对大多数未建立人工气道的成人，推荐约 500~600ml 潮气量，每次吹气持续 1s 以上，确保通气时可见胸廓起伏。如口腔严重损伤，不能口对口吹气时，可口对鼻吹气。确定患者无呼吸后，急救者立即深吸气后用自己的嘴严密包绕患者的嘴，同时用食、中指紧捏患者双侧鼻翼，缓慢向患者肺内吹气两次。吹气时如无胸部起伏或感觉阻力增加，应考虑到气道未开放或气道内存在异物阻塞。专业人员也可选择其他通气方式，如球囊 - 面罩、气管插管等。

最初做口对口吹气与胸外心脏按压 4~5 个循环后，检查一次生命体征；以后每隔 4~5min 检查一次生命体征，每次检查时间不得超过 10s。直到患者自主循环恢复，复苏成功，同时启动高级生命支持。如果经过 30min 规范复苏仍然不能成功建立自主循环，则可放弃抢救。

七、注意事项

1. 实验开始前记录血压、心率和呼吸的正常值，作为基础状态心肺参数。

2. 每项实验后，应等待 10min，在血压和呼吸基本恢复并稳定后再进行下一项实验。

3. 心内注射肾上腺素，需要确保针头进入心腔。

4. 血压开始上升后可尝试停止胸外按压，但不能停止人工呼吸。

5. 血压波形显著恢复后可尝试停止人工呼吸，因为人工呼吸本身就会影响心脏活动，因此停止后血压继续升高且波形更为整齐提示呼吸循环已经恢复。如果停止后血压波形凌乱或开始降低则提示自主呼吸尚未恢复还需继续人工呼吸。

八、讨论与思考

1. 心肺复苏过程中导致肋骨骨折是否需要承担相关责任？心肺复苏操作者是否需要

相关资质？

2. 心肺复苏有效指征有哪些？

3. 为什么有的小组心内注射肾上腺素后，血压迅速升高后又快速下降，最终心肺复苏失败？

4. 哪些中草药也具有调节呼吸和循环的作用？可能机制是什么？有无可能发展为心肺复苏的急救药品？

九、实验流程图

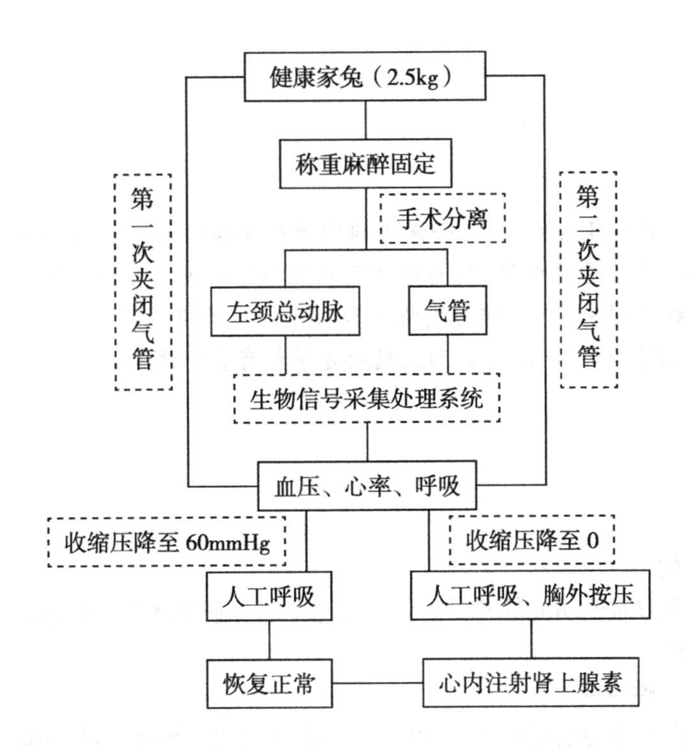

（刘进军，雷俊霞，叶桃春）

第十二章

人体肺通气功能检测

背景

临床上常见的呼吸系统疾病，如慢性阻塞性肺疾病（chronic obstructive pulmonary disease，COPD）、支气管哮喘等，均与肺通气功能障碍有关。肺通气功能测定可以对肺通气功能做出初步判断、判断肺功能状况和通气功能障碍类型，对研究疾病的发病机制、明确诊断、指导治疗、判断疗效和疾病康复等都有重要意义。

一、目的

（一）实验目的

掌握测定人体肺通气功能的几种方法及原理；结合临床案例，理解肺通气功能的评估方法及其应用价值。

（二）临床相关性目的

呼吸系统疾病常常会引起肺通气功能的损害，对于患者的肺通气功能的检测评估，可以有助于分析明确是否存在肺通气功能障碍及其障碍程度，也能鉴别肺通气功能降低的类型，同时还可用于治疗前后效果的评估。本实验以贴近临床的形式进行基础实验学习，更好地引领学生的临床思维及辨证能力培养和训练。

（三）素质目的

通过人体实验，引导学生运用生理学、病理生理学等基础医学知识和临床实际相结合，培养临床疾病辨症思维方法；在人体实验过程中，培养医学人文精神，学习医患沟通等基本技巧。

二、原理

（一）实验原理

1. 肺活量检测 肺活量是指尽最大努力吸气后，再做最大用力呼气所能呼出的气体总量，其大小受性别、年龄、身高、体重、胸廓大小（可用胸围来代表）、以及体育锻炼等因素影响。有研究显示，我国正常成年男子的肺活量为 3 500~4 000ml，女子为 2 500~3 500ml。肺活量的检测方法简单、重复性好、易操作，是肺功能测定评估的常用指标，它可反映肺一次通气的最大能力。

2. 时间肺活量检测　时间肺活量是指尽最大努力吸气后，再尽快用力呼出，记录在一定时间内的气体呼出量。通常以第1、2、3秒末呼出的气体量占肺活量的百分比来表示。正常成年人 FEV_1/FVC 为83%、FEV_2/FVC 为96%、FEV_3/FVC 为99%。

3. 最大通气量检测　最大通气量是指单位时间内肺脏的最大通气能力。一般测量受试者15s内做最快频率、最深幅度呼吸的气体总量，然后再乘以4即为该受试者每分钟的最大通气量。它是反映受试者肺通气储备能力的常用指标之一。我国健康成年男子为100~110L/min，成年女子为80L/min。

（二）临床问题原理

肺活量，在临床及身体素质检测时常用的肺通气功能测定指标，反映肺一次通气的最大能力，但它在测定时不限制呼气的时间，因此不适用于阻塞性肺疾病或肺纤维化等限制性肺疾病等的肺通气功能评估。

用力肺活量则可以很好地反映患者肺通气功能的异常改变。在哮喘等阻塞性肺疾病时，FEV_1/FVC 变小，要呼出相当于 FVC 的气体量往往需要较长的时间；而在肺纤维化等限制性肺疾病患者，由于 FEV_1 和 FVC 均下降，则 FEV_1/FVC 仍可表现为正常。因此，时间肺活量，尤其是 FEV_1/FVC 是用来鉴别阻塞性肺疾病和限制性肺疾病最常用的指标。

劳动或运动时，肺通气量相应增大。在尽力作深、快呼吸时，每分钟所能吸入或呼出的最大气体量，即最大通气量，也称为最大随意通气量。可以用来评估机体能进行最大运动量的生理指标之一，也可以了解受试者或患者的通气功能的储备能力，通常用通气储量百分比表示，即

通气含量百分比 =（最大通气量 – 每分平静通气量）/ 最大通气量 ×100%

其正常值等于或大于93%。肺或胸廓顺应性降低、呼吸肌收缩力量减弱、气道阻力增大等疾病时，最大随意通气量减小。

三、实验内容

1. 肺活量检测。
2. 用力肺活量检测。
3. 最大通气量检测。
4. 气道阻力增大实验（模拟慢性阻塞性肺病，支气管哮喘的疾病模型）。
5. 限制性肺疾病模型（限制胸廓活动幅度）实验。

四、实验周期和课堂学时

（一）实验周期

实验总时长为1d。

（二）课堂学时

课堂学时为4学时。

五、实验用品

（一）实验对象

健康受试志愿者（参与实验的任意学生）

（二）实验器材

1. 人体生理学实验系统。

2. 一次性吹气嘴、鼻夹、棉球、15~20cm宽束腹带或束胸带（宽布带也可）、止血钳或夹子。

（三）实验试剂

75%医用消毒酒精。

六、实验方法

1. **分组** 将实验受试者（志愿者）分成两组：①男性组；②女性组。

2. **仪器设备使用方法** 所有实验项目均可使用人体生理学实验系统来完成。将一次性吹气嘴与实验系统的通气管相连，并与呼吸转换器连接，插到人体生理学实验系统的信号采集通道插口中，连接电脑，打开信号数据采集处理软件，选择呼吸系统实验，先做简单的测试，即嘱受试者进行简单的吸气、吸气运动，记录曲线并进行调试，待曲线显示稳定良好后即可进行实验。

3. **肺活量测量** 受试者直立或正坐位，在数次平静呼吸后，尽力做最大程度的深吸气，随即做最大程度的深呼气，通过仪器所记录的所呼出的气体量即为肺活量。

4. **用力肺活量测量** 受试者直立或正坐位，紧咬一次性吹气嘴，同时用鼻夹将鼻孔夹紧，防止口角和鼻孔漏气；在进行数次平静呼吸之后，令受试者做最大限度的吸气，吸气末屏气1s，然后用最快速度用力呼气，直至不能再呼为止，通过生物信号采集软件记录曲线，并测量出第1s、2s、3s末呼出的气体量，计算出它们各占肺活量的百分比。结果评价标准：正常成年人FEV_1/FVC为83%、FEV_2/FVC为96%、FEV_3/FVC为99%。用力肺活量是测定呼吸道有无阻力的重要指标。阻塞性肺通气障碍患者，如慢性阻塞性肺病（COPD）、支气管哮喘急性发作的患者，因为气道阻塞、呼气延长，所以用力肺活量会降低。

5. **最大通气量的测定及通气储量计算** 受试者取直立或正坐位，平静呼吸，记录潮气量，再持续平静呼吸3min，计算平均每分钟平静通气量：潮气量 × 呼吸频率/min。

受试者仍采取直立或正坐位，平静呼吸数次后，令受试者在15s内尽力作频率最快，幅度最深的呼吸。记录呼吸曲线并计算15s内呼出或吸入的气体总量，然后乘以4，即为每分钟最大通气量（每分最大随意通气量）。

通过平静呼吸时的潮气量与最大通气量计算通气功能的储备能力：

通气储量百分比 =（最大通气量 − 每分平静通气量）/ 最大通气量 %

6. **气道阻力增大实验**（模拟慢性阻塞性肺病，支气管哮喘等） 实验方法与用力肺活量检测的方法基本相同。在测定完成正常的受试者的用力肺活量后，将测试用的通气管用棉球阻塞通气管，或止血钳或夹子夹闭通气，使得通气管管径减小为原来的1/2，模拟气道狭窄，再进行上述同样的测试，记录并测量用力肺活量并与正常的用力肺活量比较分析；然后将阻塞的通气管恢复原状，再次测定用力肺活量。

当人为减小通气管的管径时，模拟气道阻塞的患者，如慢性阻塞性肺病（COPD）、支气管哮喘急性发作，由于气道阻塞、肺通气阻力增加、呼气延长，所以用力肺活量减小；当解除通气管阻塞，恢复原状时，模拟可逆性气道阻塞，如支气管哮喘，在应用支气管扩张剂后，气管管径扩张，气道阻力减小，呼气由延长恢复正常，用力肺活量也增加恢复到正常状态。

7. 限制性肺疾病模型（限制胸廓活动幅度）**实验**　实验方法与肺活量、用力肺活量检测的方法基本相同。在测定完成正常的受试者的肺活量、用力肺活量后，用宽束胸带或宽束腹带缠绕在胸廓，自腋下至胸骨剑突处，在正常呼气末绑紧，令受试者只能小幅度呼吸，以模拟限制性肺疾病模型，再次测定受试者肺活量，测定并记录用力肺活量曲线，并计算此时的用力肺活量，与之前的正常肺活量和用力肺活量分别进行比较分析。

肺活量减低可提示有限制性肺通气功能障碍，及其他严重的阻塞性通气功能障碍。本实验通过限制胸廓活动度，观察类似限制性肺通气功能障碍对肺活量的影响。限制性通气障碍时，如弥漫性肺间质疾病、胸廓畸形等，用力肺活量可能正常，因为虽然此时吸气受到限制，但呼出气流不受限制，使肺活量的绝大部分在极短时间迅速呼出。

8. 结果数据统计分析　将男生组与女生组的实验结果分别汇总，采用数学统计方法 t 检验比较两组间各数据的差异。

七、注意事项

1. 选择受试者应尽量采取自愿方式，抽取健康成年人参与或对参与实验的学生进行实验情况告知，再选取志愿者进行实验。

2. 实验时采用一次性吹气嘴，并对通气管进行消毒，防止交叉感染的风险。

3. 测定时，受试者要咬紧一次性吹气嘴，防止从嘴角漏气，并用鼻夹夹紧鼻子以防止从鼻孔漏气。

4. 实验室环境要求相对清洁、无尘，并做简单消毒处理，不得与动物实验室混用，并保持室温在22~25℃。

八、讨论与思考

1. 临床进行肺通气功能检测，通常会给予支气管扩张剂前后分别检测，试分析讨论其意义？

2. 慢性阻塞性肺病和支气管哮喘患者的时间肺活量会如何变化？为什么？

3. 试分析当增加呼吸管长度，即增加解剖无效腔时，肺通气功能将如何变化？

九、实验流程图

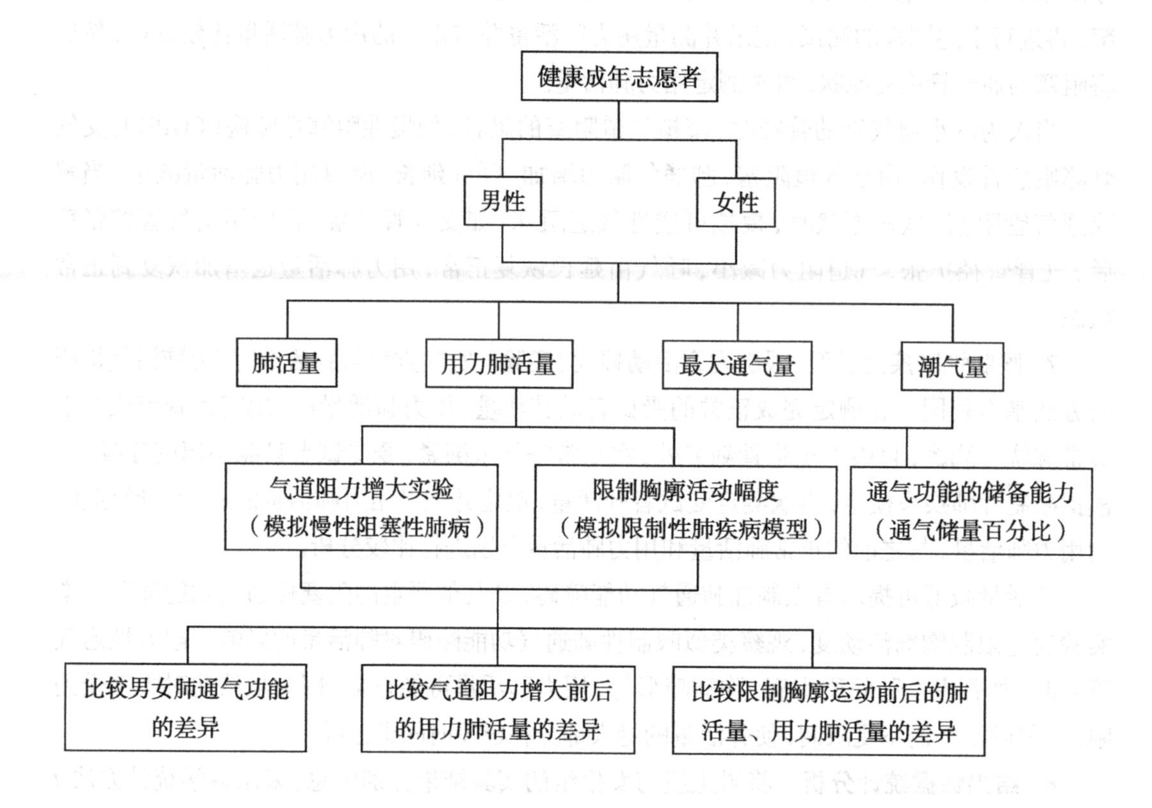

（于　利，刘　卓，李胜陶）

第十三章

过敏性哮喘发病机制探讨

背景

支气管哮喘(简称哮喘)是一种常见的呼吸系统慢性疾病,中国大陆地区成人的患病率约为1.24%,且呈逐年上升趋势。既往长期认为,哮喘是一种典型的过敏性疾病。近30年的研究发现,哮喘的本质是气道慢性炎症,病理生理特征主要为气道高反应性和气道重构,其临床症状和气流受限具有可变性的特征。哮喘是一种异质性疾病,具有不同的临床表型,而过敏性哮喘是其中一个重要的表型,占成人哮喘50%以上,在儿童哮喘中更高达80%以上。

一、目的

(一)实验目的

根据过敏性哮喘的临床常见原因制备大鼠哮喘模型,通过观察过敏性哮喘大鼠的相关表现和各项指标变化确定造模成功,并掌握过敏性哮喘临床观察指标的检测方法,理解过敏性哮喘发病机制和基本治疗原则。

(二)临床相关性目的

过敏性哮喘发病率高,发病原因复杂多样,建立过敏性哮喘的动物模型有助于研究过敏性哮喘的发病原因并探讨新的治疗方案。本实验通过建立稳定、可靠的大鼠过敏性哮喘模型,帮助同学理解过敏性哮喘疾病的发病原理以及哮喘疾病的相关表现。

(三)素质目的

通过制备大鼠过敏性哮喘模型,观察相应指标,并进行救治,引导学生运用生理学、病理生理学、病理学、免疫学等基础医学知识和临床实际相结合,培养临床思维方式和发现问题并解决问题的能力。

二、原理

(一)实验原理

过敏性哮喘是典型的环境和机体交互影响的疾病,其发生涉及适应性(又称获得性)免疫和固有免疫应答机制。适应性免疫应答经历两个阶段，初期为致敏及免疫记忆阶段，即过敏原在呼吸道被特定的抗原递呈细胞如树突状细胞捕获，与细胞表面的主要组织相容性复合体Ⅱ类分子结合形成复合物，加工并转运至局部淋巴结。构建大鼠过敏性哮喘模型时，对大鼠进行腹腔注射过敏原（卵清蛋白）后，其可溶性抗原成分刺激大鼠机体产生特异性免疫球蛋白，使大鼠机体处于致敏状态。当大鼠再次接触到此抗原时，由免疫球蛋白介导发生抗原抗体反应，使细胞脱颗粒，引起组胺、嗜酸性粒细胞趋化因子等多种活性化学物质被释放，并作用于支气管引起气道高反应，最终导致哮喘的发生。卵清蛋白常与佐剂氢氧化铝联合使用，氢氧化铝可以增强免疫系统的抗原特异性辅助T淋巴细胞免疫应答。

（二）临床问题原理

过敏性与非过敏性哮喘临床症状基本相似，过敏性哮喘更易出现运动诱发的喘息，多因春秋季节室外环境过敏原（花粉）处于高发期所致，更易诱发季节性病情加重。典型哮喘表现为反复发作性的喘息，可伴有气促、胸闷或咳嗽。哮喘发作时呈阻塞性通气功能障碍表现，出现呼气相哮鸣音，呼气音延长，用力肺活量（FVC）正常或下降，1秒钟用力呼气容积（FEV_1）、FEV_1占预计值百分率（$FEV_1\%$）、1秒率（$FEV_1/FVC\%$）、最大呼气中期流速以及最高呼气流量均下降。当哮喘严重发作时可出现血PaO_2和血氧饱和度降低。肺部出现白细胞聚集，炎症因子水平升高。哮喘发作早期时，X线胸片可见两肺透亮度增加，呈过度充气状态。

三、实验内容

1. 大鼠过敏性支气管哮喘模型制备及治疗。
2. 哮喘临床表现的观察。
3. 心电图检测。
4. 血氧指标检测。
5. 血液和肺泡灌洗液生化指标检测。
6. 气管张力检测。
7. 肺组织病理学观察。

四、实验周期和课堂学时

（一）实验周期

实验总时长为22d。

1. 造模持续21d。第1d和第8d分别腹腔注射新鲜配制的致敏液；第15d开始连续雾化6d。
2. 动物HE染色、病理学指标观察2d。

（二）课堂学时

课堂总学时为22学时。

1. 实验方案设计2学时。
2. 动物实验5学时。
3. 离体气管张力检测5学时。
4. HE染色与病理指标观察10学时。

五、实验用品

（一）实验动物

健康雄性SD大鼠，体重200~220g。

（二）实验器材

1. 电子秤、生物信号采集与处理系统、小动物血氧仪、雾化机等。

2. 大鼠呼吸盒、心电图记录电极、雾化封闭盒、常规手术器械一套、注射器、移液枪及枪头。

（三）实验试剂

卵清蛋白，新鲜配制的PBS溶液，氢氧化铝凝胶，10%水合氯醛，4%多聚甲醛，伊红，苏木精，乙酰胆碱，肾上腺素，Krebs-Ringers缓冲液，高钾Krebs-Ringers缓冲液，ELISA试剂盒，无水乙醇等。

六、实验方法

（一）分组及造模

1. 分组　将大鼠随机分为：①正常对照组；②哮喘模型组；③治疗组。

2. 哮喘模型制作方法　动物于实验第1d和第8d分别腹腔注射新鲜配制的致敏液1ml（40mg卵清蛋白+100mg氢氧化铝凝胶加入1ml灭菌PBS组成混合液）。从第15d开始，使用新鲜配制的1%卵清蛋白雾化液（1ml PBS中加入卵清蛋白10mg）雾化。将雾化液体于雾化前加入雾化枪中，将雾化枪连接密闭容器并确认连接紧密后，放入大鼠，开启雾化。每次雾化持续30min，1次/d，连续雾化6d。

3. 支气管哮喘模型造模成功的判断　以大鼠出现呼吸加快、摆头、打喷嚏、点头呼吸有声响、听诊可闻哮鸣音、呼气相延长、腹肌抽动、持续抓鼻孔、口唇发紫等表现为激发成功。若大鼠哮喘症状不明显，可适当增加雾化时间。

（二）过敏性哮喘的治疗

1. 雾化吸入或静脉注射糖皮质激素，改善气道炎症。

2. 雾化吸入β_2受体激动剂舒张气道平滑肌，增加气道上皮纤毛的摆动。

3. 白三烯调节剂灌胃，抑制肥大细胞和嗜酸性粒细胞释放的半胱氨酰白三烯引起的致喘和致炎作用。

（三）哮喘动物一般情况观察

1. 哮喘典型动作次数　造模成功后，观察并记录大鼠1min内喷嚏、摆头、点头呼吸、抓鼻孔次数，重复记录3~5次，最终结果取多次结果的平均值。

2. 呼吸音　用听诊器听诊呼吸音，观察是否出现哮鸣音。

3. 呼吸频率　将大鼠呼吸盒连接信号采集系统用于测量大鼠呼吸频率。将大鼠放入大鼠呼吸盒，静置5min后，记录呼吸曲线5min，测量大鼠静息状态呼吸频率。

（四）心电图检测

10%水合氯醛0.3ml/100g将大鼠麻醉固定后，将针形电极插入四肢皮下，连接电极。打开电脑，进入生物信号采集系统，选择Ⅱ导联，记录心电图。

（五）血氧指标检测

血氧仪探头夹于大鼠足部，检测血氧指标。

（六）生化指标检测

1. 血常规检查　大鼠麻醉后，打开腹腔，采用 EDTA-K_2 真空抗凝管从大鼠下腹腔处的下腔静脉取血，使用血常规分析仪分析血液中白细胞数量和分类。

2. 血清指标检测　大鼠麻醉后，打开腹腔，从大鼠下腹腔处的下腔静脉取血，置于促凝管内离心，转速 3 000r/min，离心 15min。通过 ELISA 方法检测血清中炎症因子表达水平，如 IgE、IL-2R、IL-6、IL-4、IL-5 和 IL-13，具体操作方法参照 ELISA 试剂盒说明书。

3. 支气管肺泡灌洗液检测　分离大鼠肺和气管组织，置于直径 100mm 培养皿中，将经过灭菌处理的小鼠灌胃针插入到大鼠气管中，并用手术线扎紧。取注射器抽取预冷的不含有钙镁离子的 PBS 缓冲液 5ml 注入肺内，轻轻按压肺脏，停留 20s 后再缓慢回抽支气管肺泡灌洗液。以上操作重复 10 次，获得 25~40ml 支气管肺泡液体。置于 4℃离心机以 1 000r/min，离心 10min，弃上清液。进行白细胞计数及分类检测。

（七）气管张力检测

分离气管并将气管切成 2~3mm 气管环。将气管环转移到含有 37℃Krebs-Ringers 缓冲液（pH=7.4）的浴槽中，浴槽内持续通入 95%O_2 和 5%CO_2 混合气体。将气管环的一端固定在浴槽底部，另一端与张力换能器相连，通过生物信息系统记录并分析气管张力变化。每次实验开始前，将气管环拉伸至 1g 的预紧张力并平衡不少于 30min，每 10min 更换一次新鲜 Krebs-Ringers 缓冲液，并适当调整张力。待张力稳定，将高钾 Krebs-Ringers 缓冲液（-KCl 浓度为 60mM）换入浴槽，待气管收缩约 15min，张力进入平台期后，去除高钾 Krebs-Ringers 缓冲液，使用新鲜 Krebs-Ringers 缓冲液洗 3 次，每次 10min，再重复一遍高钾 Krebs-Ringers 缓冲液引起的收缩，并洗去。待气管张力稳定时，先后加入乙酰胆碱引起气管收缩，约 3min，气管收缩稳定后，加入异丙肾上腺素观察气管舒张效应。气管收缩能力 =（不同浓度乙酰胆碱平台期收缩力 - 基线）/（第二次高钾溶液平台期收缩力 - 基线）；气管舒张能力 =（不同浓度异丙肾上腺素平台期舒张力 - 基线）/（第二次高钾溶液平台期收缩力 - 基线）。

（八）计算肺系数

注射过量麻醉药处死大鼠，打开胸腔，用丝线在气管分叉处结扎，在结扎线上方切断气管，小心地把心脏及其血管与肺分离，取出肺，称重，并计算肺系数［肺系数 = 肺重量（g）/大鼠体重（kg）］。

（九）气管和肺病理变化观察

取气管和肺组织甲醛固定进行 HE 染色，具体操作步骤详见第三章“医学实验常用技术”。观察气管和肺组织结构的改变、气管内的黏液栓等。

七、注意事项

1. 注射药物时动作尽量轻柔，以免激惹大鼠。

2. 腹腔注射时，将针扎入腹腔后需进行回抽，回抽未见出血方可将试剂打完，以避免将液体打入内脏或血管。

3. 雾化盒与大鼠呼吸盒在使用前均需检查是否完好，以保证其气密性。

4. 测量呼吸频率时，需先静置大鼠，以免大鼠自身的激惹对实验结果产生干扰。

5. 称量肺质量时，需将肺组织周围结缔组织分离干净，并在吸水纸上吸干表面水分后称重。

6. 对于要进行 HE 染色的气管和肺组织取材时，需尽量不要夹捏肺部和气管，以免对后期形态学观察造成干扰。

八、讨论与思考

1. 哮喘有哪些类型？不同类型的哮喘发病机制和临床表现有何不同？
2. 过敏性哮喘发作时的治疗措施有哪些？其理论依据是什么？

九、实验流程图

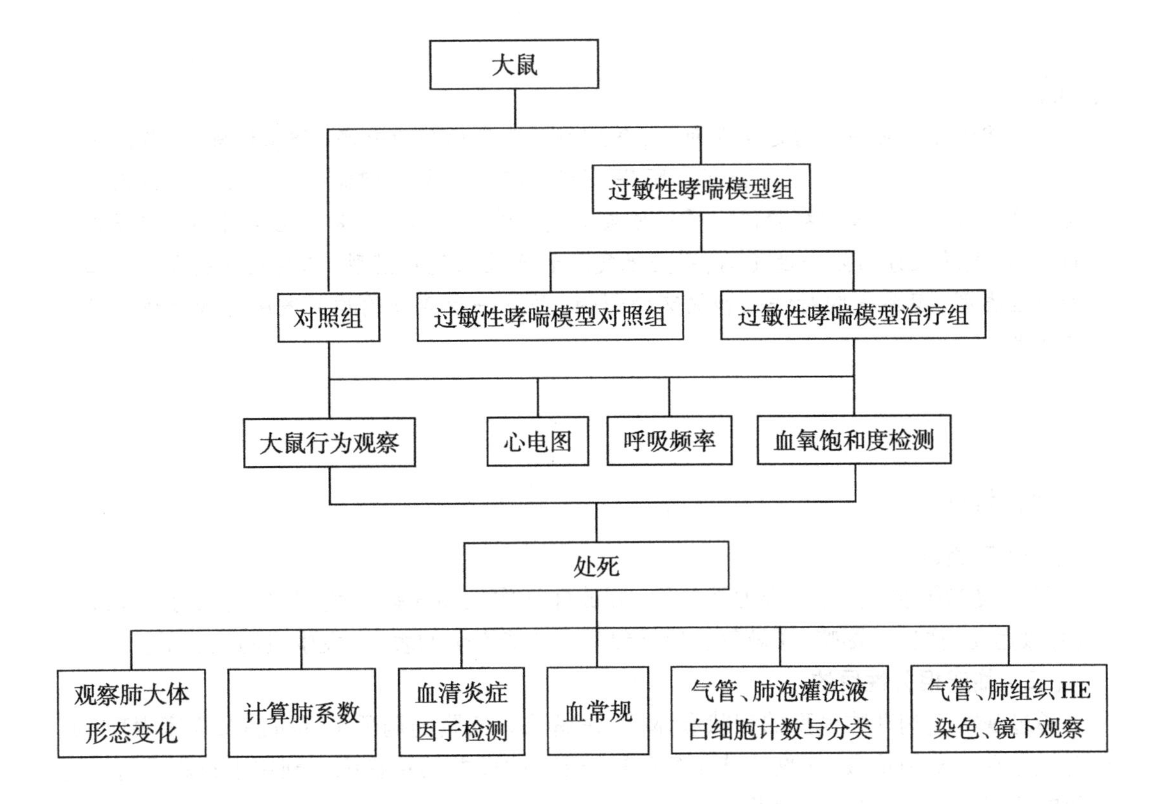

（杜 鹃，柏素文，高汇雯）

第十四章

气胸的发生机制与抢救

背景

正常机体胸腔内压力通常是负压，气胸导致胸腔内压力升高，肺容积减少，临床不仅引起呼吸困难、胸痛，也导致循环障碍，如治疗不当，静脉回流受阻可在几分钟内导致全身低血压和呼吸心搏骤停。根据脏层胸膜破裂情况不同及其发生后对胸腔内压力的影响，气胸又分为闭合性气胸、张力性气胸和开放性气胸模型，本实验分别模拟这三种病理类型，观察气胸对呼吸和循环的影响，并进一步通过胸腔引流进行抢救观察治疗效果。

一、目的

（一）实验目的

通过复制闭合性气胸、张力性气胸、开放性气胸三种气胸模型，观察气胸对胸膜腔内压、呼吸运动、血压的影响，了解气胸所导致呼吸功能不全的表现、发生机制及后果。

（二）临床相关性目的

通过观察气胸动物模型的症状和体征，理解临床气胸的病理生理机制及临床表现；通过对模型动物实施抢救，了解临床上气胸的抢救原则，尤其对临床上利用水封瓶进行气胸抢救的原理和注意事项有所认识。

（三）素质目的

通过本实验，引导学生将生理学、病理生理学知识贯通掌握；通过对动物模型实施抢救，锻炼临床急救处理时的良好心态。

二、原理

（一）实验原理

1. 闭合性气胸 胸膜腔内压正常为负压，以维持肺的扩张状态及促进心室的充盈、静脉血及淋巴液的回流。如胸膜破裂，胸膜腔与大气相通，空气将进入胸膜腔形成气胸。闭合性气胸的特点是空气经胸壁小创口进入后，随即创口闭合，胸膜腔仍与外界隔绝，胸膜腔内压力仍低于大气压，即仍为负压。本实验通过胸膜腔穿刺贯通胸膜腔，并注入少量空气，使胸膜腔压力升高但依然维持负压状态，然后观察呼吸、循环和血气变化，并实施胸腔闭式引流抢救。

2. 张力性气胸　常见于较大肺气泡的破裂，较大、较深的肺裂伤或支气管破裂，其裂口与胸膜腔相通，且形成活瓣。故吸气时空气可从裂口进入胸膜腔内，而呼气时活瓣关闭，不让腔内空气回入气道排出，随着吸气时胸腔内气体体积不断增加，胸膜腔内压测定常超过 10cmH_2O，即形成正压。张力性气胸可使肺塌陷，纵隔移位，静脉回流受阻压力增加。本实验通过胸膜腔注入大量空气形成正压模拟这一病理状态，然后观察呼吸、循环和血气变化，并实施胸腔闭式引流抢救。

3. 开放性气胸　多由外伤等引起，伤口与外界相通，压力为大气压，严重的可致无法通气导致呼吸窘迫和呼吸衰竭。本实验通过胸壁大的创伤导致胸膜腔与外界相通，模拟这一病理状态，然后观察呼吸、循环和血气变化，并通过包扎创口，变开放性气胸为闭合性气胸进行抢救。

（二）临床问题原理

部分原发性自发性气胸，可由肺尖胸膜下大疱自发破裂引起，通常于休息时发生，但有些病例发生于举臂或伸展等类似运动发生，有时可没有症状；开放性气胸多由外伤等引起，严重的可致无法通气导致呼吸窘迫和呼吸衰竭，纵隔摆动、静脉回流等；张力性气胸最常发生于接受正压通气的患者，少数情况下并发于创伤性气胸。由于胸部的伤口呈单向活瓣，在吸气时胸腔内气体体积不断增加，胸膜腔内压测定常超过 10cmH_2O，甚至高达 20cmH_2O，抽气后胸膜腔内压可下降，但又迅速复升。张力性气胸可使肺塌陷，纵隔移位，静脉回流受阻压力增加，患者出现低血压，气管移位以及颈静脉怒张。如治疗不当，静脉回流受阻可在几分钟内导致全身低血压和呼吸心搏骤停。气胸的抢救通常采用胸腔留管闭式引流术。

三、实验内容

1. 建立闭合性气胸、开放性气胸和张力性气胸模型。
2. 胸膜腔闭式引流抢救。

四、实验周期和课堂学时

（一）实验周期

实验总时长为 1d。

（二）课堂学时

课堂总学时为 4~5 学时。

1. 实验方案设计，老师指导完善确定实验内容 1 学时。
2. 造模 2 个学时，观察、检测，并实施抢救 1 学时。
3. 实验讨论和分析 1 学时。

五、实验用品

（一）实验动物

家兔，体重 2~2.5kg。

（二）实验器材

1. 生物信号采集与处理系统、血气分析仪、水检压计。

2. 兔台、组织剪、直剪、血管钳、眼科剪、眼科镊、手术刀、气管插管、动脉插管、水封瓶、手术线、头皮针、穿刺针头、注射器（20ml、60ml 各 1 支）、纱布、固定绷带。

（三）实验试剂

20% 乌拉坦、0.5% 肝素生理盐水、1% 普鲁卡因、生理盐水。

六、实验方法

（一）实验分组

将家兔随机分为闭合性气胸实验组、开放性气胸实验组、张力性气胸实验组；或根据实验设计方案灵活分组。

（二）基本手术操作

1. 麻醉 称重后将家兔固定在兔固定器中，由耳缘静脉缓慢注入 20% 乌拉坦（5ml/kg 体重），密切观察兔子的麻醉状态，待动物麻醉后仰卧固定于兔手术台上。

2. 气管插管、动脉插管 颈部皮肤备皮后，行气管插管，结扎固定，并将插管的一侧开口连接水检压计，另一侧开口用夹子做部分夹闭。描记呼吸曲线，并注意观察家兔的一般状态、口唇颜色及呼吸运动情况。左侧颈动脉插管，连接压力换能器，描记血压，并从动脉插管处取血 0.1ml 送检进行血气分析。

3. 胸膜腔穿刺 在右腋中线第 5、6 肋间处，用连接水检压计的穿刺针头刺入胸膜腔，如穿刺成功，水检压计液面则在负压水平，并且随呼吸运动而波动。

（三）模拟闭合性气胸及抢救

关闭水检压计，用注射器注入空气 50~75ml 到胸膜腔，打开水检压计，使胸膜腔内压接近正压水平，观察、记录各种指标；持续 10min 时，在穿刺针头处连接注射器抽出胸膜腔内空气进行抢救，观察、记录各种指标。

（四）模拟张力性气胸及抢救

模拟完成闭合性气胸后，关闭水检压计，快速注入大量空气，打开水检压计，使胸膜腔内压在正压水平，持续 10min，观察各项指标变化，并且从动脉插管处取血进行血气分析；模拟过程中，如呼吸即将停止或张力性气胸维持 10min 时，立即进行抢救，将连接胸膜腔穿刺针头的导管连接水封瓶，进行排气，观察记录各种指标，并取动脉血进行血气分析。

（五）模拟开放性气胸及抢救

在肋间剪开右侧胸廓，可观察纵隔的摆动，持续 10min 时观察记录各项指标；然后用盐水纱布密盖胸廓伤口进行抢救，持续 10min 观察、记录各项指标。

七、注意事项

1. 动脉插管用前要用肝素盐水灌注。

2. 注意胸膜腔穿刺时针头应与胸壁垂直，沿肋骨上缘进入，进针不可太深或太浅（约 0.5cm）或用力太猛，以免造成肺组织损伤出血，穿刺成功后，注意固定针头位置。

3. 血气分析样品采样后应注意隔绝空气尽快送检。

八、讨论与思考

1. 分析气胸时出现下面血气结果(表 14-1)的机制?

表 14-1　气胸时血气结果

	pH	PCO_2	PO_2	BEecf（细胞外液碱剩余）	HCO_3^-	TCO_2（二氧化碳总量）	SO_2
正常	7.35	31.23	105.45	–8.64	17.12	18.27	97.73
张力气胸	7.34	33.55	38.36	–7.27	18.35	19.45	69.64

2. 比较闭合性气胸、开放性气胸和张力性气胸临床表现的异同点，抢救过程中应特别注意哪些问题?

九、实验流程图

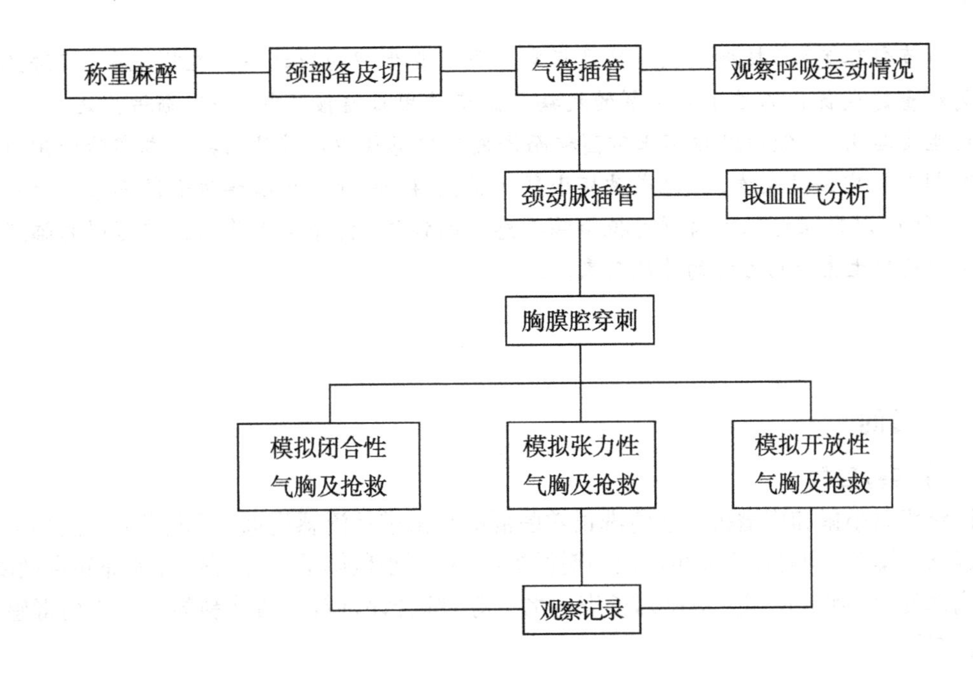

（雷俊霞，傅　娟）

第十五章

正常菌群和益生菌对小鼠流感病毒感染的影响

背景

调节黏膜免疫、抵御病原感染是正常菌群重要生理功能之一。在临床中，促进正常菌群重建或优化的益生菌制剂的抗病原感染作用日益被了解，并逐渐被广泛应用。而抗生素滥用，可能通过破坏正常菌群而诱发二次感染以及其他疾病。本实验使用益生菌制剂和广谱抗生素，优化或破坏小鼠正常菌群，评价正常菌群对小鼠感染流感病毒的影响，以期探讨正常菌群对抵御病毒感染的作用，引导学生关注正常菌群的临床意义以及抗生素滥用可能的临床后果。

一、目的

（一）实验目的

针对普通小鼠和广谱抗生素清洗正常菌群的小鼠进行流感病毒滴鼻感染，建立小鼠流感病毒感染模型，同时设立益生活菌制剂保护组，检测小鼠体重变化、存活、肺部病毒滴度、肺部病理变化、呼吸道相关免疫因子表达水平等，综合评价益生活菌制剂对小鼠病毒感染的保护作用。

（二）临床相关性目的

实验中使用广谱抗生素对正常菌群的清洗，以及活菌制剂帮助呼吸道菌群重建或优化，均可能对后续流感病毒感染的预后造成影响，学生通过实验及结果分析，会关注到滥用抗生素的潜在危害，正常菌群对人类健康的作用，以及活菌制剂的临床应用。

（三）素质目的

在实验设计阶段，引导学生提高自主学习能力和建立科研思维，包括文献资料及相关信息获取分析和判断应用的能力，建立合理分组、设立对照及符合统计学分析意义等实验设计概念；在实验实施阶段，培养学生团队精神和项目管理能力，通过合理分工强化学生协作能力和责任心；在结果分析和讨论阶段，提高学生数据整理、结果分析、归纳总结和表达展现的能力，引导学生通过自评互评和反思提升科研思维和能力。

二、原理

（一）实验原理

1. 病毒性肺炎小鼠造模原理　流感病毒 *A/PR/8/34/*（*PR8*）毒株属于小鼠适应毒株，在小鼠上具有嗜肺性。该毒株通过滴鼻方式感染小鼠后，病毒可感染呼吸道黏膜上皮细胞及肺上皮细胞，在细胞内进行病毒复制，子代病毒通过组织细胞间扩散感染呼吸道及肺组织，并诱导强烈炎症。在病毒感染后 3d 左右开始出现典型症状，7d 左右，症状最为明显，病毒感染小鼠体重降至最低点，肺部炎症最为严重，一般会选取该时间点进行保护性实验的评价。

2. 小鼠体重与行为检测原理　检测体重变化：流感病毒感染小鼠后，小鼠进食显著减少、消耗加快，体重减少明显，且体重减少与病毒载量及肺炎严重程度相关；因此流感病毒感染小鼠后，检测体重减少变化是最为直观且有效的指标。小鼠行为活动：小鼠在感染流感病毒后，行为活动减少，可通过检测小鼠的活跃程度、毛发状态、肌肉力量等指标评分来监测小鼠状态。

3. 病毒滴度的检测原理　流感病毒滴度及病毒复制的检测方法，主要有血凝试验、空斑检测、半数组织培养物感染量（50% tissue culture infectious dose，TCID50）以及核酸载量检测等方法。血凝试验的原理是流感病毒表面的刺突血凝素（hemagglutinin，HA）具有凝集红细胞的能力，因此可以利用红细胞与待检标本液体混合，在血凝板上观察血凝现象，以此进行定性及定量检测。空斑检测是利用流感病毒的敏感细胞系，如犬肾细胞（Madin-Darby canine kidney，MDCK），将待检标本进行连续梯度稀释后感染细胞并利用琼脂糖覆盖后孵育，病毒在细胞中进行增殖，并诱导细胞出现死亡等细胞病变效应（cytopathic effect，CPE），染色后出现空斑，每个空斑即为一个具有感染性的病毒，称为空斑形成单位（plaque forming unit，PFU）。TCID50 检测也是利用流感病毒的敏感细胞系，将待检标本连续梯度稀释后感染细胞观察 CPE，通过病变细胞孔的稀释度和数量比，计算出 TCID50，和空斑检测一样，所测审的是具有感染性的病毒数量。核酸载量检测所测定的是流感病毒的核酸，流感病毒为 RNA 病毒，通过定量 RT-PCR 检测，可以测定组织或体液中病毒的核酸拷贝数，从而评价病毒复制及增殖状况。

4. 病毒性肺炎小鼠模型病理指标检测原理　肺大体病理表现：流感病毒感染小鼠的病毒性肺炎，在急性期肺部水肿、充血，可通过解剖小鼠取出肺组织观察组织大体标本，小鼠肺会出现出血、肺组织肿大、湿肺重增加、肺湿 / 干重比增加，这些指标与肺炎严重程度相关，可用于评价小鼠病毒性肺炎状况。病理切片 HE 染色表现：小鼠病毒性肺炎的肺组织标本，HE 染色可见肺泡破裂融合、炎症细胞大量浸润。

5. 病毒性肺炎小鼠模型免疫与炎症指标检测原理　支气管肺泡灌洗液（BALF）中炎症细胞检测：小鼠病毒性肺炎会有大量的炎症细胞浸润至肺组织，通过检测 BALF 中炎症细胞（中性粒细胞等）的数量，可以评价肺炎的严重程度。BALF 及肺组织中炎症因子检测：小鼠病毒性肺炎，肺组织会产生大量的促炎症细胞因子，包括白细胞介素 -6（IL-6）、白细胞介素 -1β（IL-1β）、肿瘤坏死因子（TNF-α）、干扰素诱导蛋白 -10（IP-10）等，可通过 ELISA 方法检测 BALF 或肺组织匀浆液中炎症因子的表达量来评价肺炎的严重程度。

（二）临床问题原理

正常菌群可通过黏膜表面位阻效应、分泌代谢产物、调节黏膜局部免疫功能等多种方式，提高机体黏膜对病原感染的抵抗作用。而滥用广谱抗生素，会对宿主正常菌群造成破坏，从而可能增加宿主对病原的易感性。使用益生菌等活菌制剂，或其组分、代谢产物，或能够促进正常菌群重建、修复及优化的物质，可以帮助宿主提高对病原的抵抗力。

三、实验内容

1. 鼠李糖乳杆菌*LGG*株的培养、检测与计数。
2. 流感病毒*PR8*毒株的扩增与滴度检测。
3. 不同处理条件小鼠流感病毒感染模型的建立。
4. 小鼠肺组织病理学检测。
5. 小鼠肺组织病毒滴度检测。
6. 小鼠支气管肺泡灌洗液中的细胞计数与分类。
7. 小鼠支气管肺泡灌洗液中的炎症因子含量的ELISA检测。

四、实验周期和课堂学时

（一）实验周期

实验总时长为20~25d。

1. 造模前小鼠适应性饲养3d。
2. 使用益生菌或抗生素等分组处理7d。
3. 流感病毒感染诱导病毒性肺炎7d。
4. 实验室相关指标的检测3~8d。

（二）课堂学时

课堂总学时为20~28学时。

1. 实验方案设计4学时。指导设计实验方案1学时，反馈修改意见3学时。
2. 鼠李糖乳杆菌*LGG*株的培养、检测与计数实验4学时。
3. MDCK细胞培养、流感病毒*PR8*毒株的扩增与滴度检测4学时。
4. 小鼠流感病毒感染模型的建立及生存率、体重和行为监测4学时。
5. 小鼠肺组织病理学检测4学时。
6. 小鼠肺组织病毒滴度检测4学时。
7. 小鼠支气管肺泡灌洗液中的细胞计数与分类3学时。
8. 小鼠支气管肺泡灌洗液中的炎症因子的ELISA检测4学时。

五、实验用品

（一）实验动物、细胞、病毒及细菌

1. 实验动物 C57BL/6小鼠，雌性，4周龄、体重12~16g，自由摄食，饮水。室温，普通颗粒饲料饲养。

2. 细胞、病毒及细菌 犬肾上皮细胞系MDCK细胞、流感病毒*A/Puerto Rico/8/34*（H1N1）毒株（*PR8*）、鼠李糖乳杆菌*GG*株（Lactobacillus rhamnosus *GG*, ATCC 53103, *LGG*）。

（二）实验器材

1. 生物安全柜，分光光度计，0.01g 电子天平，台式离心机，倒置显微镜，恒温干燥箱 / 培养箱，正置显微镜带油镜物镜，冰箱，超低温冰箱，酶标检测仪，自动脱水仪，切片机，恒温水浴锅，荧光定量 PCR 仪。

2. 细胞培养瓶，微量可调移液器（10μl、200μl、1 000μl），V 型微量血凝板，细菌涂布棒，接种环，一次性注射器，剪刀，镊子，2~5ml 玻璃匀浆器，1.5ml 离心管，试管，小鼠饲养笼具，小鼠解剖台，细胞计数板，载玻片，盖玻片，染色用夹子，6 孔细胞培养板或 Ø35mm 细胞培养皿。

（三）实验试剂

1. 氯霉素溶液。称取 0.1g 氯霉素加蒸馏水定容至 100ml。

2. MRS 培养基。蛋白胨 10g，牛肉浸粉 5g，酵母浸粉 5g，葡萄糖 20g，三水醋酸钠 5g，吐温 80ml，磷酸氢二钾 2g，柠檬酸三铵 2g，七水硫酸镁 0.2g，四水硫酸锰 0.05g，溶解于 1 000ml 蒸馏水中，调节 pH 至 6.2，121℃高压灭菌 15~20min。

3. MRS 琼脂培养平板。100ml MRS 液体培养基加入 1.8g 琼脂粉，121℃高压灭菌 15~20min，冷却至 70℃左右倒入 Ø100mm 的细菌培养皿中，冷却至完全凝固，每 100ml 约制备 6~8 个平板。

4. 中性福尔马林溶液。40%甲醛溶液 100ml，磷酸氢二钠 6.5g，磷酸二氢钠 4g，加蒸馏水定容至 1 000ml。

5. 革兰氏染色。染色试剂盒（结晶紫、碘液、95%乙醇、复红染液）。

6. HE 染色试剂盒（苏木精染液、伊红染液）。

7. 0.02%EDTA、0.25%胰蛋白酶溶液。

8. 细胞培养基。含有终浓度 10%胎牛血清（FBS）、青 / 链霉素各 100U/ml 的 MEM 培养基。

9. 病毒增殖培养基（VGM）。终浓度为 3μg/ml 牛血清白蛋白（BSA）、1μg/ml 的 TPCK- 胰蛋白酶、青 / 链霉素各 100U/ml 的 MEM 培养基。

10. 1.8% 低熔点琼脂糖。称取 1.8g 低熔点琼脂糖加蒸馏水定容至 100ml，121℃高压灭菌 15~20min。

11. Trizol 法。RNA 提取试剂盒。

12. M-MLV 逆转录试剂盒。

13. 荧光定量 PCR 试剂盒。

14. 引物（RT-PCR 定量检测病毒载量）。

15. IL-6 等细胞因子 ELISA 试剂盒。

六、实验方法

（一）鼠李糖乳杆菌 *LGG* 株的培养、观察与计数

1. 鼠李糖乳杆菌 *LGG* 株的液体培养　无菌操作下将鼠李糖乳杆菌 *LGG* 株接种至装有 100ml MRS 液体培养基的 250ml 三角瓶中，使用橡胶塞封口并使用无菌牛皮纸或铝箔纸包裹瓶口，于 37℃、200r/min 摇床培养 16~24h。测定 OD_{600} 吸光值，1 个单位的 OD_{600} 值约为 2×10^8CFU/ml。菌液转至离心管，3 000g 离心 5min，弃上清液，用生理盐水重悬后静置

2min，3 000g 离心 5min，反复使用生理盐水洗涤菌体 2~3 次后，用 20ml 生理盐水重悬菌体于 4℃冰箱保存。（本部分试验内容如条件所限，可直接使用市售的鼠李糖乳杆菌 *LGG* 株活菌制剂）

2. 鼠李糖乳杆菌 *LGG* 株的观察与计数　革兰氏染色显微形态观察试验：使用培养或市售的鼠李糖乳杆菌 *LGG* 株，用生理盐水进行适当稀释后，涂布载玻片上，自然干燥后于酒精灯火焰上快速通过 3 次进行固定，然后进行革兰氏染色。结晶紫染色 1min，自来水洗片，碘液媒染 1min，自来水洗片，95%乙醇脱色 30s，自来水流水洗片，复红染色 1min，自来水洗片后，吸水纸吸取浮水，干燥后于正置显微镜的油镜下观察细菌的形态、大小、分布、染色等特征。有限稀释平板培养法进行细菌计数：培养或市售的鼠李糖乳杆菌 *LGG* 株，用生理盐水于无菌操作下连续 10 倍稀释，根据培养物的 OD_{6600} 吸光值或市售活菌制剂 CFU 值，选择合适的稀释度，吸取 100μl 细菌培养物涂布于 MRS 琼脂培养平板上，注意稀释度的选择和复板的设置，将平板于 37℃培养 24~48h 至肉眼可见菌落长出，选取 30~300 个菌落的稀释度，计数后按照稀释度计算出培养或市售的鼠李糖乳杆菌 *LGG* 株准确的 CFU。

（二）流感病毒的扩增与滴度检测

1. MDCK 细胞的培养　将培养至单层 MDCK 细胞的培养基弃去，加入含有 EDTA 的 0.25%胰蛋白酶溶液覆盖细胞，37℃消化至细胞变圆脱落，加入等体积的含 10%FBS 的 MEM 培养基，吹打细胞至完全脱落并分散为单细胞，转入离心管中室温下 800g 离心 5min，弃上清液。用合适体积的含 10%FBS 的 MEM 培养基重悬细胞沉淀，根据试验需要，接种至细胞培养瓶或细胞培养板中。

2. 流感病毒的扩增　将培养至单层 MDCK 细胞的培养基弃去，用预热的 PBS 轻洗细胞单层后，接种入适量的流感病毒［感染复数（multiplicity of infection，MOI）为 0.1~1 液］，35~37℃（*PR8* 毒株优选 35℃培养，如条件限制 37℃亦可），吸附 1h 后弃去病毒液，加入合适体积的病毒生长液（virus growth medium，VGM），35~37℃培养 48h 到 72h 至大多数细胞出现明显的细胞病变效应 CPE。吸出培养上清液于 800g 离心 5min，将上清液转入新离心管中 12 000g 离心 10min，上清液于 4℃保存备用。

3. 血凝试验检测病毒滴度　取一支扩增分装后的流感病毒液，吸取 50μl 病毒液在 V 型微量血凝板上用 50μl 生理盐水进行连续倍比稀释，然后每孔加入 50μl 的 0.6%豚鼠红细胞悬液，室温下孵育 30min 左右，观察各孔的血凝情况。以 50%红细胞出现血凝的最高稀释度，判为病毒液的血凝滴度（HA 单位）。

4. 空斑试验测定病毒滴度　6 孔板上已长满单层的 MDCK 细胞，用 PBS 轻洗 2 遍，加入用病毒增殖培养基（VGM）连续 10 倍稀释的流感病毒液吸附 37℃ 1h，吸除病毒吸附液后 PBS 轻洗 1 遍，每孔覆盖 1∶1 混合的 1.8% 低熔点琼脂糖和 2×VGM（含 6μg/ml BSA、2μg/ml TPCK - 胰蛋白酶的 2×MEM）2ml，待琼脂糖凝固后于 37℃、5%CO_2 培养箱倒置培养 48~72h 后，10% 福尔马林固定 2h，剥除琼脂糖用 0.1% 结晶紫染色 30 min，计算空斑数目并确定病毒滴度，以空斑形成单位（pfu）/ml 表示。（如受实验条件限制，也可只进行血凝试验）

5. 流感病毒 *PR8* 毒株对小鼠 LD_{50} 的滴定　将滴定后的流感病毒用生理盐水进行稀释，4 周龄 C57BL/6 雌性小鼠随机分高、中、低病毒滴度三组，经腹腔注射戊巴比妥麻醉后，滴鼻接种相应的病毒稀释液 25μl。接种后每天检测小鼠体重、观察小鼠生存率，计算出流感病毒 *PR8* 毒株对 C57BL/6 雌性小鼠的 LD_{50} 以及敏感病毒滴度值。（为保证建模的均一

性，此实验建议由教师操作来确定 LD_{50} 剂量）

（三）小鼠分组、预处理和病毒感染

1. 小鼠分组　4 周龄 C57BL/6 雌性小鼠随机分为四组，*LGG* 组：正常饮水加使用鼠李糖乳杆菌 *LGG* 株滴鼻后感染病毒；抗生素组：氯霉素饮水加使用生理盐水滴鼻后感染病毒；感染对照组：正常饮水加使用生理盐水滴鼻后感染病毒；空白对照组：正常饮水加使用生理盐水滴鼻后不感染病毒。

2. *LGG* 组预处理　正常饮水，在流感病毒滴鼻感染前 3d，小鼠经腹腔注射戊巴比妥麻醉后，滴鼻接种含有 10^7CFU *LGG* 菌株的生理盐水 25μl，1 次 /d，连续 3d。

3. 抗生素组预处理　小鼠饮水中加入氯霉素至终浓度为 1mg/ml，小鼠自由饮用含氯霉素的饮水 7d，在流感病毒滴鼻感染前 3d，小鼠经腹腔注射戊巴比妥麻醉后，滴鼻接种生理盐水 25μl，1 次 /d，连续 3d。

4. 感染对照组和空白对照组预处理　正常饮水，在流感病毒滴鼻感染前 3d，小鼠经腹腔注射戊巴比妥麻醉后，滴鼻接种 25μl 生理盐水作为对照，连续 3d，1 次 /d。

5. 小鼠的流感病毒感染和体重监测　经过 4d 的预处理后，除空白对照外的各组小鼠均滴鼻接种流感病毒进行感染，小鼠经腹腔注射戊巴比妥麻醉后，滴鼻接种 25μl 含有 1/5 LD_{50} 剂量的流感病毒液，空白对照组滴鼻 25μl 生理盐水。感染后每天记录小鼠生存率，绘制生存曲线；每天固定时间对小鼠进行体重称量，记录并绘制小鼠的体重变化曲线。

（四）小鼠肺组织检测相关实验方法

每组小鼠部分用于取肺组织进行检测，另一部分将用于支气管肺泡灌洗液（BALF）的检测，应根据实验每组的小鼠数和实验条件，合理安排小鼠检测项目的数量。

1. 小鼠肺组织的解剖与大体观察检测　流感感染后 7d，经腹腔注射戊巴比妥麻醉处死小鼠。剪开胸腔，取出肺组织，称重记录。观察肺组织是否肿大、出血，与标尺一起拍照记录。称重拍照后的肺组织，一分为二，一半肺组织（右肺）放置于 10% 中性福尔马林中用于病理检测，一半肺组织（左肺）放入 -80℃保存用于病毒滴度检测。

2. 小鼠肺组织的病理切片 HE 染色检测　具体实验方法详见第三章“医学实验常用技术”。

3. 利用定量 PCR 检测肺组织中流感病毒滴度和炎症因子表达水平　将 -80℃保存的肺组织加入 4 倍体积的 PBS 用玻璃匀浆器匀浆均匀。取 100μl 的匀浆液，用 Trizol 法 RNA 提取试剂盒提取肺组织总 RNA，利用分光光度计检测纯度和浓度。取 1μgRNA 利用 M-MLV 逆转录试剂盒，使用随机引物进行逆转录，逆转录的 cDNA 利用 SYBR Green 光定量 PCR 试剂盒，利用流感病毒 *PA* 基因引物（上游引物：5’-CGGTCCAAATTCCTGCTGA-3’；下游引物：5’-CATTGGGTTCCTTCCATCCA-3’）检测病毒拷贝数，利用（上游引物：5’-GAGGATACCACTCCCAACAGACC-3’；下游引物：5’-AAGTGCATCATCGTTGTTCATACA-3’）检测 IL-6 的表达水平，利用（上游引物：下游引物：5’-TCACCACCATGGAGAAGGC-3’；5’-GCTAAGCAGTTGGTGGTGCA-3’）检测 GAPDH（glyceraldehyde-3-phosphate dehydrogenase，甘油醛 -3- 磷酸脱氢酶）表达水平作为内参进行均一化，组间使用 $2^{-\Delta\Delta Ct}$ 法进行相对定量比较，进行组间小鼠病毒载量比较和炎症因子表达水平比较。（如受实验条件所限，本部分的病毒滴度检测可采用血凝试验检测，具体方法参见“（二）3. 血凝试验检测病毒滴度”；IL-6 炎症因子表达水平可采用 ELISA 方法，具体参见“（五）4.BALF 上清液中炎症因子检测）”

（五）小鼠支气管肺泡灌洗液（BALF）相关实验方法

1. 小鼠 BALF 的获取　小鼠麻醉后处死，剪开颈前皮肤暴露气管，在气管上剪一小口，插入灌洗针头，用 1ml 注射器向内灌注含有 2μmol/L 的 EDTA 生理盐水，每次向内灌注 0.5ml 后抽吸，共灌洗抽吸 3 次，混合所有灌洗液，1 000g 离心 5min，将上清液收集得到 BALF 用于炎症因子的 ELISA 检测，细胞沉淀用 50μl 生理盐水重悬用于细胞计数及染色分类计数。

2. BALF 细胞计数　取适量的 BALF 细胞悬液加入至细胞计数板中，于显微镜下进行计数，根据稀释度，计算 BALF 中的细胞总数。

3. BALF 细胞涂片瑞氏染色分类计数　取 10μl 左右的 BALF 细胞悬液，在载玻片上推片 / 甩片，让玻片自然干燥，然后进行瑞氏染色，滴加瑞氏染液覆盖细胞后滴加等量的蒸馏水染色 3min，于显微镜下观察计数 200 个细胞，根据细胞核型，对细胞进行中性粒细胞、巨噬细胞、淋巴细胞等分类计数。

4. BALF 上清液中炎症因子检测　利用炎症因子定量 ELISA 检测试剂盒，使用试剂盒所配的定量标准品建立标准曲线，酶标仪检测后计算出各样品的炎症因子含量。因常规的炎症因子 ELISA 试剂盒扣除复孔标准曲线后，可以检测 40 个样品（每个样品均设立复孔）或 80 个样品（单孔检测），因此该实验可由整个班级或多个班级一起安排。（本实验也可使用定量 PCR 检测方式，具体参见“（四）3. 利用定量 PCR 检测肺组织中流感病毒滴度和炎症因子表达水平”，各院校可根据条件选择实验项目）

七、注意事项

1. 生物安全特别提示　本实验中所使用的流感病毒毒株为 A/PR8/34（*PR8*），根据《人间传染的病原微生物名录》（2006 年 1 月 11 日，中华人民共和国卫生部制定），该毒株属于 BSL-1 级实验室即可操作的病原，不需要进行 BSL-2 级或以上防护；本实验中所使用的细菌，为鼠李糖乳杆菌 *GG* 株（Lactobacillus rhamnosus *GG*，ATCC 53103），非病原菌，可在普通实验室进行操作。请先行确认所在实验室的生物安全级别，按照相关规定进行管理和实验。

2. 因不同实验室所保存的流感病毒毒株毒力有差异，加上小鼠的批次、状态均会影响其对流感病毒的敏感性，建议实验前由教师进行一批次的流感病毒扩增、分装、−80℃冷冻保存、滴度测定以及动物 LD_{50} 或敏感检测。学生可视条件进行相关实验，但感染动物的病毒可考虑由教师提供同批次已检测滴度和敏感性的病毒，以保证模型建立均一性。

3. 扩增后的流感病毒如 1 周内使用请于 4℃保存，分装后转入 −80℃可长期保存，避免反复冻融、不推荐 −20℃保存。

4. 考虑到实验周期的安排，实验所用的 *LGG* 菌株可以自行培养，也可以直接使用市售的活菌制剂。

八、讨论与思考

1. 菌群和免疫的关系如何？临床中哪些情况下会出现菌群失调？其临床表现特点与后果如何？

2. 应用益生菌制剂可以治疗或缓解哪些临床疾病？有何临床价值和意义？

3. 口服益生菌改变肠道微生物菌群对呼吸道病毒性感染是否影响？肠道微生物菌群

和呼吸道微生物菌群有何关联？

4. 益生菌保护呼吸道的作用机制：热灭活的益生菌、益生菌代谢产物等是否有类似的作用？机制是什么？

九、实验流程图

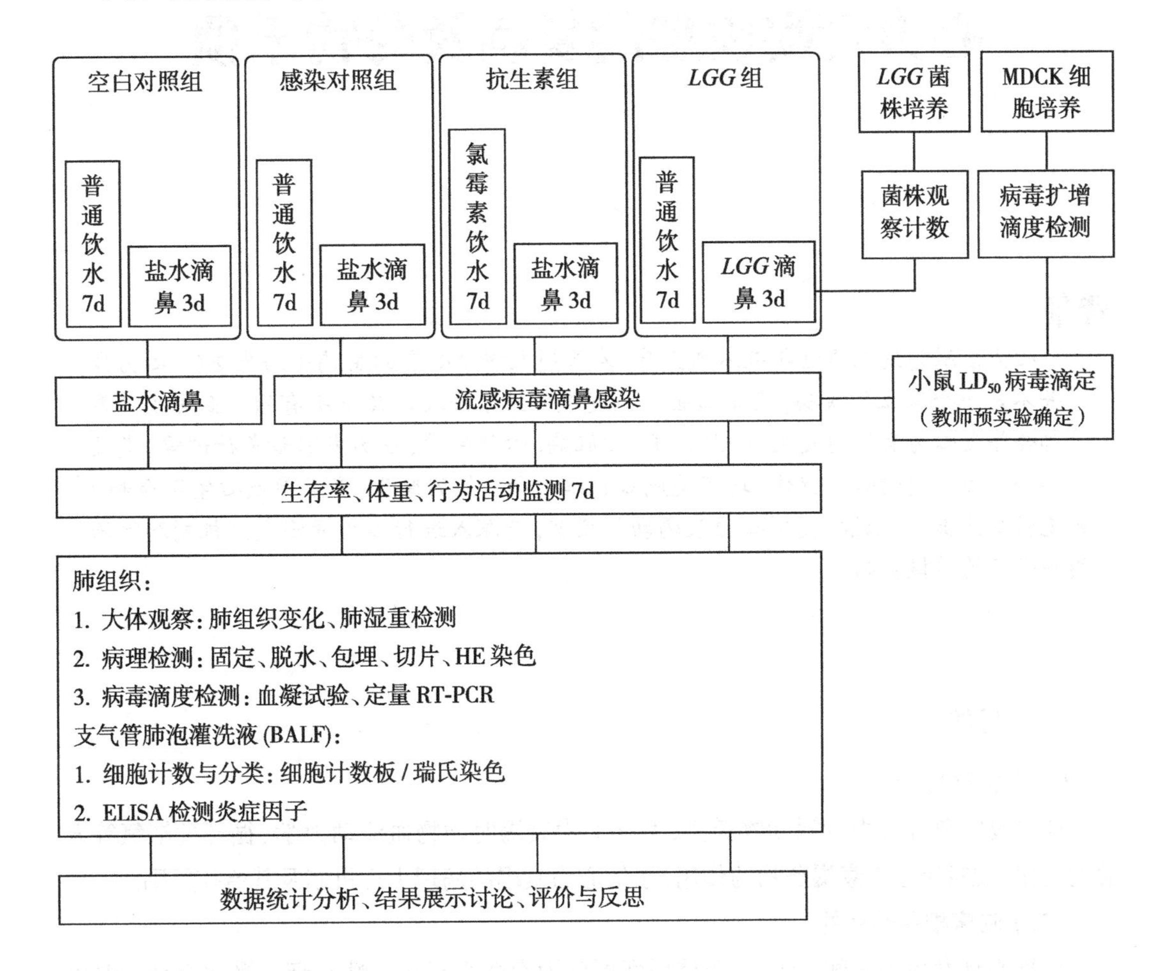

（王苹非，李　蕊，李雁嫘，邓辉雄，谷李铭）

第十六章

心力衰竭模型的复制及药物干预

背景

心力衰竭的发病率近年来不断上升，在普通人群中心衰的患病率约为2%。心力衰竭并不是一个独立的疾病，而是心脏疾病发展的终末阶段。几乎所有的心血管疾病最终都会导致心力衰竭的发生，心肌梗死、心肌病、心律失常、压力或容量负荷过重、炎症等各种原因引起的心肌损伤，均可造成心肌结构和功能的变化，最后导致心室泵血和/或充盈功能低下。成功复制心力衰竭动物模型，是深入进行心力衰竭发病机制和防治措施研究的前提基础。

一、目的

（一）实验目的

通过复制急性心力衰竭动物模型，掌握心力衰竭时动物血流动力学、循环性缺氧等方面的变化，观察抗心力衰竭药物的作用，了解心力衰竭的病理生理机制及其治疗原则。

（二）临床相关性目的

根据心衰发生的时间、速度、严重程度可分为慢性心衰和急性心衰。慢性心衰一般进展缓慢，伴有代偿性心脏扩大或肥厚及其他代偿机制的参与。急性心衰多因急性的严重心肌损害、心律失常或突然加重的心脏负荷，使心脏在短时间内发生衰竭或慢性心衰急剧恶化。本实验通过短时间内药物抑制心脏功能，模拟急性心衰的发生，进而观察抗心力衰竭药物的作用，使学生将动物实验与临床疾病相联系，加深理解心力衰竭的发病机制以及治疗原则。

（三）素质目的

通过复制家兔急性心力衰竭，观察血流动力学指标变化，提高学生左心室插管等难度较大操作的动手能力，培养学生细心观察、发现问题、分析解决问题的能力、团队协作精神以及整体性思维的能力。

二、原理

（一）实验原理

心力衰竭动物模型的建立常用以下方法：①加重前负荷：包括快速大量输液，二尖瓣、三尖瓣和主动脉瓣关闭不全，动静脉短路和左心房主动脉吻合等；②加重后负荷：包括主动脉缩窄、主动脉狭窄、肺动脉缩窄和肺动脉狭窄；③冠状动脉缺血：如冠状动脉的结扎、夹闭；④心室快速起搏：多用于建立慢性心衰模型，血流动力学指标较稳定；⑤心肌毒及抑制药物：阿霉素多用于建立慢性心衰模型，普萘洛尔、戊巴比妥钠、维拉帕米多用于建立急性心衰模型。

本实验复制家兔心力衰竭模型采用L型钙通道阻滞剂维拉帕米，维拉帕米诱导心力衰竭的药理学基础是：①对心脏的抑制作用，即负性频率、负性传导及负性肌力作用，且为剂量依赖性；②扩张血管作用，即明显扩张外周血管，使外周阻力降低，平均动脉压下降。强心苷类药物可通过抑制心肌细胞膜Na^+-K^+-ATP酶，使细胞内的Na^+增加，进而促进Na^+-Ca^{2+}双向交换，使心肌细胞内的Ca^{2+}浓度增高，心肌收缩力增强，对心衰发挥治疗作用。

将心导管插入左心室，测量左心室血流动力学相关参数，是研究心功能变化的主要手段。常用的观测指标包括：左心室收缩压（left ventricular systolic pressure，LVSP）、左心室舒张最低压（left ventricular diastolic pressure，LVDP）、左心室舒张末压（left ventricular end diastolic pressure，LVEDP）、左心室内压最大变化速率（$\pm dp/dt_{max}$）等。心衰由于心排血量绝对和/或相对减少，导致循环血量不足，往往会伴发循环性缺氧过程，因此血氧指标的检测也较为重要。

（二）临床问题原理

心力衰竭是一种复杂的综合征，涉及不同的途径和病理生理过程。心力衰竭始于心肌损伤，导致病理性心室重塑，从而出现左心室扩大和/或肥大。心衰早期，以肾素-血管紧张素-醛固酮系统（RAAS）激活和交感神经兴奋为主的代偿机制尚能通过水钠潴留、外周血管收缩及增强心肌收缩等维持正常的心输出量。但这些神经体液机制最终将导致直接细胞毒性，引起心肌纤维化，造成心律失常以及心室泵血和/或充盈功能低下，并伴发循环性缺氧发生。

三、实验内容

1. 复制家兔急性心力衰竭模型。
2. 家兔左心室功能测定。
3. 血氧指标检测。
4. 家兔急性心力衰竭的药物治疗。
5. 心力衰竭标志物检测。

四、实验周期和课堂学时

（一）实验周期

实验总时长为1~3d。

1. 复制模型、药物治疗1d。
2. 心力衰竭标志物检测1~2d。

（二）课堂学时

课堂总学时为4~18学时。

1. 实验方案设计2学时。

2. 动物实验4~6学时；实验室检测4~8学时。

3. 实验讨论和分析2学时。

五、实验用品

（一）实验动物

健康家兔，雌雄不限，体重2~2.5kg。

（二）实验器材

1. 生物信号采集与处理系统、压力换能器、血气分析仪。

2. 手术器械、兔手术台、气管插管、动脉插管、左心室插管、输液器、注射器等。

（三）实验试剂

20% 乌拉坦、维拉帕米注射液、1% 普鲁卡因、0.3% 肝素生理盐水、生理盐水、毒毛花苷K。

六、实验方法

（一）麻醉与固定

家兔称重，耳缘静脉注射20% 乌拉坦（5ml/kg），待家兔麻醉成功后仰卧固定于兔手术台上，耳缘静脉穿刺并固定头皮针，静滴生理盐水5~10滴/min。

（二）心电图连接

家兔心电导联线连接于生物信号采集与处理系统1通道，记录标准肢体Ⅱ导联心电（右前肢－白色线、左前肢－黄色线、左后肢－红色线、右后肢－黑色线）。

（三）气管插管

具体操作步骤详见第二章“医学实验动物基本知识”。插入后要检查管内有无出血，以保持呼吸道通畅。

（四）颈静脉插管

具体操作步骤详见第二章“医学实验动物基本知识”。静脉插管末端连接医用三通管，用于静脉取血或给药。

（五）股动脉插管

具体操作步骤详见第二章“医学实验动物基本知识”。插管连接压力换能器于生物信号采集与处理系统2通道，测定血压。

（六）左心室插管

分离家兔右颈总动脉（左心室插管通过颈总动脉、主动脉弓及升主动脉进入左心室内，根据解剖位置右颈总动脉离主动脉口近，弯路少，比较容易成功）备2根手术线，测量切口到心脏的距离，在左心室插管上做标记，作为插入导管长度的参考，将液体石蜡涂抹在导管表面以减少摩擦。结扎远心端，近心端用动脉夹夹闭，在靠近远心端结扎线处，用眼科剪以45° 角剪开血管直径的1/3~1/2（血管切口面呈斜切面，不能呈垂直面）。用弯形眼科组织镊的弯钩插入到血管内轻轻挑起血管，此时可见到颈总动脉血管腔，迅速插入左心室插管 2~3cm 后（左心室插管事先与压力换能器及生物信号采集与处理系统连接），用手轻轻捏住血管切口部位，松开动脉夹，防止出血或渗血，同时将左心室插管继续缓慢推送到预定部位，整个操作过程应该在同步监测压力波形变化下进行。当左心室插管到达主动脉入口处时，可触及到心脏搏动，继续推进左心室插管。若遇到较大阻力，切勿强行推入，可将左心室插管略提起少许呈 45° 角后，再继续顺势向前推进。如此数次即可在主动脉瓣开放时使左心室插管进入心室。插管时出现落空感，压力波形由血压变化为室内压波形，表明左心室插管已进入心室，用备用线结扎固定。插管连接压力换能器于生物信号采集与处理系统 3 通道，测定左心室内压。同时数据分析设置于 4 通道，对 3 通道进行同步微分，测定左心室内压变化速率。

（七）模型制备

维拉帕米（0.25%）以每分钟 40 滴的速度自颈静脉缓慢滴入，待收缩压、LVSP 下降后减慢速度，以每分钟 10 滴的速度持续滴入，使左心室内压最大变化速率（$\pm dp/dt_{max}$）下降 40%，表示心力衰竭模型制备成功。停止给予维拉帕米或以更低速度维持滴入，使血流动力学各项指标较稳定。股动脉取血，测定血氧指标。

（八）强心苷对衰竭心脏的作用

将 0.125mg/ml 的毒毛花苷 K（一般准备 6ml）以 0.3ml/min 的速度经颈静脉恒速输注，每 5min 记录一次上述各指标，以心电图上出现心律失常为中毒标志。股动脉取血，测定上述血氧指标。

（九）检测指标

1. 心脏血流动力学　动物状态稳定后，生物信号采集与处理系统记录动脉血压（arterial blood pressure，ABP）、左心室收缩压（LVSP）、左心室舒张末压（LVEDP），左心室内压最大变化速率（$\pm dp/dt_{max}$）。

2. 血氧指标测定　股动脉取血，血气分析仪测定动脉血氧分压、动静脉氧差值、血氧饱和度、血氧含量。

3. 心重指数测定　腹腔注射过量麻醉药处死动物，摘取心脏，滤纸吸干液体，称量全心重量。计算全心重指数，全心重指数 = 全心重量（g）/ 体重（kg）。仔细分离出左心室，称量左心室重量。计算左心室重指数，左心室重指数 = 左心室重量（g）/ 体重（kg）。

4. 心衰标志物检测

（1）BNP、NT-proBNP 的测定：诊断心衰的公认的客观指标为脑钠肽（brain natriuretic peptide，BNP）和 N 末端脑钠肽原（NT-proBNP）的浓度增高。可采用放射免疫分析方法测定家兔血浆内的 BNP、proBNP 含量，具体操作方法请参考放免试剂盒说明书。

（2）cTnI、cTnT 的测定：检测心肌受损的特异性和敏感性均较高的标示物心肌肌钙蛋白 T 或 I（cardiac troponin，cTnT 或 cTnI）。可采用 ELISA 法测定血清肌钙蛋白 cTnI、cTnT，具体操作方法请参考 ELISA 试剂盒说明书。

七、注意事项

1. 右侧颈总动脉用来插左心室插管，注意保护好动脉。

2. 插入左心室插管前应首先在体表粗略测量一下需要的左心室插管长度，插入左心室插管时动作应轻柔，边插入边注意观察压力波形变化，避免将心脏刺穿或导管紧贴心脏内壁。

3. 判断动物是否出现心衰以给药前指标为依据，注意记录好给药前各指标。

4. 当($\pm dp/dt_{max}$)下降40%时，可考虑停止给予维拉帕米或以更低速度维持滴入维拉帕米。

5. 有条件时，可选取正常家兔1只以及制备心力衰竭模型家兔1只，作为治疗后的对照。

八、讨论与思考

1. 复制心力衰竭动物模型的方法有哪些？

2. 急性心力衰竭时血流动力学有何改变？为什么？

3. 心力衰竭伴发循环性缺氧的机制是什么？可采取何种措施辅助治疗？

4. 强心苷对心肌有哪些作用？其机制是什么？

5. 如用模拟人模拟急性左心衰患者，模拟人应表现出哪些典型临床特征？

6. 治疗慢性心力衰竭的药物有哪些？治疗急性左心衰竭的药物有哪些？二者有何区别？

九、实验流程图

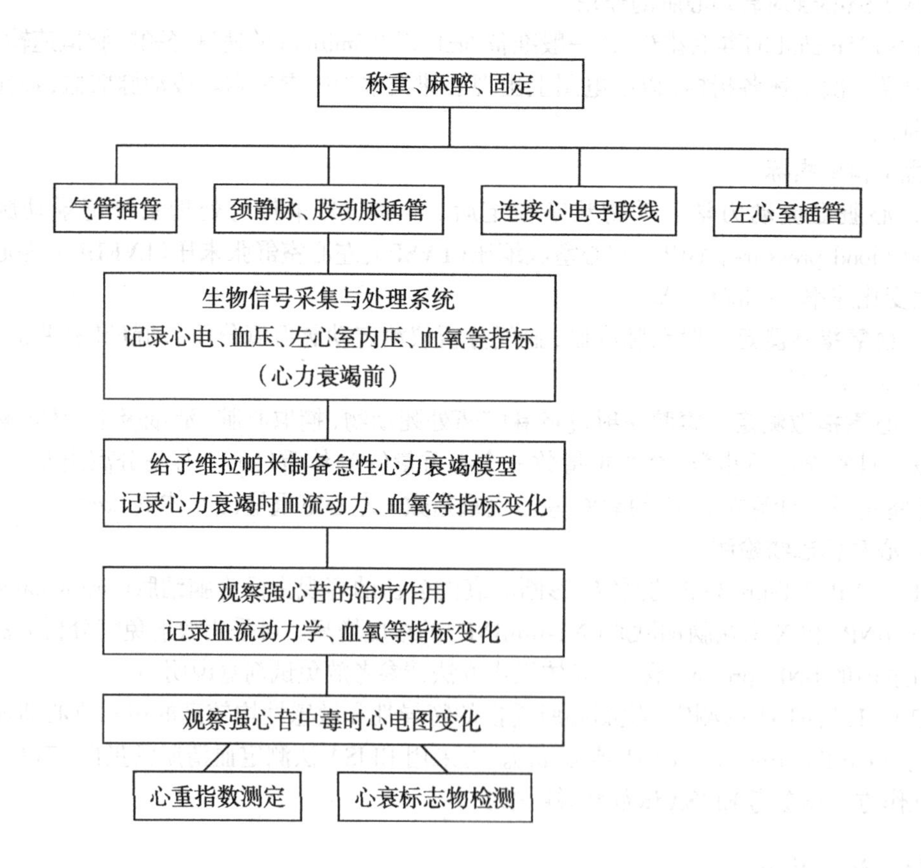

（胡　浩，沈　楠，林　芳，郭茂娟）

第十七章

实验性全心衰及相关调节因素的影响

背景

心功能不全是指各种原因引起心脏结构和功能的改变，使心室泵血量和/或充盈功能低下，以致心输出量不能满足组织代谢需要的病理生理过程。心功能不全的失代偿阶段称为心力衰竭，临床上表现为呼吸困难、水肿及静脉压升高等静脉淤血和心排血量减少的综合征。随着高血压和冠心病等心血管疾病发病率的上升以及人口老龄化，心功能不全的患病率正在逐年增加，已成为关系人类健康的重要公共卫生问题。

一、目的

（一）实验目的

学习离体在位蟾蜍心脏恒压灌流法及实验性心力衰竭的动物模型的制备方法，观察影响心功能的因素及强心药对衰竭心肌的作用。

（二）临床相关性目的

以心脏为主线，整合生理学、病理生理学、药理学的内容，分别观察心脏在正常及病理状态下功能活动的改变，再利用药物进行治疗，引导学生分析发病机制及临床意义，加深对心衰治疗过程的理解。通过这种紧密联系临床的实验模式，提高学生综合分析问题的能力，培养学生的临床思维。

（三）素质目的

通过离体在位蟾蜍心脏恒压灌流法、全心衰模型制备等实验内容的层层递进，提高学生实验动手操作能力、分析及解决问题的能力。启发学生选择不同药物进行解救并分析药物相互作用，培养学生的批判思维，提高科研创新能力。

二、原理

（一）实验原理

1. 离体在位蟾蜍心脏造模原理 心脏泵血过程包括收缩期和舒张期两部分，心输出量是每搏输出量与心率的乘积，而心室前负荷、后负荷和心肌收缩性是影响每搏输出量的基本因素。利用离体在位的蟾蜍心脏，消除神经反射对心率变化的影响，使心率基本恒定。因此实验主要考虑每搏输出量对心输出量的影响，前者反映了心肌收缩能力与做功的大小。

2. 心力衰竭蟾蜍造模原理　利用低钙溶液灌注蟾蜍心脏，降低心肌收缩能力，减少钙离子内流，制备出全心衰模型。

（二）临床问题原理

心功能不全是多种循环系统及非循环系统疾病发展到终末阶段的共同结果，主要病因可以归纳为心肌收缩能力降低、心室负荷过重、心室舒张及充盈受限。左、右心室同时或先后发生衰竭，称为全心衰竭。可见于病变同时侵犯左、右心室，如心肌炎、心肌病等。由于长期左心衰竭导致肺循环阻力增加，久之合并右心衰竭在临床上较为常见。

生理条件下，心输出量可以随着机体代谢需要的升高而增加，这主要是通过对心率、心室前、后负荷和心肌收缩能力的调控实现的。心脏泵血功能受损时，心排血量减少可以通过多种途径，引起内源性神经 - 体液调节机制激活。心脏泵血功能障碍及神经体液调节机制过度激活，可以引起心功能不全的患者在临床上出现多种表现，主要以心输出量降低引起的器官组织灌流量减少和肺循环或体循环静脉淤血为特征，表现为相应的综合征。

随着对心功能不全发生机制认识得不断深入，心功能不全的治疗模式也发生了很大的变化，治疗方式已从过去的短期血流动力学 / 药理学措施转变为长期的、修复性策略，治疗目标不仅仅是改善症状，更重要的是抑制神经 - 体液系统的过度激活，防止和延缓心肌重塑的发展，从而降低心功能不全的死亡率和住院率，提高患者的生活质量和延长寿命。

三、实验内容

1. 蟾蜍离体在位心脏灌流标本制备。
2. 蟾蜍全心衰模型造模。
3. 观察影响心功能的因素。
4. 观察治疗心力衰竭药物的作用效果及药物相互作用。

四、实验周期和课堂学时

（一）实验周期

实验总时长为 1d。

1. 造模 4 学时。
2. 实验室检测 4 学时。

（二）课堂学时

课堂总学时为 12 学时。

1. 实验方案设计 2 学时。指导设计实验方案 1 学时，反馈修改意见 1 学时。
2. 动物实验 8 学时。造模 4 学时，实验室检测 4 学时。
3. 实验讨论和分析 2 学时。

五、实验用品

（一）实验动物

蟾蜍。

（二）实验器材

蛙类手术器械（金属探针、粗剪刀、镊子、玻璃分针、蛙板、组织剪、眼科剪），恒压灌流装置，10ml量筒，小烧杯，动静脉插管，计算器，滴管，坐标纸。

（三）实验试剂

任氏液，0.01%肾上腺素溶液，0.01%乙酰胆碱溶液，低钙任氏液，毒毛花苷K，0.002%普萘洛尔溶液，0.001%异丙肾上腺素溶液。

六、实验方法

（一）蟾蜍离体在位心脏灌流标本制备方法

1. 暴露心脏 破坏蟾蜍脑、脊髓，将其仰卧固定在蛙板上，用外科剪于剑突处向两锁骨肩峰端呈倒三角形剪开皮肤，用粗剪刀剪开胸壁，剪去胸骨、锁骨。用镊子提起心包膜，用眼科剪将其剪开，暴露心脏。

2. 穿线备用 分离出左、右主动脉，穿线（a线）备用。用玻璃分针将心脏翻向头侧，可看到静脉窦与下腔静脉（后腔静脉）及左、右肝静脉，小心分离并剪开与左、右肝静脉相连的心包膜组织，在其下穿线（b线）备用。

3. 左肝静脉插管 分离出左叶肝组织，牵拉以增加左肝静脉张力，用眼科剪在左肝静脉上做一切口，将事先装满任氏液的静脉插管插入切口，直至静脉窦，此时插管内液体液面下降，液体经静脉流入心房，证明插管成功，用备用线（b线）结扎固定插管，用滴管加入任氏液冲洗心脏直至无色为止。

4. 左主动脉插管 翻转心脏向下（复位），提起左主动脉，以尽量远离心脏的位置做一斜形切口，将事先充满任氏液的动脉插管向心脏方向插入，作为心搏出口，并用备用线（a线）连同右主动脉结扎固定。

5. 连接灌流装置 把静脉插管与贮液瓶相连的橡皮管相连，但先不要打开夹子，把动脉插管与侧管（即心功管）的橡皮管相连。

（二）蟾蜍全心衰竭模型造模方法

用低钙任氏液代替任氏液灌流，当低钙任氏液完全进入蟾蜍心脏1~2min后，观察并比较更换灌流液前后各项指标变化。

（三）改变心脏前负荷的方法

与心脏在同水平的流出口管夹闭，打开侧管（即选择后负荷高度为5cm），固定后负荷的高度不变，调节贮液瓶的高度，使前负荷（即输液管的液面高度）分别处于5、10、15cm等高度，观察并测定各项指标。

（四）改变心脏后负荷的方法

通过逐步升高流出口的高度（逐个关闭侧管），使后负荷依次分别处在侧管不同档的高度（每档的间距为5cm），观察并测定各项指标。

（五）心脏给药方法

分别于心脏表面滴加不同药物，待效果明显后，观察并记录各项指标。

建议药物种类：0.01%肾上腺素溶液，0.01%乙酰胆碱溶液，毒毛花苷K溶液，0.002%普萘洛尔溶液，0.001%异丙肾上腺素溶液。

（六）心脏做功的评价方法

1. 心脏的肉眼观察 心脏舒张容积、心肌收缩力量的变化。

2. 每分输出量的测量 用小烧杯收集1min内心脏搏出的灌流液，用小量筒测定搏出液量（ml）。

3. 有效心功率的计算 有效心功率[（g·cm）/min]=心输出量（ml/min）× 心功管高度（cm）× 水密度（1g/ml）。

4. 心功能曲线的绘制 以心功管高度（cm）为横坐标，以有效心功率[（g·cm）/min]为纵坐标。标记出不同的心功管高度下有效心功率之点，将各点连接成线即为该心脏的做功曲线。

七、注意事项

1. 实验过程中避免损伤静脉窦，勿用手捏拿心脏，以免损伤心脏。

2. 与贮液瓶相连的液面高度代表前负荷；心脏收缩搏出的液体从侧管流出，其高度代表心室后负荷。在实验前应于贮液瓶中注入一半容积以上的任氏液。

3. 前负荷处于5cm时，每搏输出量应保持在20~30滴/min，不宜过高。以后各项实验中，所取的固定前负荷（cm）=最适前负荷（cm）-5cm。

4. 在实验过程中，每改变一次侧管高度，要稳定1~2min再进行测定；当侧管高度超过心脏代偿范围至有效心率下降时，即不再继续提高侧管高度。

5. 每次实验现象出现后，要及时用任氏液冲洗，待心脏恢复平稳后再进行下一项实验，以免上一次实验的因素干扰实验结果。

八、讨论与思考

1. 评价心功能的指标有哪些？临床目前常用的指标有哪些？
2. 从心脏本身来分析，有哪些因素可以影响心功能？
3. 临床上左、右心衰及全心衰的临床表现各是什么？其治疗原则分别是什么？
4. 急性心力衰竭的一般治疗原则是什么？治疗的药物有哪些？其使用依据是什么？

九、实验流程图

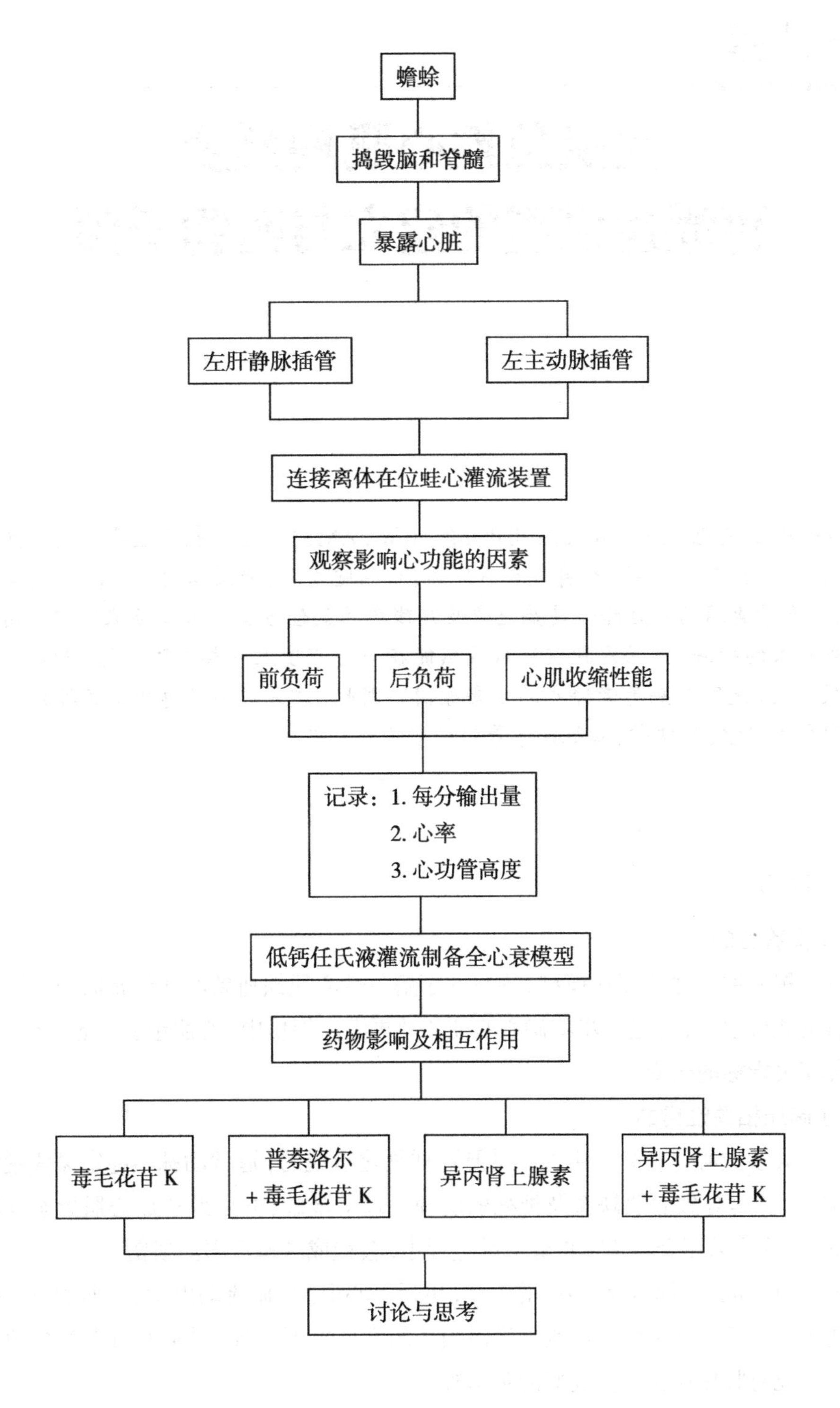
蟾蜍
捣毁脑和脊髓
暴露心脏
左肝静脉插管
左主动脉插管
连接离体在位蛙心灌流装置
观察影响心功能的因素
前负荷
后负荷
心肌收缩性能
记录：1. 每分输出量
2. 心率
3. 心功管高度
低钙任氏液灌流制备全心衰模型
药物影响及相互作用
毒毛花苷 K
普萘洛尔
+ 毒毛花苷 K
异丙肾上腺素
异丙肾上腺素
+ 毒毛花苷 K
讨论与思考

（徐　静，朱　亮）

第十八章

大鼠急性心肌梗死及再灌注模型的建立与药物干预

背景

急性心肌梗死(acute myocardial infarction,AMI)的临床表现主要为胸前区疼痛(75%),心电图ST段抬高,全身表现有发热、白细胞增高、血沉增快、心律失常、甚至猝死,及时血管再通治疗是降低其病死率及病残率的最佳方案。目前临床通常采用药物溶栓或介入的疗法,然而冠脉疏通后虽然能在一定程度上改善心脏功能,却会造成再灌注损伤,且是冠心病患者猝死的主要原因。因此,建立成功的急性心肌梗死血管再通模型在生理学、药理学、心脏病学等研究中颇为重要。

一、目的

(一)实验目的

建立大鼠心肌缺血再灌注模型,观察并了解急性心肌缺血致心律失常时心电图及心肌酶学指标的相应改变,并进一步明确心肌梗死及再灌注损伤中,心肌组织形态、超微结构及组织修复相关指标的改变。

(二)临床相关性目的

临床上大多数心肌梗死是由冠状动脉粥样硬化造成的,冠状动脉不稳定斑块脱落形成血栓,阻塞冠脉是导致心肌缺血及梗死的病理生理学基础,并由此造成心肌形态和功能的改变。此外,临床采用介入治疗再通冠脉过程中,会造成缺血再灌注损伤。

心肌缺血造成心肌形态和功能的改变,可通过心电图、血流动力学、心肌酶学指标及形态学等方面,理解心肌梗死及缺血再灌注损伤的发生发展过程,并从基础医学多角度初步阐明心肌梗死时临床相关指标改变的基本机制。

（三）素质目的

认识到急性心肌梗死的临床危害，树立“时间就是心肌和生命”的理念，增强作为一名合格临床医师的紧迫感和使命感。

二、原理

（一）实验原理

急性心肌梗死导致缺血性心肌损伤坏死，本实验采用左侧冠状动脉结扎模拟临床急性心肌梗死过程，主要表现为室性心律失常及心肌梗死，心律失常主要包括室性早搏、室性心动过速、心室纤颤等。

1. TTC 染色原理　氯化三苯基四氮唑（triphenyl tetrazolium chloride，TTC）与活细胞线粒体内的琥珀酸脱氢酶反应，生成红色的甲臜，37℃水浴后，拍摄心脏照片，并用图像处理软件计算心梗面积（%）。

2. 结扎冠状动脉左前降支原理　临床上约 50% 心肌缺血病例发生在左冠状动脉前降支（LAD）供血区域，因此本实验以结扎冠状动脉左前降支法建立大鼠心肌缺血及再灌注损伤模型，模拟临床心肌梗死及再灌注损伤过程。结扎左冠脉前降支后心电图立即显示急性缺血改变，表现为 ST 段抬高、T 波倒置等。缺血 24h 后可出现明显缺血性改变。缺血 3~7d 时，结扎部位可见明显炎性细胞浸润，同时成纤维细胞明显增殖、肉芽组织形成；第 14~21d，进入修复性纤维化阶段；第 28d，可形成肉眼可见的瘢痕组织。

（二）临床问题原理

心肌急性缺血缺氧导致心肌细胞死亡，心电图可见 ST 段抬高，同时释放心肌损伤相关的生物标志物如肌钙蛋白（cTnT）、肌酸激酶同工酶 MB（creatine kinase isoenzyme MB，CK-MB）等，释放与损伤相关的分子，并诱导细胞因子和趋化因子（IL-1β 等）将白细胞募集到梗死区域，从而引发强烈的炎症反应，进而清除梗死细胞和细胞外基质（extracellular matrix，ECM），同时启动修复反应。

早期再灌注会加速并加重炎症反应，并对梗死的病理特征产生深远影响。在急性缺血再灌注的心肌中，微血管通透性明显增加，导致吞噬性巨噬细胞快速浸润至梗死心肌组织中，加速组织碎片的清除。巨噬细胞对死细胞的吞噬作用导致内源性抗炎途径的活化，最终导致炎症浸润的消退。炎症逐渐消退后，发生活化的肌成纤维细胞（α-SMA）分泌和释放大量 ECM（胶原Ⅰ和胶原Ⅱ），并激活血管生成。随着瘢痕的成熟，成纤维细胞逐渐趋于稳定，梗死区域的新生血管获得了一层血管壁细胞，并逐渐趋于成熟与稳定。

三、实验内容

1. 大鼠急性心肌梗死及再灌注模型制备。
2. 大鼠Ⅱ导联心电图检测。
3. TTC 染色检测心肌梗死面积。
4. 大鼠心功能检测。
5. 大鼠心肌组织形态学观察。

6. 大鼠血清生化指标检测。

7. 大鼠心肌抗氧化指标检测。

8. 大鼠心肌组织凋亡与自噬相关指标检测。

四、实验周期和课堂学时

(一) 实验周期

实验总时长为1~30d。

1. 造模前大鼠适应性饲养7d。

2. 造模及治疗1~21d。

(1) 急性实验: 1d。

(2) 慢性实验: 3、7、14、21d不等,适合开放性创新实验。

3. 实验室检测1~2d。

(二) 课堂学时

课堂总学时为12~18学时。

1. 实验方案设计4学时。指导设计实验方案1学时,反馈修改意见3学时。

2. 动物实验9~11学时。造模2学时,成模检测1学时,实验室检测6~8学时。

3. 实验讨论和分析3学时。

五、实验用品

(一) 实验动物

成年雄性Wistar或SD大鼠,体重220~250g,自由摄食、饮水。普通颗粒饲料喂养。

(二) 实验器材

1. 普通离心机、酶标仪、0.1g电子天平、生物信号采集与处理系统、小动物呼吸机、病理显微镜、血气分析仪。

2. 手术器械、气管插管、电热恒温水浴锅、心电图引导电极、剪刀、止血钳、眼科拉钩、镊子、白瓷盘、试管架、吸水纸、可调微量移液器、动物手套、大鼠手术台、记号笔。

(三) 实验试剂

10%乌拉坦、肝素、生理盐水、4%多聚甲醛溶液,2,3,5-三苯基氯化四氮唑(TTC),伊文思蓝溶液。

(注:以上仅包括心肌缺血及再灌注模型形态学观察指标检测试剂,不包括其他选测指标检测试剂。)

六、实验方法

(一) 分组方法

将大鼠随机分为3~4组:

1. 假手术组：给予生理盐水 2ml/kg。

2. 心肌缺血及再灌注组：给予生理盐水 2ml/kg。

3. 利多卡因组：给予利多卡因 0.2mg/kg。（4 学时、8 学时实验选用，观察心律失常）。采取腹腔注射方式给药，手术前 1h 给药。

4. 普萘洛尔（15mg/kg）或其他治疗性药物（慢性实验选用）。

方法一：急性实验（4 学时）采用结扎 LAD 构建急性心肌梗死模型，分为假手术组、模型组缺血 2h、给药组给予利多卡因，监测心电图 ST 段抬高情况，实验结束后进行 TTC 染色。

方法二：急性实验（8 学时）采用结扎 LAD 构建急性心肌缺血再灌模型，分为假手术组、模型组缺血 30min，再灌注 2h、给药组给予利多卡因再灌注前给药，监测心电图及心律失常情况，实验结束后进行 TTC 染色。

方法三：慢性实验（24h）采用结扎 LAD 构建急性心肌梗死模型，分为假手术组、缺血 24h 组、缺血 30min 再灌 2h 组、缺血 30min 再灌 24h 组，监测心律失常情况，实验结束后进行 TTC 染色。

方法四：慢性实验（3~21d）适用于开放性创新实验项目，用以测试某药物抗心肌缺血及再灌注损伤的作用。分为假手术组、模型组、给药组，构建急性心肌梗死模型。术后每天给药。

根据实验需求，在给药后 1d、3d、7d、14d 甚至更长时间点后，处死动物，取新鲜心脏进行 TTC 染色、留取血清检测血液生化指标，取心脏组织 4% 多聚甲醛固定，常规石蜡切片进行形态学及免疫组织化学染色（IHC）检测，取结扎线以下心尖组织进行蛋白样品制备。

（二）大鼠急性心肌梗死及再灌注模型建立

1. 麻醉、固定、备皮　选择体重 220~250g 左右的雄性 Wistar 或 SD 大鼠，按 5ml/kg 剂量腹腔注射 20% 乌拉坦溶液麻醉。麻醉后将大鼠仰卧位固定于手术台上，大鼠左胸及四肢剃毛，常规消毒皮肤。

2. 记录Ⅱ导联心电图　在四肢处连接电极（棕色：右前肢；绿色：右后肢；红色：左后肢）。打开生物实验系统，观察麻醉后大鼠Ⅱ导联心电图。在软件上标记相应的时间点，如：麻醉后、气管插管后、缺血前、缺血 30min；再灌注前、再灌 1h、2h 以及出现心律失常等时间点。

3. 气管插管　详见第二章“医学实验动物基本知识”。气管插管完成后连接小动物呼吸机，潮气量 8~12ml，呼 - 吸比（1∶2），呼吸频率 70~90 次 /min 呼吸压力 1.5~2.5kPa。

4. 开胸及结扎左冠状动脉　在大鼠左胸皮下穿缝合线，为做荷包缝合做准备。

用止血钳沿左 4~5 肋间隙打开胸腔。用拉钩撑开肋骨，剪开心包，暴露心脏。轻压大鼠腹部，同时拉钩，将心脏挤出胸腔。在心脏挤出后用左手的拇指和示指夹住鼠心，心尖指向头侧稍偏右。用小弯针穿 6/0 号丝线，从距离左心耳下方 1~2mm 处进针，在肺动脉干与左心耳之间寻找左冠状动脉前降支主干，结扎的中点在左心耳和肺动脉圆锥的交界上，进针深度 1.5~2mm 平左心耳下缘结扎左冠状动脉前降支。结扎动作要轻柔迅速，并使用活结，尽量减少对心脏的损伤，控制在1min内完成。结扎后将心脏放回胸腔，挤出残余空气和血液。

如需制作缺血再灌注模型，则根据需要在结扎LAD30min后将结打开，进行再灌注。本实验中采用缺血30min，再灌注2h。也有实验室在结扎时保留足够长的丝线，扎紧“荷包”时，将丝线的活结留在体外。需要再灌注时可直接在体外将活结打开，无需再次开胸。

结扎左冠状动脉前降支成功的标志 倘若结扎成功，结扎线以下组织由红润变得苍白，伴随前壁功能障碍。再灌注后壁运动恢复时红色恢复。心电图出现ST段抬高。

5. 药物治疗

（1）4~8学时急性实验，再灌注前腹腔注射给药，利多卡因1ml/100g，心律失常模型中，观察缺血和再灌期间观察心律失常的类型和次数。

（2）对于＞1d的慢性实验，在术前3~5d给予治疗药物，1次/d。末次给药一般在结扎冠脉手术前1h进行。同时注意在术后前3d，每天给予青链霉素预防感染。

6. 检测方法

（1）Ⅱ导联心电图：结扎后心电图立即显示急性缺血改变，ST段抬高。

模型制备时间缺血30min，再灌注1~2h（根据课堂学时及进程决定，再灌注不少于1h）。缺血30min，再灌0~30min出现心律失常，出现Q波或原有Q波加深，并且随着再灌注时间延长，Q波逐渐加深加宽。

常见心律失常形式：室性早搏（二联律/三联律），室性心动过速，室颤等。

（2）大鼠血清生化指标检测：麻醉大鼠，采用腹主动脉插管取血。取血分2部分：用肝素抗凝管取2ml左右血液，排空空气，按照血气分析仪器操作步骤行血气分析检测；剩余血液于37℃孵育，待凝血后3 000rpm离心10min取血清，-80℃冰箱保存待用。采用ELISA试剂盒检测血清心肌酶学指标（按照试剂盒说明书操作）。

（3）TTC染色检测心肌梗死面积：将心脏沿垂直于纵轴的方向连续切5片，置于1% TTC染色液中37℃孵育5~15min，边染色边观察。待存活组织明显变红，且与梗死组织明显区分时取出组织，生理盐水洗净，4%多聚甲醛固定10min，拍照，并分析梗死面积。

对于急性实验（4学时、8学时及24h实验），左心室灌注伊文思蓝溶液5min，取心，后进行TTC染色，计算缺血危险区域。

慢性实验中，由于心肌缺血时间长，组织损伤严重，缺血危险区域已与梗死区域完全重合，即没有被TTC染成红色的区域称为梗死区域，呈现白色；非梗死区域为深红色。

（4）液氮冷冻研磨法提取心肌组织蛋白：在结扎线以下，剪取心尖组织，称重，放入研钵中，采用液氮急速冷冻并研磨成粉末（注意添加液氮）。每100mg组织加入1mlRIPA裂解液[添加PMSF、蛋白酶抑制剂、磷酸酶抑制剂]。采用BCA法（bicinchonininc acid）测定蛋白浓度，加入蛋白上样缓冲液。采用Western blot法检测组织中炎性因子IL-1β、α-SMA、胶原Ⅰ、Ⅱ表达水平。

（5）心肌组织包埋及形态学检查：横向剖取结扎线附近心脏组织，4% 多聚甲醛固定 24h，梯度乙醇脱水、包埋，制备石蜡组织切片。HE 染色法检测组织形态，TUNEL 检测（原位末端转移酶标记技术）心肌组织凋亡水平，免疫组化学法检测心肌炎性因子 IL-1β、TGF-β、α-SMA、胶原Ⅰ、Ⅱ水平及分布。

（6）天狼星红染色检测组织胶原沉积：二甲苯脱落蜡（2×5min）、梯度乙醇洗去二甲苯，最后用蒸馏水洗净。天狼星红饱和苦味酸染液（1% 天狼星红染料 F3B10ml，饱和苦味酸溶液 90ml）染色 30~60min。梯度乙醇脱水，二甲苯透明，中性树脂封片。

结果：普通光镜摄片，胶原组织显红色，心肌组织呈淡黄色。偏振光显微镜观察，较大的胶原纤维为鲜黄色或橙色，而较薄的胶原纤维为绿色。

（7）心肌组织匀浆制备：称取心肌组织，按照质量 - 体积（1∶9）量加入生理盐水或磷酸盐缓冲液，在电动匀浆器制备匀浆。200 目纱网过滤除去组织残渣，3 000rmp 离心得上清。按照试剂盒要求检测心肌组织匀浆中 SOD（superoxide dismutase，超氧化物歧化酶）、GSH-Px（glutathione peroxidase，谷胱甘肽过氧化物酶）、MDA（malondialdehyde，丙二醛）活性及含量。同时，取部分组织匀浆测定蛋白浓度。最后将 SOD、GSH-Px、MDA 的含量及活性换算成每毫克蛋白（U/mg prot，mmol/mg prot）。

（8）心肌组织超微结构：透射电镜观察并摄片。

（9）自噬相关基因检测：RT-PCR 检测自噬相关基因 *Beclin1*，*LC3-Ⅰ*，*LC3-Ⅱ*，*Atg5 mRNA* 水平。

七、注意事项

1. 可采用戊巴比妥钠腹腔注射（i.p.30mg/kg）或水合氯醛（i.p.300mg/kg）进行麻醉。

2. TTC 染色中梗死面积应当大于 30%。小于 30% 的组织可能由于结扎时错过左冠状动脉前降支。此时组织形态学的改变是由于结扎线对组织的破坏，并非由于缺血导致。

3. 在慢性实验中，尤其是未经治疗的对照组在心梗后 3~7d，对实验动物的操作应当轻柔，以最大程度地避免压力可能触发心脏破裂时对动物的干扰。

4. 造模时动物体温对实验存活率影响较大。手术前后要注意实验动物的保温。有条件的可采用恒温手术台，使大鼠体表温度维持在 33~35℃。

八、讨论与思考

1. 急性心肌梗死后再灌注损伤模型有哪些？如何设计筛选治疗药物的实验方案？

2. 急性心肌梗死及再灌注损伤中应当检测哪些指标？为什么？

3. 急性心肌梗死的患者常发生心律失常，但急性心肌梗死再灌注损伤患者心律失常发生的可能性更大更严重，为什么？

九、实验流程图

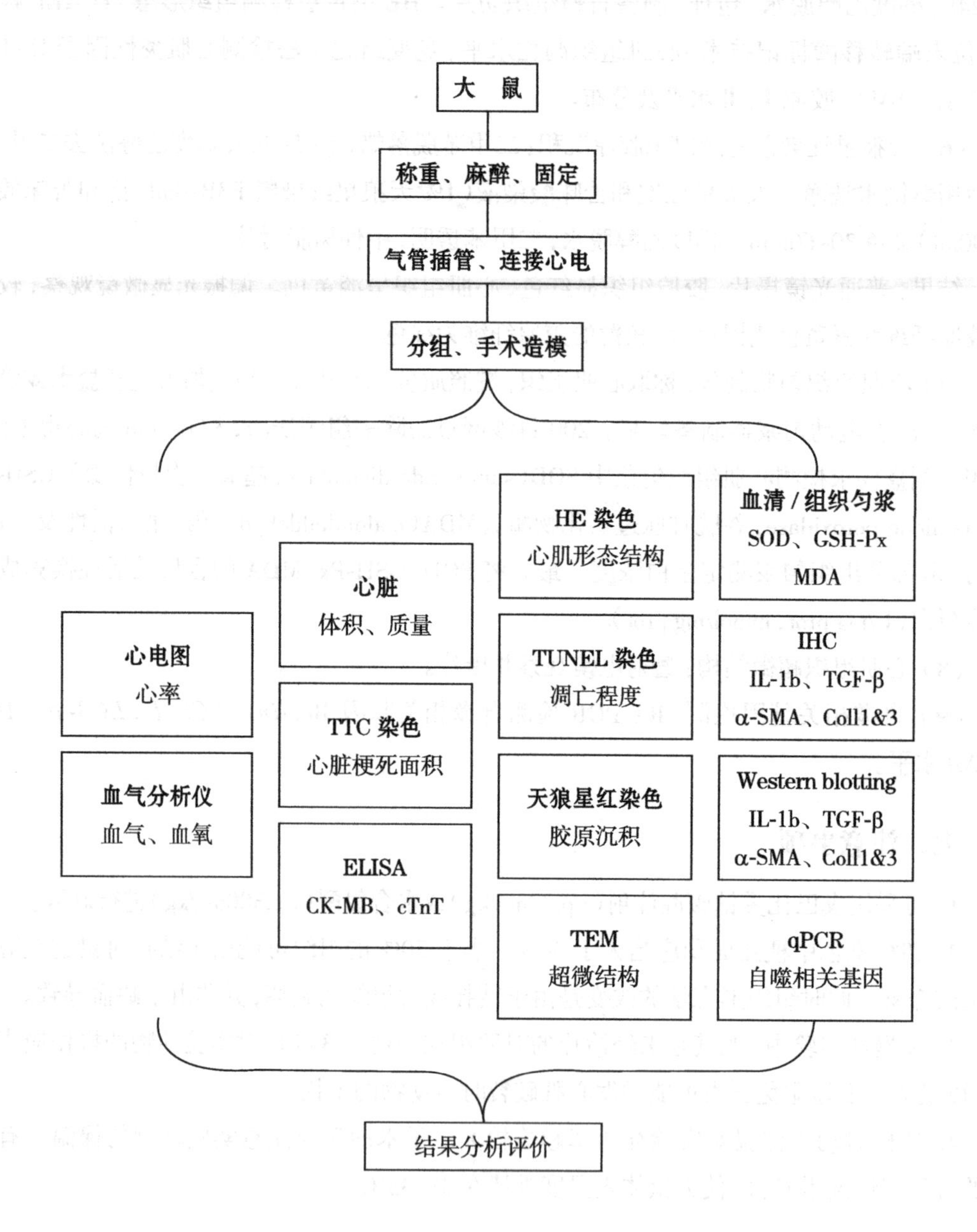

（张四维，唐俊明，吴　艳）

第十九章

血压调控机制及抗高血压药物筛选研究

背景

高血压是临床常见慢性病，也是心脑血管疾病最主要的危险因素，严重影响患者健康。无论是原发性高血压，还是继发性高血压，其发病机制都涉及血压的神经体液调节异常。因此，探讨血压调控的神经体液调节机制，理解高血压药物的作用特点，利于掌握高血压的发病机制和临床诊疗。

一、目的

（一）实验目的

利用家兔动物实验，通过牵拉刺激或直接神经刺激，掌握血压调控的传入和传出神经机制、心血管反射过程以及血压检测方法；通过观察肾上腺素、去甲肾上腺素及异丙肾上腺素对血压的影响，掌握体液因素对血压的影响及作用机制；复制大鼠肾性高血压模型（Goldblatt 方法），探讨常用降压药物的作用及机制或筛选肾性高血压的治疗药物（此部分可用于探索实验）。

（二）临床相关性目的

通过家兔血压等指标的变化，探讨神经体液因素对高血压的影响及机制；进而通过大鼠实验，深入理解应激性高血压、肾性高血压等疾病的发病机制，为高血压的治疗提供理论依据和实验基础。

（三）素质目的

通过实验设计，引导学生形成将生理学、病理生理学和药理学知识有机融合、整合应用的习惯；通过实验实施掌握血压调控机制的理论知识，并培养运用上述知识进行探索性实验设计、筛选相关药物的能力；通过实验 - 理论 - 再实验，提高学生结果分析、问题反思、归纳总结等科研思维能力。

二、原理

（一）实验原理

1. 神经体液因素调节血压（心血管反射）的原理　机体通过神经和体液机制调节心脏和血管活动影响血压，以适应内外环境的变化，这一过程被称为心血管反射。当血压升高时，颈动脉窦和主动脉弓压力感受器传入神经冲动至心血管中枢（延髓），中枢整合后，引起心交感神经和交感缩血管神经抑制、心迷走神经兴奋，使心率减慢、心肌收缩力减弱、心排血量减少，同时外周血管扩张、阻力减小、血压下降；反之，调控血压升高效应。此外，PO_2↓，PCO_2↑，H^+↑也可通过化学感受性反射，引起血压升高；心血管活动还受到体液因素的调节，如肾素 - 血管紧张素系统、肾上腺素与去甲肾上腺素、血管升压素等。

2. 肾上腺素与去甲肾上腺素调控血压的原理　肾上腺素对 α 和 β 受体均有兴奋作用，可使心率加快、心力增强，心排血量增加；小剂量肾上腺素主要引起外周血流重新分布而对总外周阻力影响不大，但大剂量肾上腺素则可使外周阻力明显升高，导致血压升高。肾上腺素作用于 β 受体，可使骨骼肌、肝和冠状血管扩张；若在静脉注射肾上腺素之前先用 α 受体阻断剂，则只能观察到血压降低，这种现象被称为肾上腺素的翻转效应。去甲肾上腺素主要激活 α 受体，引起外周血管广泛收缩，通过增加外周阻力而使动脉血压升高，但在外源性给予时，常因明显的升压作用而反射性地引起心率减慢。

（二）临床问题原理

原发性高血压是以体循环动脉血压升高为主要临床表现的心血管综合征。其病因是遗传和环境因素交互作用的结果，其中精神应激因素是促进高血压发生的重要因素，涉及交感 - 肾上腺素系统的过度激活等。继发性高血压是指由某些确定疾病或病因引起的血压升高，约占高血压的 5%。常见于肾实质性疾病、肾血管性高血压、原发性醛固酮增多症、嗜铬细胞瘤、皮质醇增多症等。这些疾病可能与肾素 - 血管紧张素过度激活、交感过度兴奋或与肾上腺素、皮质激素过度释放有关。因此，需要深入探讨血压的神经 - 体液调节机制。

三、实验内容

1. 家兔有创血压检测。
2. 血压调控的神经因素及心血管反射观察。
3. 血压调控的体液因素（肾上腺素、去甲肾上腺素）及受体作用机制。
4. 大鼠肾性高血压建模。
5. 大鼠无创血压检测。

四、实验周期和课堂学时

（一）家兔血压调控的神经体液机制研究

1. 实验总时长为 1d。

2. 课堂总学时为4~5学时。

（1）实验方案设计，老师指导整改确定实验内容1个学时。

（2）造模2个学时，观察、检测，并实施抢救1个学时。

（3）实验讨论和分析1学时。

（二）肾性高血压模型（Goldblatt方法）的建立及无创血压检测

1. 实验周期

实验总时长为4~5周。

（1）建模需4周；

（2）建模成功后给予降压药物，当日无创血压检测用药后血压变化。

2. 课堂学时

课堂总学时为8~16学时。

（1）建模，4~8个学时，连续进行。

（2）给药前后检测无创血压变化，分析药物作用效果，4~8个学时。

五、实验用品

（一）家兔血压调控的神经体液机制研究

1. 实验动物　家兔，体重2.0~2.5kg，自由摄食，饮水。室温，普通饲料饲养。

2. 实验器材

（1）生物机能数据采集系统，压力换能器1个，双极保护电极各1个，刺激器电极。

（2）兔手术台，直、弯组织剪各1把，直、弯止血管钳各2把，眼科剪、眼科镊各2把，手术刀，手术线，静脉注射针，注射器（1ml 3支，5ml 1支、20ml 1支），动脉插管1个，三通管，纱布、固定绷带等。

3. 实验试剂

20%乌拉坦溶液、0.5%肝素生理盐水溶液、10^{-4}mol/L去甲肾上腺素溶液、10^{-4}mol/L肾上腺素溶液、10^{-5}mol/L异丙肾上腺素溶液、0.1%普萘洛尔溶液。

（二）肾性高血压模型（Goldblatt方法）的建立及无创血压检测

1. 实验动物　6~8周龄雌/雄性Wistar大鼠，体重200~250g，自由摄食，饮水。室温，普通颗粒饲料饲养。

2. 实验器材

（1）生物信息数据采集系统、大鼠尾脉搏压力绑带/传感器、鼠尾固定器。

（2）鼠操作台，直、弯组织剪各1把，直、弯血管钳各2把，眼科剪、眼科镊各2把，手术刀，手术线，静脉注射针，注射器（1ml 3支，5ml 1支、20ml 1支），内金属轴心直径为0.125mm的针灸针等。

3. 实验试剂

7%水合氯醛（0.3ml/100g）、青霉素等。

六、实验方法

(一)通过家兔有创血压检测研究血压调控的神经体液机制

1. 实验分组 正常组、神经调控和心血管反射实验组、α,β受体兴奋及阻断给药组。

2. 家兔有创血压检测

(1) 麻醉:家兔称重后,用20% 乌拉坦(2.5ml/kg)经耳缘静脉注射,固定。

(2) 分离颈部血管和神经:颈部剪毛,作长5~7cm的正中切口,分离皮下组织和浅层肌肉后,沿纵行的气管前肌和斜行的胸锁乳突肌间钝性分离,将胸锁乳突肌向外侧分开,即可见到深层位于气管旁的血管神经束,小心地分离左侧的降压神经、交感神经和迷走神经,在其下方置放三根丝线以备用。

(3) 动脉插管方法:分离右侧颈总动脉至甲状软骨上缘2~3cm(尽量向头端分离,但不要损伤其分支),近心端用动脉夹夹闭,远心端用线扎牢,在结扎处的近心端剪一斜口,向心脏方向插入已注满肝素盐水的动脉插管,用预先置放的丝线将插管与动脉扎紧,并打结固定。近心端丝线备用。

(4)血压检测方法:将血压换能器的输入端与数据采集系统相连,需要时将刺激电极插头与刺激器接口相连,设置基本参数,调节增益和软放大,DC输入,高频滤波一般为20Hz,描记正常血压曲线,可见动脉血压随心室的收缩和舒张而变化。

3. 血压调控的神经因素及心血管反射观察

(1)心血管反射观察:夹闭左侧颈总动脉5~10s,观察血压变化,包括收缩压、舒张压与脉压,突然放开动脉夹后继续观察血压的变化;手持右侧颈总动脉远心端的结扎线,或用止血钳夹住残端,向心脏方向轻轻拉紧,然后做有节奏的往复牵拉(2~5s),持续5~10s,注意勿拉脱结扎线,观察血压变化。

(2)降压神经作用观察:先用双极保护电极刺激完整的左侧降压神经,使用鼠标单击工具条上的"刺激"命令按钮,观察血压变化。然后在游离出的降压神经(应有1.5~2cm长)中部做双重结扎,在两结扎线的中间剪断降压神经,以同样的刺激参数分别刺激其中枢端和外周端,观察血压变化,以明确降压神经为传入神经还是传出神经。

(3)迷走神经作用观察:刺激迷走神经,结扎并剪断左侧迷走神经,刺激其外周端,使用鼠标单击工具条的"刺激"命令按钮,观察血压变化。

4. 血压调控的体液因素(肾上腺素、去甲肾上腺素)**及受体作用机制**

(1) 通过连接耳缘静脉的三通管注射10^{-4}mol/L肾上腺素0.2~0.3ml/kg,观察血压的变化;

(2) 待基线平稳后,先给予1% 酚妥拉明,1ml/kg,接着再给予10^{-4}mol/L去甲肾上腺素,0.1ml/kg;

(3) 待基线平稳后,耳缘静脉注射10^{-5}mol/L的异丙肾上腺素0.5ml/kg,观察血压的变化;

（4）待基线平稳后，先静脉注射0.1%普萘洛尔0.5ml/kg（β受体阻断剂），再立即注射10^{-5}mol/L的异丙肾上腺素0.5ml/kg，观察血压变化。

（二）肾性高血压模型（Goldblatt方法）的建立及无创血压检测方法

1. 肾性高血压模型的建立 按照经典Goldblatt方法，采用两肾一夹法（two-kidney one-clip，2KlC）复制肾性高血压大鼠模型。肾素-血管紧张素系统激活在该模型血压升高中起主要作用，肾动脉狭窄造成肾脏缺血，导致肾脏内肾素形成，进而增高血液中血管紧张素含量，使血压升高。该模型具有造模简单、成功率高、同一性强等优点，与人类高血压病理过程具有可比性，是国际上最经典高血压动物模型，也是目前筛选降压药物常用动物模型。

术前禁食过夜，自由饮水，用7%的水合氯醛（0.3ml/100g）腹腔注射麻醉Wistar大鼠，仰卧固定于手术台上，四肢和牙齿用棉线固定。用脱毛剂对Wistar大鼠腹部手术视野脱毛、消毒，盖上孔巾沿腹正中线做手术切口打开腹腔，小心钝性分离出左肾动脉，然后穿入无菌丝线，把内金属轴心直径为0.125mm的针灸针内芯与肾动脉血管长轴紧贴平行放置，用无菌丝线扎紧肾动脉和针灸针然后抽出针灸针，结果造成单侧肾动脉狭窄。对侧肾脏和动脉不触及。术后3d内青霉素（8万单位/鼠，0.1ml）腹腔注射，预防感染。

2. 鼠尾无创血压检测 将大鼠尾固定（有条件可置于恒温箱），鼠尾套上大鼠压力绑带/传感器，通过数据采集系统检测脉搏和血压变化，分别在建模前、模型复制成功后24h、给药后不同时间点测定血压。在大鼠安静状态下连续测血压3次，取其平均值进行比较。

3. 药物对肾源性高血压的影响 学生可自行查阅资料，选择常见降压药物（β受体阻断剂、钙通道阻断剂、血管紧张素转换酶抑制剂等）或新的降压药物进行用药观察分析。

七、注意事项

1. 每项实验结束后，应等血压基本恢复且稳定后再进行下一项实验。

2. 每次注射药物后应立即注入少量生理盐水，以防止药液残留在针头内及局部静脉中，影响下一种药物的效果。

3. 大鼠无创性血压的检测一定要确保大鼠在平静状态下检测，否则数值偏差较大。

八、讨论与思考

1. 刺激迷走神经外周端（近心端）和刺激降压神经中枢端（头端）引起血压下降、心率减慢的机制是否相同？

2. 肾上腺素和去甲肾上腺素升压各自有何特点？临床上是如何应用的？根据β受体阻断剂的降压特点及机制，试给出其临床应用的适应证和禁忌证。

3. 讨论临床常用降压药物的分类及各自作用机制。

九、实验流程图

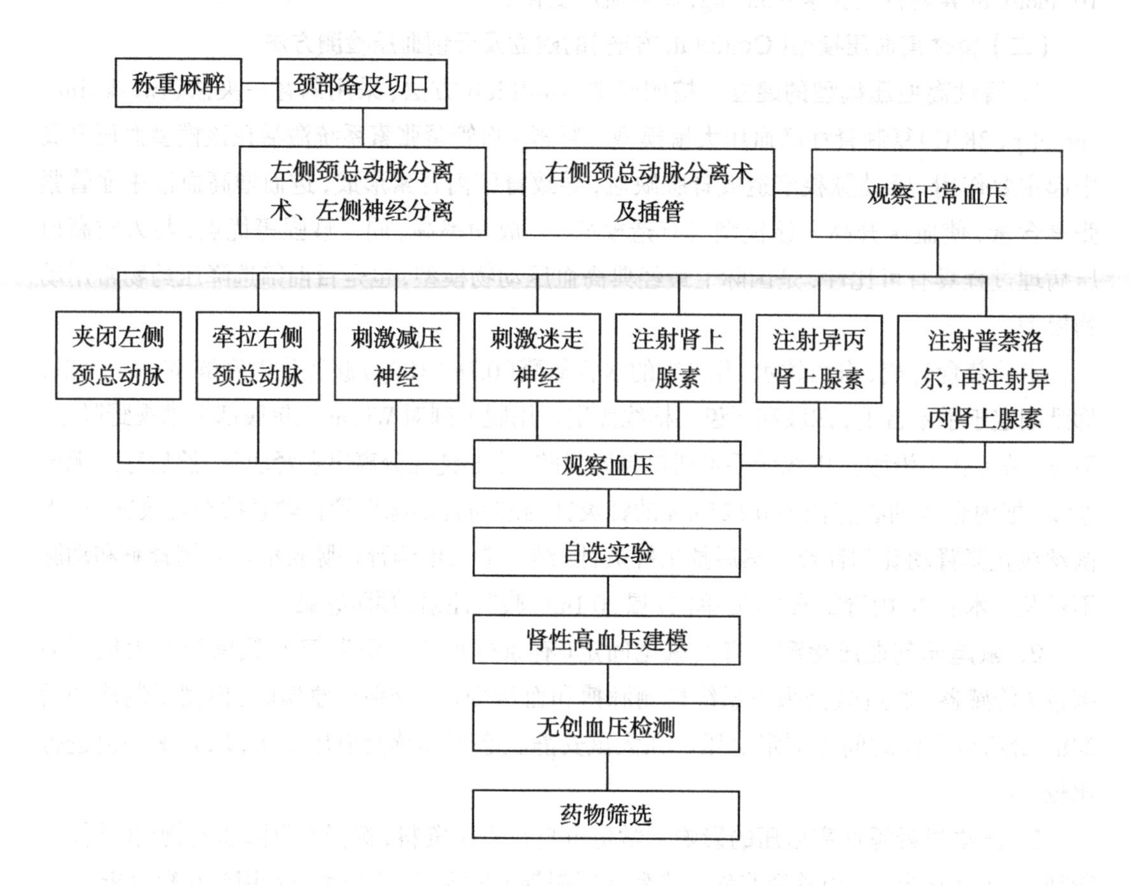

（雷俊霞，刘进军）

第二十章

高度选择性迷走神经切断术对犬类胃液分泌的影响

背景

临床上针对顽固性十二指肠溃疡、胃大部切除术或胃空肠吻合术等患者常采用高度选择性迷走神经切断术(highly selective vagotomy, HSV)来抑制过多的胃酸分泌，副交感神经(迷走神经和盆神经)是调节胃液分泌的主要神经中枢，通过释放乙酰胆碱(acetylcholine, Ach)，引起平滑肌的收缩和腺体分泌。本实验以比格犬为实验对象，进行高度选择性迷走神经切断术，并通过收集、观察各种干预方式后胃液成分、分泌量的变化来直观的学习副交感神经系统对胃液分泌的影响。

一、目的

(一)实验目的

建立犬类高度选择性迷走神经切断术模型，掌握检测胃液分泌量的方法，掌握迷走神经对胃液分泌的影响。

(二)临床相关性目的

通过复制高度选择性迷走神经切断术动物模型后观察胃液分泌活动的改变，深入探讨分析消化性溃疡发生发展过程和机制，理解植物神经功能紊乱对消化系统的影响，通过这种贴近临床过程和理论联系实际的实验模式，提高学生全面分析及解决问题的能力，培养学生基本的科研素质及团队协作能力。

(三)素质目的

在本整合实验项目中，可根据实际实验条件选择开展不同实验项目，达到不同层次的素质培养目的，通过动物模型建立及指标检测，培养学生实践动手能力；从临床到基础，培养学生发现、分析和解决问题的能力；以多学科交叉为基础，鼓励学生设计优化实验方案，培养学生创新能力及科研能力。

二、原理

（一）实验原理

1. 消化期胃液分泌　胃液分泌包括头期、胃期和肠期三个阶段，均主要通过迷走神经释放 Ach 进行支配和调节，高度选择性迷走神经切断术就是以此为基础所创立的疗法。

2. 胃迷走神经解剖　迷走神经在胃肠壁内神经丛换元后，其节后纤维支配平滑肌、腺体及内分泌细胞，节后纤维主要释放 Ach，引起平滑肌的收缩和腺体的分泌。

胃迷走神经分为前干及后干：①前干下行于食管腹段前面，约在食管中线附近浆膜的深面。前干在胃贲门处分为肝支与胃前支。胃前支伴胃左动脉在小网膜内距胃小弯约 1cm 处右行，沿途发出 4~6 条小支与胃左动脉的胃壁分支相伴行而分布至胃前壁，最后于胃角切迹附近以“鸦爪”形分支分布于幽门窦及幽门管前壁。②迷走神经后干贴食管腹段右后方下行，至胃贲门处分为腹腔支和胃后支。

高选择性迷走神经切断术是切断支配胃近端、胃底、胃体壁细胞的迷走神经，消除了胃酸分泌，保留支配胃窦部与远端肠道的迷走神经。本次实验将通过刺激、切断支配胃的迷走神经，或注射 Ach、M 受体阻断剂阿托品，观察神经体液对胃液分泌的调节及影响。

（二）临床问题原理

临床针对消化道溃疡性疾病或切除术患者，常用的迷走神经切断术有三种类型：迷走神经干切断术、选择性迷走神经切断术、高度选择性迷走神经切断术。前两种由于切断了全部分布到胃的迷走神经分支，易导致胃潴留，需另行幽门成形术或胃十二指肠吻合术，以加强胃的引流。

相较而言高度选择性迷走神经切断术保留胃窦部的迷走神经分支，最终防止胃潴留，因此是临床最常用的术式。

另外，临床上植物神经紊乱、脑外伤、卒中等神经疾病患者，会出现食欲缺乏、消化不良或胃胀气等症状，这些症状多见于迷走神经中枢受损，因此通过本次实验模型可验证并深入理解上述疾病的发生发展过程。

三、实验内容

1. 迷走神经对胃液分泌的影响。
2. 高度选择性迷走神经切断术。
3. Ach 对胃液分泌的影响。
4. 阿托品对胃液分泌的影响。
5. 不同干预方式后胃液成分检测。

四、实验周期和课堂学时

（一）实验周期

实验总时长为 1d。

（二）课堂学时

课堂总学时为 16 学时。

1. 高度选择性迷走神经切断术模型的建立为 5 学时。

2. 不同方式干预胃液分泌为4学时。

3. 组织获取及动物处死为1学时。

4. 胃液成分检测为6学时。

五、实验用品

(一)实验动物

健康成年比格犬。

(二)实验器材

1. 电子秤、大动物手术台、电动推毛器、生物信号采集系统、保护电极、动物麻醉呼吸机、分析天平、紫外分光光度计、酶标仪、酸度计、单道可调移液器、水浴锅、离心机。

2. 哺乳动物手术器械、1ml、20ml和50ml注射器、2mm硅胶插管、0号医用缝合线、7-0医用带针缝合线、纱布、止血纱布、干棉球、刻度试管、无菌玻璃平皿、大烧杯、砂轮。

(三)实验试剂

1. 25%氨基甲酸乙酯。称取250g未潮解氨基甲酸乙酯,蒸馏水溶解定容至1 000ml。

2. 0.9%生理盐水。称取9gNaCl,蒸馏水溶解定容至1 000ml。

3. 0.01%Ach。称取10mgAch,蒸馏水溶解定容至100ml。

4. 0.1%肝素生理盐水溶液。称取1g肝素,0.9%生理盐水溶解定容至1 000ml。

5. 1%硫酸阿托品注射液针剂,如果所购买针剂浓度较小,可加大给药剂量。

6. 异氟烷。

7. 组胺检测试剂盒。

8. 胃蛋白酶原检测试剂盒。

9. 胃蛋白酶检测试剂盒。

10. 促胃液素检测试剂盒。

11. 1%医用碘伏消毒液。

六、实验方法

(一)高度选择性迷走神经切断术造模及分组方法

1. 动物准备及分组

(1)实验前比格犬禁食不禁水24h后进行称重。

(2)麻醉:将麻醉面罩扣于比格犬面部,采用异氟烷吸入式诱导麻醉,经前肢大隐静脉按4ml/kg剂量注射25%氨基甲酸乙酯,疼痛反射消失后,进行实验。

(3)分组:分为对照组和高度选择性迷走神经切断术组两组。对照组仅游离神经但不做切断术,其他操作与高度选择性迷走神经切断术组相同。

2. 手术

(1)备皮:于剑突下5~10cm处用电动推毛器备皮至暴露皮肤。用碘伏由内至外环形擦拭皮肤消毒。

(2)开腹:用手术刀从剑突下沿腹白线做正中5~10cm切口,逐层切开至暴露腹腔,如术中出血及时用干棉球按压止血,如果出血量较大及时寻找出血点并用止血钳进行止血。

(3)游离肝左叶:四指伸入肝左三角韧带下将其顶起,用剪刀剪开三角韧带。

（4）游离迷走神经：

1）于浆膜的上部用1号线缝2针做牵引，钝性分离下段食管，右手示指自食管的左侧后方伸入，钝性分离食管的后方，食管前组织的分离应长达2~3cm。

2）分离切断肝胃韧带的上部，使食管下段得以松解。

3）将食管向下牵拉，右手示指继续向上及两侧钝性分离食管周围脂肪组织。用手于食管的前壁触摸，可以触到和肌层紧密连接的迷走神经前干。

4）一般情况下，左迷走神经前干位于食管的左前方，右迷走神经位于食管的右后方。用玻璃分针小心将左迷走神经前干自食管上分离出来并挑起，如遇坚韧筋膜或结缔组织可在视野良好的情况下用剪刀锐性将其和食管分开（此处可进行迷走神经干切断术）。

5）将食管向左旋转并拉开，于右后方分离出迷走神经后干。

6）于食管前方分离出迷走神经前干，用丝线提起，切开上部肝胃韧带，向下分离、解剖，可以发现神经干分为向右走行的肝支、向下进入胃小弯的胃前支以及分布到贲门胃底的贲门胃底支。

7）高度选择性迷走神经切断术（对照组不进行）：此手术只切断支配胃上方2/3的迷走神经支，胃下1/3的神经分支和肝支、腹腔支侧予以保留。

8）将胃向左前下方拉开，于小弯侧可见与胃小弯平行的胃前支和终末分支——“鸦爪”。自“鸦爪”稍上方开始，一般距幽门6cm，紧贴小弯侧将小网膜前、后叶分离，向上逐一切断并结扎进入胃小弯侧前壁的血管和胃前支分支。

9）分离胃壁血管神经时，要用2把小止血钳紧贴胃壁进行，防止出血和遗漏胃前支分支。

（5）迷走神经切断术：切断迷走神经前干进入贲门、胃底的小分支，将食管向左上方拉开，暴露出迷走神经后干和胃右支，沿其走行将进入胃后壁的小分支一一切断、结扎。

（二）不同方式干预胃液分泌及胃液收集

1. 胃液收集

（1）经口腔插入胃管收集胃液：直径2mm硅胶管，必须先用0.1%肝素溶液浸泡，并冲洗内壁，经口插至胃内，用湿纱布环绕幽门后1~2cm处的十二指肠，并用0号线结扎，随后通过从口腔插入的硅胶管吸出空腹胃液作为基础胃液量，空腹胃液收集开腹后即刻进行。

（2）经十二指肠插入胃管收集胃液：在幽门后1~2cm处的十二指肠，用湿纱布环绕并用0号线结扎，在幽门与结扎处之间肠壁表面预先进行荷包缝合，并在荷包中心剪开肠壁并插入2mm硅胶管随后收紧荷包并固定，通过从十二指肠插入的硅胶管收集空腹胃液作为基础胃液量，空腹胃液收集开腹后即刻进行。

2. 不同方式干预胃液分泌

（1）两组动物均刺激迷走神经前干及后干，观察相较于空腹时胃液分泌量变化。

（2）高度选择性迷走神经切断术后，分别刺激迷走神经前干及后干，观察胃液分泌量的变化。

（3）两组动物均静脉注射Ach观察胃液分泌量的变化。

（4）两组动物均切断迷走神经前、后干，并刺激断端两侧迷走神经，观察胃液分泌的变化。

（5）对照组静脉注射阿托品后，并刺激断端两侧迷走神经，观察胃液分泌的变化。

（三）组织获取及动物处死

将比格犬贲门及幽门处结扎剪断，并仔细游离胃动静脉及分支结扎剪断，将胃完整取下，置于装有4℃低温生理盐水的烧杯中。后腔静脉注射大量25%氨基甲酸乙酯通常为麻醉剂量的3倍左右，至比格犬心脏停搏，随后将比格犬尸体用生物垃圾袋包装封口，集中冷冻后由动物中心统一处理。

（四）胃液成分检测

1. 检测不同干预方式后收集到的胃液pH变化。

2. 通过ELISA法按试剂盒要求检测收集到的胃液中胃蛋白酶原及胃蛋白酶的含量变化。

（五）胃肠激素含量检测

收集胃组织，离心取匀浆上清液，通过ELISA法按试剂盒要求检测组胺、促胃液素的含量变化。

（六）实验结果

1. 胃液分泌量检测（表20-1）。

表20-1　胃液分泌量检测

处理	胃液分泌量	
	对照组/ml	高度选择性迷走神经切断术/ml
基础胃液量		
刺激迷走神经前干		
刺激迷走神经后干		
静脉注射Ach		
静脉注射阿托品		
切断迷走神经前干，并刺激断端两侧迷走神经		
切断迷走神经后干，并刺激断端两侧迷走神经		

2. 胃液成分及胃肠激素检测（表20-2）。

表20-2　胃液成分及胃肠激素检测

检测指标	干预方式						
	请填写组别						
	基础胃液	刺激迷走神经前干	刺激迷走神经后干	静脉注射Ach	静脉注射阿托品	切断迷走神经前干，并刺激断端两侧迷走神经	切断迷走神经后干，并刺激断端两侧迷走神经
pH							
胃蛋白酶原							
胃蛋白酶							
促胃液素							
组胺							

七、注意事项

1. 正确领取及固定动物，领取犬只应从腋下或腹部托举并放入保定架中，不应采取其他方式进行领取及固定。杜绝任何暴力对待或虐待动物的行为。禁止在实验过程中挑衅逗弄动物，比格犬虽性情温顺但存在个体差异可能会存在伤人风险，一旦被咬伤或抓伤，请马上用碘伏棉球消毒伤口，并立即前往最近的医院，注射狂犬疫苗及破伤风疫苗。

2. 麻醉过程必须待动物疼痛反射消失后方可停止麻醉，并时刻观察动物心跳及呼吸，如果动物出现休克、发绀等症状马上进行相应的急救处理。

3. 开腹过程必须沿腹白线切开皮肤，如果切口偏移造成出血，立即用干纱布止血。

4. 处理肝胃韧带时，避免用器械直接碰触肝脏，探查及移动肝脏时手法轻柔且必须用湿纱布衬垫，肝脏属实质脏器极易出血，如果出血用止血纱布及时覆盖出血点，避免按压。剪断韧带时，仔细观察是否有血管走行，一旦发现及时剥离或结扎剪断。

5. 插管收集胃液时，硅胶插管事先须用 0.1% 肝素溶液浸泡，并冲洗内壁，插管过程如果出现出血，立即处理，肠壁表面毛细血管破裂按压止血即可，如果动脉或大静脉破裂造成大量出血，立即找到出血点用止血钳钳夹止血后，找到血管断端后马上结扎止血，并用生理盐水冲洗腹腔，保证术野清晰。

6. 分离迷走神经时避免锐性分离，用玻璃分针进行操作，切断迷走神经时，仔细剥离周围血管，如果出现无法分离的血管，用缝合线同时结扎神经血管后方可剪断，避免出血，如果出血处置并保证术野清晰。

7. 静脉注射后及时用干棉球按压止血，如果出现静脉撕裂，及时用 7-0 缝合线缝合出血点。

8. 取材时仔细处理胃动静脉血管，避免出血。

9. 注射氨基甲酸乙酯处死动物一定保证动物心跳停止后方可停止注射，动物尸体集中由动物中心处理不允许私自处理。

八、讨论与思考

1. 高度选择性迷走神经切断术对胃运动的影响？

2. 高度选择性迷走神经切断术前后胃液成分变化的原因？

3. 如果临床选择神经干切断术或选择性迷走神经切断术对患者可能造成的后续影响有哪些？为什么？

4. 对照组及高度选择性迷走神经切断术前，刺激迷走神经前后干对胃液分泌量及各检测指标有何影响？其中机制如何？

5. 高度选择性迷走神经切断术后，注射 Ach 胃液分泌量及各检测指标有何变化？相较于对照组又如何？其中机制如何？

6. 切断两组动物迷走神经前后干，再刺激断端的两侧，胃液分泌及各检测指标有何变化？两组动物间是否存在差异？其中机制如何？

7. 对照组注射阿托品后胃液分泌量及各检测指标相较于高度选择性迷走神经切断术是否存在不同？其中机制如何？

九、实验流程图

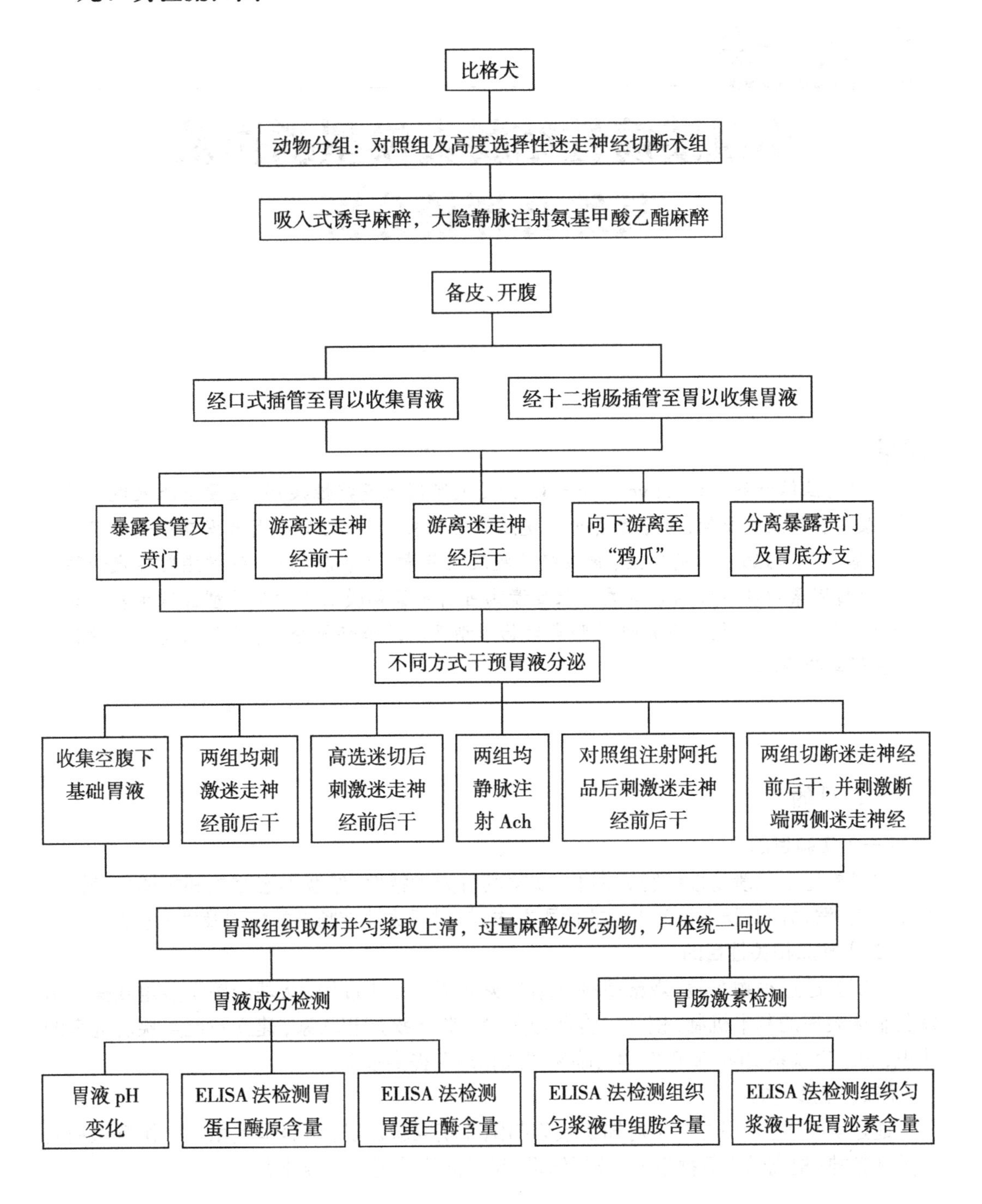

（朱　亮，穆靖洲，徐　静，姚齐颖）

第二十一章

小鼠溃疡性结肠炎模型制作及其综合评价分析

背景

溃疡性结肠炎(ulcerative colitis, UC)是大肠慢性炎症性疾病，主要临床表现为腹痛、腹泻和黏液脓血便，部分患者可有发热等全身表现。UC 的病因及发病机制尚不十分清楚，可能与肠道细菌感染、肠黏膜免疫反应异常、肠黏膜损伤、短链脂肪酸代谢障碍、遗传因素以及神经因素有关。长期溃疡可引发肠黏膜上皮细胞异型性增生甚至结肠癌。本实验通过构建溃疡性结肠炎动物模型及其综合评价分析，为防治溃疡性结肠炎提供实验依据。

一、目的

(一) 实验目的

通过构建小鼠溃疡性结肠炎模型，观察其行为学特性、结肠形态结构和机体免疫因子变化，掌握溃疡性结肠炎相关指标的检测方法，探讨溃疡性结肠炎的病因及发病机制。

(二) 临床相关性目的

本实验通过动物实验，观察溃疡性结肠炎的病理变化过程，从基础医学多角度探讨引发其临床表现的基本机制，使学生将动物实验与临床疾病相联系，建立对此类疾病危害的认识，为理论联系实际、基础医学与临床实践相结合提供基础。

(三) 素质目的

通过实验操作，引导学生对知识收集归纳并获取新知识；培养学生团队合作意识和人文关怀精神；提高学生数据整理、分析结果、反思问题等逻辑思维能力。

二、原理

(一) 实验原理

1. 小鼠溃疡性结肠炎造模原理 本实验利用自由饮用 3% 葡聚糖硫酸钠(dextran

sodium sulfate，DSS）溶液的方法构建小鼠溃疡性结肠炎模型。该造模方法成熟，周期短，操作简单，容易复制，成功率较高，且病理改变接近人类UC。肠道黏膜屏障主要由肠上皮紧密连接调控，当发生UC时，结肠上皮细胞紧密连接蛋白，如咬合蛋白（occludin）、闭合小环蛋白1（ZO-1）、紧密连接蛋白1（claudin-1）等表达异常，促进炎性因子如白细胞介素6（IL-6）、肿瘤坏死因子α（TNF-α）等的分泌增加，分泌型免疫球蛋白A（SIgA）分泌增加，导致隐窝腺管破坏、嗜酸性粒细胞浸润等现象产生。

2. 髓过氧化物酶（myeloperoxidase，MPO）活性测定原理 中性粒细胞中存在有髓过氧化物酶，每个细胞所含酶的量是一定的，约占细胞干重的5%，该酶具有使过氧化氢还原的能力，利用这一特点可以分析酶的活力，并定量测定中性白细胞的数目。其原理如下：

$$MPO+H_2O_2 \rightarrow \text{复合物；复合物} +AH_2(\text{供氢体}) \rightarrow H_2O+MPO+A\ \text{产物}$$

通过供氢体邻连茴香胺供氢后生成黄色化合物，在460nm处通过闭塞测定A产物的生成量，从而推算出MPO的活力及H_2O_2减少的量和白细胞的数量。

3. 原位末端转移酶标记技术（TUNEL）染色测定原理 细胞凋亡中染色体DNA的断裂是渐进的分阶段过程，染色体DNA首先在内源性的核酸水解酶的作用下降解为50~300kb的大片段。然后大约30%的染色体DNA在Ca^{2+}和Mg^{2+}依赖的核酸内切酶作用下，在核小体单位之间被随机切断，形成180~200bp核小体DNA多聚体。DNA双链断裂或只要一条链上出现缺口而产生的一系列DNA的3'-OH末端可在末端脱氧核苷酸转移酶（terminal deoxynucleotidyl transferase，TdT）的作用下，将脱氧核糖核苷酸和荧光素、过氧化物酶、碱性磷酸化酶活生物素形成的衍生物标记到DNA的3'-末端，从而可进行凋亡细胞的检测。

4. 免疫组化染色原理 免疫组织化学染色是引入附带有标记物的外源性抗体（或抗原），使之锚定于组织标本中相应的抗原（或抗体）部位，标记物经显色反应而显示待检抗原（或抗体）。

5. 小鼠结肠黏膜SIgA和血清中炎性因子IL-6、TNF-α测定原理 应用双抗体夹心法测定标本中SIgA、IL-6和TNF-α水平。用纯化的小鼠SIgA、IL-6和TNF-α抗体分别包被微孔板，制成固相抗体，往包被单抗的微孔中加入SIgA、IL-6和TNF-α，再与辣根过氧化物酶（horseradish peroxidase，HRP）标记的胰岛素抗体结合，形成抗体-抗原-酶标抗体复合物，经过彻底洗涤后加底物TMB（tetramethylbenzidine，四甲基联苯胺）显色。TMB在HRP的催化下转化成蓝色，并在酸的作用下最终转化成黄色。颜色的深浅和样品中胰岛素含量呈正相关。用酶标仪在450nm波长下测定吸光度（optical density，*OD*值），通过标准曲线计算样品中SIgA、IL-6和TNF-α含量。

（二）临床问题原理

溃疡性结肠炎临床上表现为腹痛、腹泻、黏液脓血便和发热等症状。结肠镜检查可见珊瑚礁状黏膜，弥漫性溃疡，黏膜血管纹理模糊、紊乱或消失。由于结肠上皮溃疡、糜烂，肠黏膜屏障被破坏，使肠道菌群失调。导致肠道菌群向黏膜固有层移位，诱导淋巴细胞活化，参与肠道免疫反应。临床上主要以控制炎症、消除症状、补充丢失的体液和营养为治疗原则。通过对比小鼠溃疡性结肠炎发展不同时期的生命体征、结肠形态及血清中相关指标的变化，观察溃疡性结肠炎对机体的影响，为临床诊断和治疗溃疡性结肠炎提供理论依据和实验基础。

三、实验内容

1. 小鼠溃疡性结肠炎模型制备。

2. 小鼠生命体征检测及观察小鼠肠炎疾病活动指数（disease activity index，DAI）。

3. 小鼠结肠形态学观察及组织切片 HE 染色观察；原位末端转移酶标记技术（TUNEL）染色观察。

4. 免疫组化法检测小鼠结肠中紧密连接蛋白 ZO-1、occludin、claudin-1 表达水平。

5. 比色法检测小鼠结肠组织中髓过氧化物酶（MPO）活性。

6. ELISA 法检测小鼠结肠黏膜 SIgA 和血清中炎性因子 IL-6、TNF-α 水平。

7. Western blot 法检测小鼠结肠中紧密连接蛋白 ZO-1、occludin、claudin-1 表达水平。

四、实验周期和课堂学时

（一）实验周期

实验总时长为 26~33d。

1. 造模前小鼠适应性饲养 3d。

2. 造模周期为 10d。

3. 形态学检测周期为 3~5d

4. 分子生物学检测周期为 10~15d。

（二）课堂学时

课堂总学时为 16~22 学时。

1. 实验方案设计 2 学时。

2. 动物实验 12~18 学时。造模 4 学时，样品采集 2 学时，实验室检测 6~12 学时。

3. 实验讨论与分析 2 学时。

五、实验用品

（一）实验动物

Balb/c 小鼠，体重为（18 ± 2）g，雌雄各半，分笼饲养，每 2d 更换一次饲料，适应性饲养 2 周，期间自由饮水和进食。饲养环境温度为（24 ± 2）℃，相对湿度为 60%，12h/d 光照和 12h 黑夜循环。

（二）实验器材

1. 分析天平，酶标仪，电热恒温箱，水平摇床，玻璃匀浆器，台式离心机，高速冷冻离心机，磁力搅拌器，垂直板电泳槽，电泳仪，转印仪，冰箱，电热恒温水浴锅，制冰机，微量移液器及吸头，光学显微镜，漩涡混匀器，切片机，紫外可见光分光光度计，光学显微镜、化学发光成像仪等。

2. 剪刀，镊子，研钵，试管架，吸水纸，5ml 离心管，试管，烧杯，1 000μl 微量可调移液器，200μl 微量可调移液器，50μl 微量可调移液器，10μl 微量可调移液器，100ml 容量瓶，记号笔，0.1g 电子天秤，格尺等。

（三）实验试剂

1. 3% 葡聚糖硫酸钠（DSS）溶液。称取 DSS 粉末 3g，用蒸馏水溶解，在用蒸馏水定容至 100ml。

2. pH7.2~7.4 磷酸盐缓冲液（PBS）。称取 NaCl8g，KCl0.2g，$Na_2HPO_4 \cdot 12H_2O$3.63g，$KH_2PO_4$0.24g，溶于 900ml 双蒸水中，用盐酸调 pH 至 7.4，加水定容至 1 000ml，常温保存备用。

3. 4% 多聚甲醛。称取多聚甲醛粉末 40g，加入 PBS500ml，加热至 60℃，边搅拌边滴加 1N NaOH 至清亮为止，冷却后用 PBS 定容至 1 000ml。

4. 无水乙醇。

5. 生理盐水。

6. 双蒸水（ddH_2O）。

7. 免疫组织化学试剂盒。

8. 小鼠结肠组织中髓过氧化物酶（MPO）试剂盒。

9. SIgA ELISA 检测试剂盒。

10. IL-6 ELISA 检测试剂盒。

11. TNF-αELISA 检测试剂盒。

12. 鼠单克隆抗体。

13. 辣根过氧化物酶（HRP）标记的抗体等。

六、实验方法

（一）小鼠溃疡性结肠炎炎症模型复制方法及实验分组

将小鼠平均体重分为空白组、D2 给药组、D4 给药组、D6 给药组、D8 给药组和 D10 给药组。

空白组：每天自由饮用蒸馏水，连续 10d。

D2 给药组：每天自由饮用 3%DSS 溶液，连续给药 2d。

D4 给药组：每天自由饮用 3%DSS 溶液，连续给药 4d。

D6 给药组：每天自由饮用 3%DSS 溶液，连续给药 6d。

D8 给药组：每天自由饮用 3%DSS 溶液，连续给药 8d。

D10 给药组：每天自由饮用 3%DSS 溶液，连续给药 10d。

（二）小鼠生命体征检测方法及 DAI 评分方法

在实验过程中，每天记录小鼠的一般状态有无异常。监控小鼠的呼吸频率、血压、心率、体温等生理体征。观察小鼠是否有互斗、咬尾、脱毛等现象，如发现此类现象，应立即给予相应的措施。DAI 评分按以下标准进行，体重变化评分：体重未变化，记为 0 分；体重下降 1%~5%，记为 1 分；下降 5%~10%，记为 2 分；下降 10%~20%，记为 3 分；下降大于 20%，记为 4 分。大便形状评分：正常，0 分；粪便较软，1 分；湿软，2 分；半稀便，3 分；稀便，4 分。便潜血评分：无血便，0 分；稍有血便，2 分；明显血便，4 分。评分后计算 3 部分评分综合即为 DAI 分数。

（三）取材及小鼠结肠形态学观察方法

小鼠摘眼球取血，分离血清用于炎性因子检测，于 -20℃冰箱保存。处死小鼠后，剖取结肠组织，观察结肠形态学变化及测量结肠长度、结肠重量。将肠内容物排净，用 1ml 注射器吸取预冷的 PBS 对结肠反复冲洗。将结肠分为三份，一份放入 4% 多聚甲醛中室温固定，用于 HE 染色；一份用于 MPO 检测，于 -80℃冰箱保存；一份用于 Western blot 检测，放 -80℃保存。

（四）HE 染色及评分方法

1. 石蜡切片及 HE 染色方法　详见第三章“医学实验常用技术”。

2. HE 评分　根据结肠炎的组织学积分系统对结肠切片做随机双盲评分（表 21-1）。

表 21-1　HE 评分标准

评价参数	评分	具体说明
炎症损伤程度	0	无炎症
	1	轻度
	2	中度
	3	中度
损伤深度	0	无损伤
	1	黏膜层
	2	黏膜层和黏膜下层
	3	透壁
隐窝损伤	0	无隐窝损伤
	1	隐窝基地 1/3 受损
	2	隐窝基地 2/3 受损
	3	全部隐窝丢失，只有表面上皮完整
	4	整个隐窝及表面上皮缺失
组织损伤范围	1	0~25%
	2	26%~50%
	3	51%~75%
	4	76%~100%

（五）TUNEL 法检测细胞凋亡方法

采用 TUNEL 原位细胞凋亡检测试剂盒，按照试剂盒说明书操作。

（六）免疫组织化学染色方法

采用免疫组化试剂盒，按照试剂盒说明书操作。

（七）小鼠结肠组织中 MPO 含量检测方法

1. 样品处理　称取结肠组织，按照重量（g）：体积（ml）=1∶9 的比例，加入 9 倍体积的磷酸盐缓冲液（PBS），在组织匀浆器中匀浆，将匀浆的液体放入 15ml 离心管中，2 500r/min 离心 10min，取上清液待测。

2. 加样　将试剂盒从 4℃冰箱中取出，放置于室温 10min，按照试剂盒说明书操作（表 21-2）。

表 21-2　试剂加入剂量

试剂	空白管 /ml	对照管 /ml	测定管 /ml
ddH_2O	0.2	3	
样品		0.2	0.2
试剂四	0.2	0.2	0.2
显色剂	3		3
混匀，37℃水浴 30min			
试剂七	0.05	0.05	0.05

混匀，60℃水浴 10min，取出后立即在 460nm 处，1cm 光径，ddH_2O 调零，测各管吸光度值。

计算公式：

$$\begin{matrix}\text{MOP 活力}\\(\text{U/g 组织湿重})\end{matrix} = \frac{\text{测定 }OD\text{ 值} - \text{对照 }OD\text{ 值}}{11.3^{*} \times \text{取样量(g)}^{**}}$$

【注】*11.3 为斜率的倒数，** 取样中所含组织湿片的量（g）

（八）小鼠结肠黏膜 SIgA 检测方法

采用 ELISA 双抗体夹心法，参考方法如下：

1. 血清样品制备　将小鼠进行摘眼球取血。取血约 500μl 于 EP 管中静置 1h 以上。2 000r/min 离心 15min，分离血清 20~50μl 备用。

2. 试剂盒复温　取出试剂盒，室温（20~25℃）放置 30min。

3. 分组　取出 96 孔板，根据待测样品数量加上标准品的数量决定所需的板条数，把剩余的板条继续冷藏处理。分别设标准品孔（5 个浓度，设复孔）、空白孔、待测样品孔。

4. 制作标准曲线

（1）标准品稀释：按照试剂盒说明书操作。

（2）使用分光光度计检测：用试剂盒说明书所要求的波长，依稀释顺序测量各孔 *OD* 值。

（3）绘制标准曲线：以标准物的浓度为横坐标，*OD* 值为纵坐标，在坐标纸上绘出标准曲线，或计算出标准曲线的直线回归方程式。

5. 样品检测

（1）在酶标包被板上的待测样品孔中加样品稀释液 40μl，再加待测样品 10μl（样品最终稀释度为 5 倍），按照试剂盒说明书操作。

（2）空白孔不加样品及酶标试剂，其余各步操作与前相同。

（3）分光光度计测定，以空白孔调零，加终止液后15min以内进行。

6. SIgA浓度计算　在标准曲线上，根据样品的*OD*值查出相应的浓度，或将样品的*OD*值代入回归方程式，计算出样品浓度，即为样品的实际浓度。

（九）小鼠血清中炎性因子检测方法

采用ELISA双抗体夹心法，参考方法如下：

1. 血清样品制备　将小鼠进行摘眼球取血。取血约500μl于EP管中静置1h以上。2 000r/min离心15min，分离血清20~50μl备用。

2. 试剂盒复温　取出试剂盒，室温（20~25℃）放置30min。

3. 分组　取出96孔板，根据待测样品数量加上标准品的数量决定所需的板条数，把剩余的板条继续冷藏处理。分别设标准品孔（5个浓度，设复孔）、空白孔、待测样品孔。

4. 制作标准曲线

（1）标准品稀释：按照试剂盒说明书操作。

（2）使用分光光度计检测：用试剂盒说明书所要求的波长，依稀释顺序测量各孔*OD*值。

（3）绘制标准曲线：以标准物的浓度为横坐标，*OD*值为纵坐标，在坐标纸上绘出标准曲线，或计算出标准曲线的直线回归方程式。

5. 样品检测

（1）在酶标包被板上的待测样品孔中加样品稀释液40μl，再加待测样品10μl（样品最终稀释度为5倍），按照试剂盒说明书操作。

（2）空白孔不加样品及酶标试剂，其余各步操作与前相同。

（3）分光光度计测定，以空白孔调零，加终止液后15min以内进行。

6. 炎性因子浓度计算　在标准曲线上，根据样品的*OD*值查出相应的浓度，或将样品的*OD*值代入回归方程式，计算出样品浓度，即为样品的实际浓度。

（十）免疫印迹实验方法

1. 结肠组织蛋白提取　在研钵中加入液氮，研磨结肠样品至粉末状，转移至1.5mlEP管中，加入1ml含蛋白酶抑制剂苯甲基磺酰氟（PMSF）的RIPA蛋白裂解液，冰上裂解30min。12 000g，4℃，离心10min。吸取上清液，严格按照BCA蛋白定量试剂盒说明书，测定蛋白浓度。加入上样缓冲液（loading buffer），煮沸3min，-20℃冰箱保存。

2. SDS-PAGE电泳　将电泳玻璃板按顺序装好并固定，按照表21-3配制胶板。待胶凝结后，将样品加入胶孔中，稳压80V，电泳45min后进入分离胶，电压改为160V，待溴酚蓝指示剂距凝胶边缘约5mm时，停止电泳。

表21-3　SDS-PAGE凝胶配方

试剂/ml	电泳胶浓度	
	5%浓缩胶	12%分离胶
H_2O	2	3.3
30%丙烯酰胺	0.5	4.0

续表

试剂 /ml	电泳胶浓度	
	5% 浓缩胶	12% 分离胶
1.0mol/LTris·Hcl	0.5	–
1.5mol/LTris·Hcl	–	2.5
10%SDS	0.04	0.1
10% 过硫酸铵	0.03	0.1
TEMED	0.004	0.004
总体积	3	10

3. 转印　电泳结束后，将玻璃板取出，用刀片起开，将凝胶的浓缩胶部分及分离胶的底部切掉，将剩余的整块胶剥落至装有转印缓冲液的容器内，浸泡 10min；在转印夹负极一侧先铺一层海绵，再铺 2~3 层滤纸，然后铺入凝胶，之后是 PVDF（polyvinylidenefluoride，聚偏二氟乙烯）膜，此时的膜的正面应与凝胶接触，最后在 PVDF 的上面铺上 2~3 层滤纸和一层海绵；形成“海绵 - 滤纸 - 膜 - 胶 - 滤纸 - 海绵”的“三明治”形状。将转印夹夹紧，插入转印槽内，注入足量的转印缓冲液，接通电极，调整电流至最大，电压 100V 转印 2h。

4. 封闭　将 PVDF 膜浸入 5%（M/V）脱脂奶粉溶液中，摇床缓慢摇动，室温封闭 1.5h。

5. 孵育一抗　将 PVDF 膜浸入按比例稀释的一抗中，4℃孵育过夜。

6. 孵育二抗　将 PVDF 膜从杂交袋中取出，浸入 PBST 中，摇床摇动 5min，重复此步骤 5 次。将 PVDF 膜浸入按比例稀释的二抗中，37℃孵育 1.5h。

7. ECL 底物发光　将 PVDF 膜浸入 PBST 中，摇床摇动 5min，重复此步骤 5 次。将化学发光液（ECL）滴加到 PVDF 膜上，显影。

七、注意事项

1. 小鼠生命体征及肠炎疾病活动指数检测最好实行双盲。

2. DSS 溶液应现用现配，不可使用隔天溶液。

3. 为避免交叉污染，要避免重复使用吸头和封板膜。

4. 进行酶联免疫吸附实验时，可先进行预实验，已确定待测样本的适宜稀释浓度，保证其在标准曲线范围内，加样时至少加双孔。

八、讨论与思考

1. 溃疡性结肠炎的病因有哪些，临床上如何治疗溃疡性结肠炎？

2. 临床上如何诊断溃疡性结肠炎，其应与哪些肠道疾病进行鉴别？

九、实验流程图

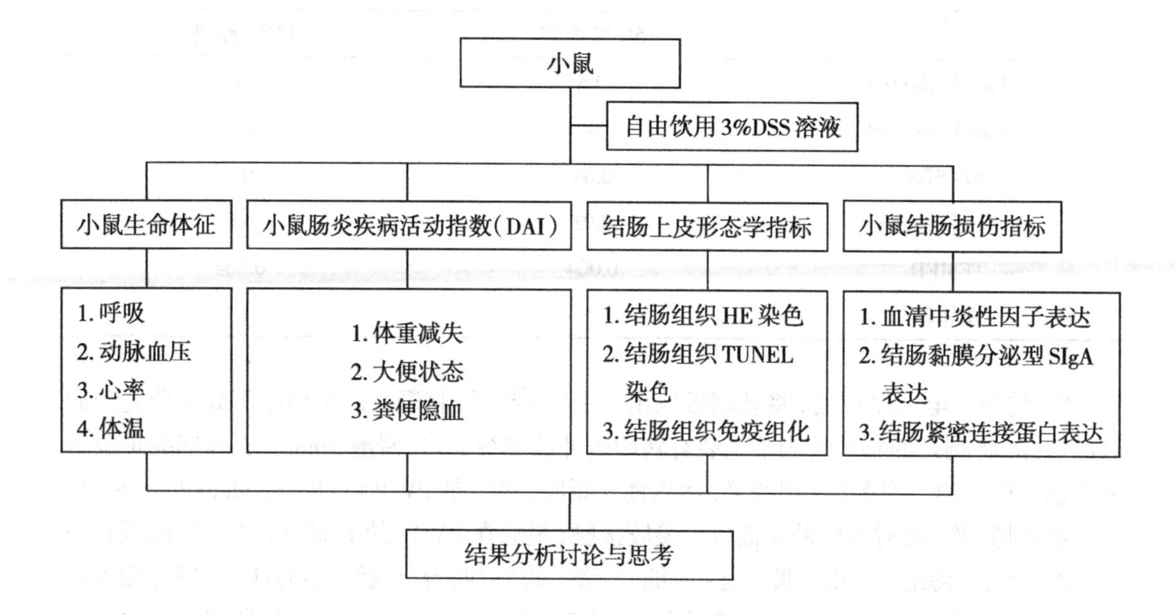

（沈　楠，李松岩）

第二十二章

急性肝损伤综合实验

背景

急性肝损伤是指由各种病因(如病毒、细菌、炎症因子、药物、环境毒物等)导致肝脏细胞受损而发生急性病理损伤的过程。临床上常表现为不同程度的肝脏功能障碍,如代谢功能下降、血清转氨酶升高、凝血功能障碍等及形态结构的改变。急性肝损伤是众多肝脏疾病的始动环节,随着肝脏细胞损伤加重,逐渐发展为肝炎、肝纤维化,进一步可发展成肝硬化,甚至发展为肝癌。

一、目的

(一)实验目的

掌握制备急性肝损伤动物模型的方法并观察其临床表现;掌握急性肝损伤时血液指标变化的意义及与肝脏病理形态改变的内在联系;掌握大鼠血液采集、脏器取材、病理切片制备的方法及相关仪器操作。

(二)临床相关性目的

通过对模型大鼠行为学观察、血清生化指标检测及病理形态的观察,加深学生对急性肝损伤临床病理联系的理解,对临床诊疗起一定指导作用。

(三)素质目的

通过实验设计、实验过程的实施、实验结果分析,培养学生自主学习和分析问题的能力,以及其分工协作的团队意识;通过线下、线上相结合的方式,培养学生充分利用现代化信息技术获取知识的能力。

二、原理

(一)实验原理

1. 急性肝损伤动物模型制备原理 四氯化碳(CCl_4)是一种典型的肝脏毒性物质,其作用机制较复杂,主要与氧化应激和脂质过氧化反应有关。CCl_4 进入肝细胞后,经细胞色素 P_{450} 酶代谢激活,产生三氯甲基自由基($CCl_3\cdot$)和过氧化三氯甲基自由基($OOCCl_3\cdot$),后者与肝细胞膜、内质网和线粒体上的磷脂分子发生共价结合，引发脂质过氧化反应，损害膜的结构和功能。此外，脂质过氧化副产物如丙二醛（MDA），还可通过结合细胞内正常的蛋白质和DNA进而产生肝脏毒性作用。

2. 肝功能状态影响戊巴比妥钠代谢的原理　肝脏的生物转化是巴比妥类药物消除的主要方式之一。戊巴比妥钠是脂溶性较高的药物，与血浆蛋白结合率较高，其主要消除方式为经肝微粒体酶代谢。因此，肝损伤极易影响戊巴比妥钠的降解，导致血药浓度长时间处于较高水平，从而延长药物作用时间。

3. 转氨酶定量检测原理　联合脱氨基作用是大多数氨基酸的主要代谢方式，经转氨基作用与谷氨酸氧化脱氨基作用偶联完成。以丙氨酸氨基转移酶（ALT）为例，其转化过程如下：

$$\text{L-丙氨酸}+\alpha\text{-酮戊二酸}\xrightarrow{ALT}\alpha\text{-丙酮酸}+\text{L-谷氨酸}$$

$$\alpha\text{-丙酮酸}+2,4\text{-二硝基苯肼}\xrightarrow{\text{碱性条件}}2,4\text{-二硝基苯腙}$$

2,4-二硝基苯腙在碱性环境中呈红棕色，其颜色深浅在一定范围内与丙酮酸的生成量呈正相关。利用酶偶联比色分析原理，将样品显色与丙酮酸标准品配制成的系列标准液进行比较，求出样品中ALT及天门冬氨酸氨基转移酶（AST）的活性。

（二）临床问题原理

无基础疾病的肝脏出现急性损伤时，主要表现为肝细胞变性、坏死，肝代谢功能受损，患者短期内会出现消化道症状，如厌食，恶心等。肝细胞膜的结构与功能障碍导致细胞内的转氨酶，如ALT、AST释放入血。通常肝细胞损伤程度越严重，血清ALT、AST水平越高。因此，二者被认为是判断急性肝损伤及其严重程度的重要指标。

三、实验内容

1. 制作大鼠急性肝损伤模型及成模判断。
2. 观察急性肝损伤对大鼠戊巴比妥钠代谢的影响。
3. 检测大鼠血清转氨酶ALT、AST水平的变化。
4. 检测大鼠肝脏指数。
5. 制作大鼠肝脏组织石蜡切片，观察其病理形态改变。

四、实验周期和课堂学时

（一）实验周期

实验总时长为5~12d。

1. 造模前大鼠适应性饲养7d。
2. 造模2d。第1d造模前处理（禁食、不禁水），第2d造模，1d成模。
3. 肝功能状态对戊巴比妥钠代谢影响的检测1d。
4. 大鼠标本采集及肝功能检测1d。
5. 肝脏组织病理切片的制备（虚拟平台完成）1d。

（二）课堂学时

课堂总学时为15~16学时。

1. 实验方案设计 2 学时。指导实验方案设计 1 学时，反馈修改意见 1 学时。

2. 动物实验 11~12 学时。造模 2~3 学时，成模检测 2 学时，实验室检测 4 学时，完成线上虚拟平台及数字切片库观察 3 学时。

3. 实验讨论与结果分析 2 学时。

五、实验用品

（一）实验动物

Wistar 大鼠，雄性，体重 180~220g，自由摄食，饮水。室温，普通饲料饲养。

（二）实验器材

1. 分析天平、电子天平、冰箱、紫外可见光分光光度计、恒温水浴箱、真空采血管（无抗凝剂普通采血管）、普通光学显微镜、注射器（1ml 或 2ml 规格）、1ml 玻璃比色皿、试管、试管架、容量瓶、吸管、移液器、小烧杯、玻璃棒、灌胃针、手术剪、止血钳、有齿镊。

2. 脱水机、包埋机、切片机、染色机（虚拟实验平台）。

（三）实验试剂

CCl_4（分析纯）、初榨纯橄榄油、生理盐水、4% 多聚甲醛溶液、10% 水合氯醛、石蜡、无水酒精、95% 酒精、0.25% 戊巴比妥钠溶液、ALT 测定试剂盒、AST 测定试剂盒。

六、实验方法

（一）急性肝损伤大鼠造模及分组方法

1. 实验大鼠适应性饲养　造模前大鼠适应性饲养 1 周，每天观察并记录大鼠一般状态。

2. 实验分组　将 Wistar 大鼠随机分为 2 组：空白对照组和模型组。各组动物统一编号，分笼饲养，标准颗粒饲料喂养，自由饮水。

3. 急性肝损伤造模　大鼠禁食不禁水 18h 后，给予 10%CCl_4 橄榄油溶液，按 0.1ml/10g 剂量进行单次灌胃；空白对照组给予等体积生理盐水灌胃。

（二）戊巴比妥钠给药方法

所有大鼠在造模后 24h，均按照 0.2ml/10g 腹腔注射 0.25% 戊巴比妥钠溶液。

（三）对戊巴比妥钠代谢影响的检测方法

1. 入睡时间　记录从大鼠腹腔注射戊巴比妥钠溶液开始，到翻正反射消失的时间。

2. 恢复清醒时间　记录从大鼠翻正反射消失到再次恢复的时间。

3. 睡眠维持时间　即恢复清醒的时间减去入睡的时间，分别计算空白对照组和模型组睡眠维持时间。

注：正常动物可保持站立姿势，若将其推倒可翻正过来，这种反射称为翻正反射。

（四）转氨酶的检测方法

采用赖氏法检测转氨酶水平，参考方法如下：

1. 血液标本制备　将大鼠腹腔注射 10% 水合氯醛（0.3ml/100g）进行麻醉，用毛细管进行大鼠内眦取血，保存于无抗凝剂的普通采血管内。3 000r/min 离心 10min，分离并收集上层血清备用。

2. 绘制 ALT 标准曲线　操作严格按照试剂盒说明书进行。

（1）所用试剂按照ALT试剂盒说明书要求进行溶解和保存，备用。

（2）取6支试管，做好标记，按表22-1向各管加入相应试剂。

表22-1　ALT各标准管的配制方法

试剂/ml	试管					
	0	1	2	3	4	5
0.1mol/L磷酸盐缓冲液（pH7.4）	0.1	0.1	0.1	0.1	0.1	0.1
2.0mmol/L丙酮酸钠标准液	0.00	0.05	0.10	0.15	0.20	0.25
ALT基质缓冲液	0.50	0.45	0.40	0.35	0.30	0.25
充分混匀，37℃，孵育30min						
2，4-二硝基苯肼溶液	0.5	0.5	0.5	0.5	0.5	0.5
充分混匀，37℃，孵育20min						
0.4mol/L NaOH溶液	5.0	5.0	5.0	5.0	5.0	5.0

（3）充分混匀，室温静置10min，以0号管为空白对照，用紫外可见光分光光度计在波长505nm处读取各管吸光度。

（4）绘制血清转氨酶浓度标准曲线：以吸光度为纵坐标，试剂盒提供的对应酶卡门氏活性单位为横坐标绘制标准曲线。

3. 样品检测

（1）在测定前取适量的底物溶液和待测血清，37℃水浴预温30min后使用，具体操作按表22-2进行。

表22-2　赖氏法测定ALT操作步骤

加入物/ml	对照管	测定管
血清	0.1	0.1
混匀后，37℃保温30min		
2，4-二硝基苯肼溶液	0.5	0.5
基质缓冲液	0.5	–
混匀后，37℃保温20min		
0.4mol/LNaOH溶液	5.0	5.0

（2）充分混匀，室温静置5min，在波长505nm处以双蒸水调零，用紫外可见光分光光度计读取各管吸光度。

4. ALT酶活力计算　测定管吸光度减去样本对照管吸光度差值为标本的吸光度。该值在校正曲线上查得ALT卡门氏单位。

5. AST测定（赖氏法）　操作与ALT检测方法类似，具体按照试剂盒说明书要求进行检测。

（五）肝脏形态学观察

1. 取材　所有大鼠腹腔注射 10% 水合氯醛，至大鼠心脏停搏。完整取出大鼠肝脏，用滤纸吸去表面多余的血液。

2. 肝脏指数检测　用分析天平称取肝脏重量，计算肝脏指数（肝脏指数 = 肝脏重量 / 体重 ×100%）。

3. 肝脏病理形态学观察

（1）肉眼观察大鼠肝脏的大体形态，如颜色、大小及充血程度等。

（2）组织固定：于大鼠肝左叶取大小为 1cm×0.8cm×0.5cm 的新鲜肝组织，立即置于 4% 多聚甲醛溶液中固定。

（3）制备 HE 切片：详见第三章“医学实验常用技术”。

（4）光学显微镜下观察大鼠肝脏病理形态改变。

4. 数字标本观察　利用数字化人体解剖教学系统、形态学数字化教学系统，观察更多肝损伤标本，并进行比较。

七、注意事项

1. 一般采用血清进行生化指标的检测，也可使用 EDTA、柠檬酸盐、草酸盐抗凝的血液标本，但肝素抗凝剂可引起反应液混浊。

2. 采集的血液标本应在半小时内离心，分离收集血清。严重脂血、黄疸及溶血血清可能导致测定的吸光度增高。因此，检测此类标本时，应作血清标本对照管。

3. 血清中 ALT、AST 在室温（25℃）下可保存 2d，在 4℃冰箱可保存 1 周，在 -25℃可保存 1 个月，分离血清后应尽快进行生化检测。

4. 加入 2，4- 二硝基苯肼溶液后，应充分混匀，使反应完全。加入 NaOH 溶液的方法和速度要一致，如液体混合不完全或 NaOH 溶液加入速度不同均会导致吸光度读数的差异。

5. 测定 ALT 或 AST 时，若血清酶活力超过了 150 卡门单位（71.4IU），需将血清标本用生理盐水稀释后再测定，其结果乘以稀释倍数即为真实血清标本酶的活力。

6. 仔细阅读血清 ALT、AST 检测试剂盒保存条件，以确保试剂效果稳定。

7. CCl_4 溶液具有一定的毒性，实验过程中应保持室内空气流通，同时佩戴口罩、手套，避免呼吸道或皮肤直接接触吸收，产生生物危害。

八、讨论与思考

1. 急性肝损伤时血清转氨酶变化特点是什么？其发病机制如何？

2. 血清转氨酶的测定有何临床意义？为何要避免血液标本溶血？

3. 肝功能状态对药物代谢有何影响？该实验为临床用药提供了怎样的思路？

4. 急性肝损伤时肝脏病理形态改变如何？其分子机制如何？

九、实验流程图

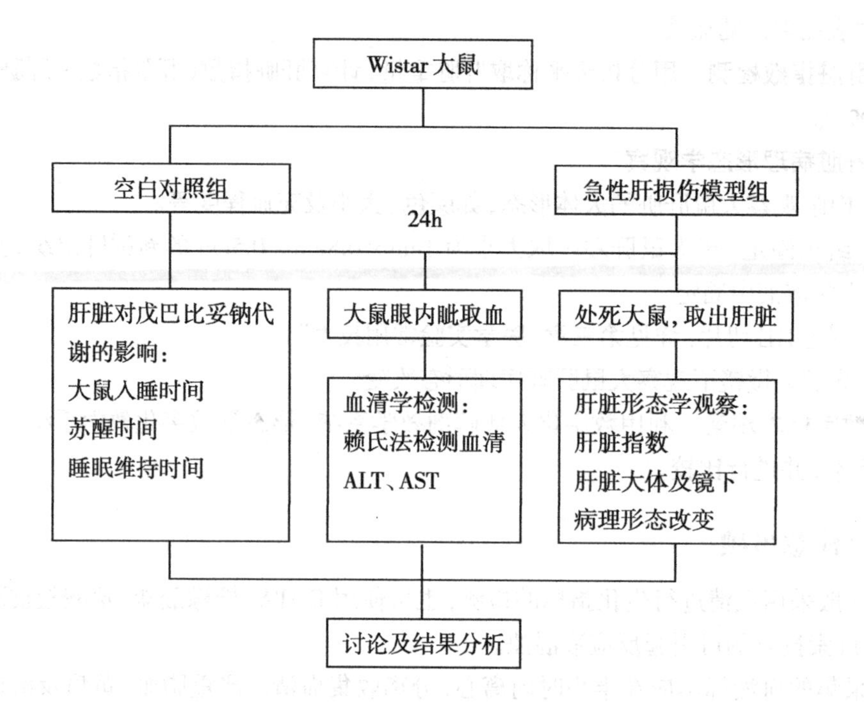
Wistar大鼠
空白对照组
急性肝损伤模型组
24h
肝脏对戊巴比妥钠代谢的影响：
大鼠入睡时间
苏醒时间
睡眠维持时间
大鼠眼内眦取血
血清学检测：
赖氏法检测血清
ALT、AST
处死大鼠，取出肝脏
肝脏形态学观察：
肝脏指数
肝脏大体及镜下
病理形态改变
讨论及结果分析

（江　沛，赵　平）

第二十三章

肝脂肪变对小鼠肝再生的影响

背景

肝脏是人体唯一能够再生的实质性器官。临床研究发现，肝部分切除术后和肝移植术后能否顺利恢复与肝脏再生能力密切相关。脂肪肝患者肝再生功能的不良，会发生肝再生延迟甚至肝功能衰竭，使肝部分切除术和肝移植术常面临失败的风险。关于脂肪肝肝再生延迟的机制目前尚不清楚。利用经典的小鼠肝部分切除模型深入探讨肝部分切除术后的肝再生及调控机制，对于降低肝部分切除术和肝移植术的并发症和死亡率具有重要指导意义。

一、目的

（一）实验目的

学习小鼠肝部分切除术并观察肝再生功能。学习小鼠肝组织增殖细胞核抗原(proliferating cell nuclear antigen，PCNA)蛋白的检测方法。学习小鼠肝组织切片的核酸染色(Feulgen反应)方法。

（二）临床相关性目的

由于全球范围内供体肝的短缺，促使脂肪肝等所谓“边缘”器官作为供体肝在肝移植中的应用日益增多。临床研究发现，因脂肪肝患者的肝再生功能不良，致使肝部分切除术和肝移植术术后的并发症和死亡率均显著增加。探究脂肪肝肝再生延迟的机制，对于肝切除术的安全性和移植肝的存活率都具有指导作用。

（三）素质目的

通过本实验，引导学生将解剖学、组织学和病理学的基础知识和临床知识结合。通过复制动物模型，训练学生的动手能力和科研意识，培养学生发现问题和解决问题的能力。通过分析实验结果，提高学生综合分析问题、归纳总结和问题反思能力。

二、原理

（一）实验原理

1. 小鼠肝部分切除后的肝再生 肝细胞以其强大的自我复制能力在肝再生过程中发

挥主导和关键作用。基于啮齿类动物的肝脏各叶因有其独立的 Glisson 系统和肝静脉系统，切除部分肝叶不会影响其余肝叶的功能，并大约在术后 10d 左右恢复到正常肝脏大小，因此小鼠 70% 肝部分切除术模型在肝再生的研究中被广泛应用。肝细胞是维持肝脏功能和体积的主要细胞，肝部分切除可引起小鼠血清中天冬氨酸氨基转移酶（ALT）、丙氨酸氨基转移酶（AST）升高，同时可以刺激肝脏内残存的处在静止状态的肝细胞重新进入细胞周期，实现肝脏的再生。瘦素基因遗传缺陷产生的 ob/ob 小鼠以肥胖、脂肪肝为主要表型，研究证实 ob/ob 小鼠在 55% 肝切除术后可出现肝再生延迟。

2. 小鼠肝脏细胞 PCNA 的检测　PCNA 是一种存在于细胞核内的、分子量为 36kd 的 DNA 聚合酶 δ 辅助蛋白，PCNA 量的变化与 DNA 合成一致，在细胞周期的 G_1 晚期，PCNA 的表达大幅度增加，S 期达到高峰，G_2~M 期明显下降。检测 PCNA 在细胞中的表达，常作为评价细胞增殖状态的指标之一。

本实验利用免疫组织化学染色（IHC）和免疫印迹实验（Western blot）方法检测小鼠肝脏细胞 PCNA 蛋白的定位和表达量。IHC 染色是利用抗原与抗体特异性结合的原理，使带显色剂标记的特异性抗体，在组织细胞原位通过抗原抗体反应和组织化学的呈色反应，对相应抗原即组织样品中的细胞蛋白进行定性、定位、半定量测定的一项技术。Western blot 是将电泳分离后的细胞或组织总蛋白质从凝胶转移到固相支持物 NC 膜（硝酸纤维素膜）或 PVDF 膜上，然后用特异性抗体检测某特定抗原的一种蛋白质检测技术。其基本原理是通过特异性抗体对凝胶电泳处理过的细胞或生物组织样品进行着色。通过分析着色的位置和着色深度获得特定蛋白质在所分析的细胞或组织中表达情况的信息。

3. 小鼠肝脏细胞 DNA 的检测　核酸染色法（Feulgen 反应）的实验原理基于 DNA 和 RNA 均含有醛基，DNA 经 HCl 水解打开了其上的嘌呤碱和脱氧核糖之间的键，使脱氧核糖的一端形成游离的醛基，醛基在原位与 Schiff 试剂（无色品红亚硫酸溶液）反应形成紫红色化合物。即细胞内含有 DNA 的部位均呈紫红色阳性反应。在此过程中 RNA 完全水解后脱离组织，不受影响，故染色具有 DNA 特异性。

4. BCA 法检测蛋白　实验原理基于 Cu^{2+} 可以被蛋白质还原成 Cu^{+}，Cu^{+} 与蛋白质的肽键之间形成有色集团，为双缩脲反应。BCA 钠盐是一种稳定的水溶性复合物，两分子的 BCA 螯合一个 Cu^{+}，形成紫色的反应复合物。该水溶性复合物在 562 nm 处有最大吸收峰，其吸光度与蛋白浓度成正比。

（二）临床问题原理

肝脏强大的再生能力是临床上施行肝部分切除术和肝移植术的病理生理基础，肝再生能力是肝移植成功的重要因素，脂肪肝再生功能的不良，可促使脂肪肝患者发生肝再生延迟甚至肝功能衰竭。探究肝再生的机制及脂肪肝的影响，对于降低脂肪肝的肝切除术和肝移植术的并发症和死亡率具有指导意义。

三、实验内容

1. 小鼠肝部分切除术。
2. 肝再生率的评价。
3. 小鼠肝组织切片的制备及显微镜下观察。
4. 小鼠肝细胞增殖的评价。
5. 小鼠肝功能检测。

四、实验周期和课堂学时

（一）实验周期

实验总时长为5~14d。

手术（1d）→观察（2~10d）→取材和制备样品（1d）→检测（2d）。

（二）课堂学时

课堂总学时为24~30学时。

1. 实验方案设计4学时。指导设计实验方案1学时，反馈修改意见3学时。
2. 动物实验12~24学时。小鼠肝部分切除术，4~8学时；检测指标，8~16学时。
3. 实验讨论和分析3学时。

五、实验用品

（一）实验动物

雄性瘦素基因遗传缺陷的ob/ob肥胖小鼠，30~40g，6周龄；同系野生型雄性C57BL/6小鼠，18~23g，6周龄。

（二）实验器材

1. 小动物麻醉机、天平、低温离心机、匀浆仪、紫外可见分光光度计、酶标仪、凝胶成像仪、自动脱水机、包埋仪、显微镜。
2. 手术器械、手术缝线、移液枪及枪头、离心管。

（三）实验试剂

1. 常规试剂。异氟烷、4%水合氯醛、生理盐水、纯净水、ALT和AST检测试剂盒、兔抗鼠PCNA多克隆抗体、β-actin（β肌动蛋白）多克隆抗体、辣根过氧化物酶标记的二抗、BCA法蛋白检测试剂盒、RIPA裂解液、PMSF、蛋白Marker、上样缓冲液、脱脂奶粉、ECL发光试剂盒、1mol/LHCl、蒸馏水、甘油明胶、二甲苯、梯度乙醇（70%、90%、95%、100%乙醇）、1%盐酸乙醇、苏木精染液、伊红染液、树胶、碱性品红、亚硫酸氢钠、活性炭、0.01mol/L柠檬酸盐缓冲液、免疫组化染色试剂盒。
2. Schiff试剂。200ml蒸馏水煮沸、离火，加碱性品红1g继续煮沸5min、搅拌；冷却至60℃；过滤后加1mol/L盐酸20ml、亚硫酸氢钠3g、震荡使之溶解；密封后室温保存24h；24h后待液体呈草绿色时加入活性炭5g，1~2h后过滤，滤液无色即可使用。4℃避光保存于冰箱。
3. SO_2水溶液。10%$NaHSO_3$ 5ml、1mol/LHCl5ml、蒸馏水加至100ml。

六、实验方法

（一）动物分组

实验小鼠按遗传背景不同分为模型组（ob/ob小鼠）和对照组（C57BL/6小鼠）。每组组内再分为假手术组和肝部分切除组。各组依据取材时间点的不同分为术后36h、48h、72h、10d组。

（二）小鼠肝部分切除术

1. 小鼠称重，麻醉（异氟烷气体麻醉），仰卧位固定于手术台，脱毛，碘伏消毒。

2. 沿腹中线打开腹腔，手术开口至剑突。

3. 暴露小鼠的左外叶肝脏，沿根部用 6-0 丝线结扎，切除肝左外叶；暴露小鼠的左中叶和右中叶肝脏，沿根部用 6-0 丝线结扎肝左中叶并切除，完成 55% 肝切除术；假手术组行类似操作但不结扎也不切除肝脏；缝合伤口。

4. 手术后的小鼠置于温暖处，2h 后转移至正常饲养环境。

5. 观察小鼠的存活率，并于肝部分切除术后 36h、48h、72h、10d 五个时间点予腹腔注射 4% 水合氯醛麻醉小鼠，自腹主动脉取血，常规制备血清置 4℃冰箱备用；切取完整肝脏，生理盐水冲洗，称量肝重。取部分肝右叶置于 4% 多聚甲醛中固定，部分肝右叶置于 -80℃冰箱备用。

（三）肝再生的评价

1. 计算肝再生率　再生率 =[C-（A-B）]/A × 100%，其中 A 为估计的全肝质量（小鼠的全肝质量通过 B/0.55 计算），B 为切除肝脏湿重，C 为相应时间点再生后的残肝湿重。

2. 小鼠血清 ALT 和 AST 的检测　常规分离血清，4 000r/min，离心 15min，取上清液待测。按试剂盒说明书制备标准曲线，按操作步骤（赖氏法）进行，用分光光度计在 505nm 波长处检测，详见“急性酒精中毒小鼠模型及药物醒酒作用的研究”方法部分。

3. 小鼠肝组织 PCNA 的检测（Western bolt）

（1）小鼠肝组织蛋白的提取：

①称量约 100mg 肝脏组织放入 5ml 离心管，用剪刀将组织剪成细小碎片，加入 750μl 预冷的 RIPA 裂解液，置于冰上裂解 30min；②匀浆后置于预冷的离心机中，14 000g 离心 30min，缓慢取出离心管，吸取上清液即为所提取的组织蛋白。

（2）采用 BCA 法进行蛋白定量检测：按说明书操作步骤制备标准曲线进行样品检测。根据标准曲线计算出未知样品蛋白浓度。

（3）SDS-PAGE 电泳：

1）SDS 聚丙烯酰胺凝胶的配制（表 23-1）：①清洗干净玻璃板并安装在制胶模具上，蒸馏水验漏。②根据下表的配方在烧杯中依次加入各成分，按所需浓度配制一定体积的分离胶溶液。TEMED 一旦加入，溶液会迅速聚合，故应立即快速混匀各成分并进行灌胶。③立刻往模具玻璃板间隙中灌注分离胶溶液，分离胶液面高度占玻璃板三分之二为宜，留出灌注积层胶所需空间，用去离子水将分离胶封闭，室温静置 30min。④分离胶聚合完全后，倾出覆盖分离胶的液体，用滤纸的边缘小心吸净残留的液体。⑤根据上表中的配方在烧杯中依次加入各成分，制备 5% 积层胶溶液。⑥将积层胶溶液混匀，在已聚合的分离胶上直接灌注积层胶溶液，使积层胶液体充满玻璃板，立即插入干净的齿梳，此过程避免产生气泡，室温静置 30min。⑦确定积层胶溶液聚合后，小心取出齿梳。

表 23-1　SDS-PAGE 凝胶配方

试剂	10% 分离胶 ml（共 20ml）	5% 积层胶 ml（共 10ml）
去离子水	7.9	6.8
30% 丙烯酰胺溶液	6.7	1.7
1.5mol/L Tris（pH8.8）	5.0	

续表

试剂	10% 分离胶 ml（共 20ml）	5% 积层胶 ml（共 10ml）
0.5mol/L Tris（pH6.8）		1.25
10%SDS	0.2	0.1
10% 过硫酸铵	0.2	0.1
TEMED	0.008	0.01

2）上样：将提取的蛋白样品，依据 BCA 定量结果加入上样缓冲液，充分混匀，离心，100℃蛋白变性 10min。按每孔 75μg 蛋白量将样品依次加入泳道，同时加蛋白 Marker 做参照。

3）电泳：连接电泳装置，打开电源，调整电泳仪电压为 80V，电泳约 30min 后溴酚蓝指示剂电泳至分离胶与积层胶交界处，将电泳仪的电压调整为 100V，电泳约 90min。直至溴酚蓝大概到达分离胶底部，关闭电源后将玻璃板从电泳盒子中取出，依照目的蛋白的分子量，切去多余的凝胶。

（4）转膜：将 PVDF 膜和滤纸切割至合适大小，置 PVDF 膜浸泡于甲醇中 1min，取出再完全浸泡于电转液中 10min，同时滤纸也完全浸泡于电转液中。将切好的凝胶浸泡于电转液中，按顺序（海绵—滤纸—PVDF 膜—凝胶—滤纸—海绵）铺膜和滤纸于电转仪正极，此过程要避免气泡，可轻轻用玻璃棒赶出气泡，放入湿转仪中，100V 恒压电转 90min，电转的时间和电压根据目的蛋白分子量的大小可进行调整。

（5）封闭：取下电转后的 PVDF 膜，用 TBST 溶液在摇床上冲洗 5min/ 次 ×3 次，再将 PVDF 膜浸泡于 5% 脱脂奶粉中室温封闭 60min，降低非特异性结合。封闭结束后，用 TBST 溶液稍洗。

（6）一抗孵育：根据抗体说明书稀释一抗抗体（兔抗 PCNA，1∶1 000；β-actin，1∶1 000），将 PVDF 膜浸泡于一抗稀释液（TBST 稀释的 0.5% 脱脂奶粉稀释抗体），置于摇床上，4℃冰箱过夜。孵育结束后，TBST 洗膜液剧烈摇动洗膜，10min/ 次 ×3 次。

（7）二抗孵育：根据抗体说明书稀释二抗抗体（辣根过氧化物酶标记抗 IgG 羊抗兔（1∶8 000），将 PVDF 膜浸泡于二抗稀释液（用 TBST 稀释为 0.5% 的脱脂奶粉稀释抗体）中，置于摇床上，室温孵育 60min。孵育结束后，用 TBST 洗膜液在摇床上剧烈摇动洗膜，10min/ 次 ×3 次。

（8）化学发光：在暗室中进行。按化学发光试剂盒说明书配制发光工作液（化学发光试剂 A 液与 B 液按照 1∶1 比例配制），将 PVDF 膜正面向上浸泡于发光工作液中约 2min，之后将膜平铺于透明塑料保鲜膜中，放入化学发光成像系统进行曝光显影。

（9）凝胶成像分析结果：将化学发光成像系统获得的蛋白条带图像，用 Image J 软件进行定量分析条带灰度值，分别计算目的蛋白和内参蛋白条带的灰度值，以 β-actin 作为内参照，计算二者的比值作为目的蛋白的相对含量。

4. 小鼠肝组织 HE 切片的制备　固定的肝组织标本常规脱水、石蜡包埋、切片，进行 HE 染色，显微镜下观察再生肝组织结构特点。操作流程详见第三章“医学实验常用技术”。

5. 小鼠肝细胞增殖的评价

（1）核酸染色检测小鼠肝脏细胞 DNA 含量：切片脱蜡入水，1mol/L HCl1min，1mol/L HCl（已预热到 60℃）8min，1mol/L HCl1min，蒸馏水 1min，Schiff 试剂 37℃避光 20min，SO_2 水溶液洗 3 次、每次 2min，蒸馏水 1min，甘油明胶封片，计数每高倍镜视野下阳性肝细胞数。

（2）PCNA 的免疫组织化学染色检测小鼠肝脏细胞增殖：

1）烤片：将制备好的肝组织石蜡切片置于烤箱内，调节烤箱温度为 60℃，烤片 1~2h。

2）脱蜡水化：二甲苯脱蜡透明 10min/ 次 ×2 次，100% 乙醇 5min/ 次 ×2 次，90%~70% 乙醇每次 3min。蒸馏水洗涤 10s 后用 PBS 缓冲液洗涤，5min/ 次 ×3 次。

3）抗原修复（微波修复）：在微波抗原修复盒中加入柠檬酸盐缓冲液（0.01mol/L），将玻片放入抗原修复盒中，使缓冲液完全浸没玻片上的组织。放入微波炉中，高火挡 3min，低火挡 15min，待冷却至室温后进行下面步骤。

4）胞膜打孔：取出玻片放入染缸，倒入 PBST 缓冲液洗涤，5min/ 次 ×3 次。

5）封闭内源性过氧化物酶：用滤纸吸干组织周围水分，免疫组化笔围绕组织边缘画封闭的圈包围组织。3%H_2O_2 室温避光封闭 15~30min。PBS 缓冲液洗涤，5min/ 次 ×3 次。

6）牛血清白蛋白（BSA）封闭：用 PBS 缓冲液将 BSA 稀释成 5% 的浓度，石蜡切片水平置于湿盒内，每张切片滴加约 80μl 封闭液，室温避光封闭 40min。

7）孵育一抗：将封闭液甩掉，滴加一抗（PCNA 稀释浓度为 1∶10 000）。切片水平置于湿盒内孵育，4℃冰箱内过夜或 37℃60min。

8）孵育二抗：甩掉一抗，PBS 缓冲液洗涤，5min/ 次 ×3 次。辣根过氧化物酶标记的兔二抗室温孵育 60min 或 37℃温箱内孵育 30min；PBS 缓冲液洗涤，5min/ 次 ×3 次。

9）3，3'- 二氨基联苯胺（diaminobenzidine，DAB）显色：按试剂盒说明配制 DAB 显色液，镜下观察 DAB 合适染色时间，用自来水终止反应。

10）苏木精复染核：将切片放入苏木精染液中复染核 1min，之后再用 1% 盐酸乙醇溶液分化 5s，流水冲洗返蓝。

11）脱水封片：切片置于 70%~90% 乙醇中 30s，100% 乙醇中 5min/ 次 ×2 次，二甲苯中 10min/ 次 ×2 次，中性树脂封片。

12）镜检：胞浆内出现棕黄色为阳性反应。观察 10 个连续高倍镜视野（high power field，HPF），计数阳性细胞数，并以阳性细胞数 /HPF 给出结果。以 PBS 代替一抗作为阴性对照。

七、注意事项

1. 注意小鼠麻醉的深度。
2. 肝部分切除术的操作需技术熟练，动作轻柔、结扎牢固。
3. 小鼠采血时避免溶血。
4. 免疫印迹实验转膜时注意正负极顺序。
5. 免疫组化实验热修复抗原需要优化条件。

八、讨论与思考

1. 影响肝再生的因素有哪些？如何设计实验来验证？
2. 如果计划进一步研究小鼠肝脏其他细胞在肝再生的作用，该如何设计动物实验？
3. 如果计划深入研究小鼠肝细胞再生的分子机制，应该如何设计下一步的实验？

九、实验流程图

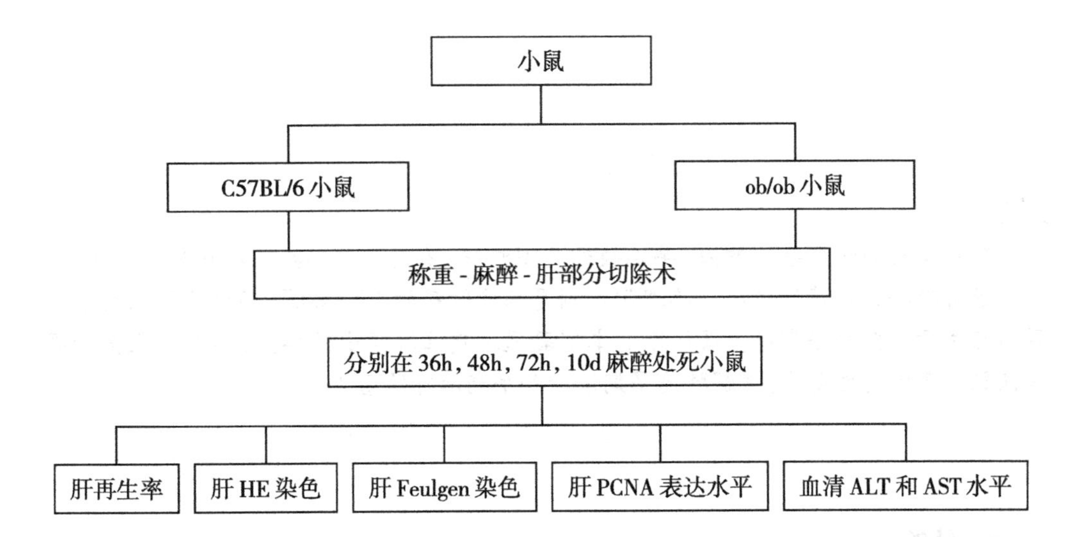

（江　瑛）

第二十四章

肝癌小鼠的病理学检测及药物治疗

背景

肝癌是我国常见恶性肿瘤，早期缺乏典型症状，有时以转移病灶症状为首发表现，部分患者晚期出现癌性腹水。病理学检测是确诊肝癌的“金标准”，而肿瘤标记物甲胎蛋白可用于肝癌的早期筛查及诊断。本实验通过建立肝癌小鼠模型，引导学生全面深入认识肝癌的发生发展，理解肿瘤早期诊断和早期治疗的意义。

一、目的

（一）实验目的

建立肝癌小鼠模型，掌握小鼠移植性肝癌模型的造模方法并观察肿瘤的生长过程。掌握肿瘤的病理学检测方法、酶联免疫吸附测定法及血液细胞学检查方法，观察抗肿瘤药物的作用。

（二）临床相关性目的

由于肝癌病程较长，以肝癌患者为研究对象观察肿瘤进展并进行病理诊断存在困难。本实验通过建立肝癌小鼠模型并给予药物治疗，加强肿瘤基础理论与临床表现的联系，提高学生对肿瘤发生发展过程及临床病理诊断的认识，加深对肿瘤药物治疗的理解，培养学生的临床思维和实践操作能力。

（三）素质目的

本实验通过综合病理学、免疫学、实验动物学及内科学等多学科知识点，注重功能、代谢、形态改变与临床的内在联系，培养学生从微观到宏观、从正常到异常、从形态到机能、从基础到临床的认知过程，培养学生整合课程的思维模式。通过实验结果的分析归纳及综合设计性实验的拓展，培养学生的创新性思维能力，增强学生团队协作精神，培育“新医科”复合型人才。

二、原理

（一）实验原理

1. 肝癌小鼠造模原理　肝癌动物模型主要包括自发性肝癌模型、诱发性肝癌模型、移植性肝癌模型及转基因肝癌模型等，其中小鼠移植性肝癌模型应用较为广泛。将肝癌细胞株通过皮下注射、尾静脉注射、腹腔注射或原位接种等方式移植到实验动物体内形成肿瘤。该模型优点是保持着原发肿瘤的大部分生物学特性，动物个体成瘤差异较小，成瘤率高，实验周期短，常用于抗癌药物的临床前评估。

2. 病理学检测原理　病理学诊断是肿瘤诊断的“金标准”。通过观察病变组织的大体变化及光镜下形态特征，同时结合免疫组织化学、超微结构等改变，综合临床表现、实验室检查及影像学检查结果，能够明确疾病的性质，判断肿瘤的来源、恶性程度及分化程度，确定肿瘤的病理分期及有无复发转移，同时也能够为药物或治疗方案的选择提供依据。

3. 小鼠甲胎蛋白检测原理　甲胎蛋白是一种肿瘤相关抗原，在胎儿肝组织中表达量较高，在分化成熟组织中不表达或表达量极低，但是在癌变组织中表达增加。肝癌发生时，由肝癌细胞产生、分泌、释放进入血液或者其他体液中，可通过双抗体夹心酶联免疫吸附试验（ELISA）测定小鼠血液、腹水等标本中的AFP（alpha fetal protein，甲胎蛋白）抗原水平。

（二）临床问题原理

肝癌临床典型症状有肝区疼痛、腹胀、乏力、消瘦，进行性肝大或者上腹部包块，中晚期可伴有黄疸、腹水等体征。大体病理分型可见块状型、结节型和弥漫型，肝内转移时侵犯门静脉及分支，肝外转移时常经血液转移至肺，也可见淋巴转移及种植转移。AFP是用于肝癌早期诊断的体液肿瘤标志物，约80%肝癌患者血清AFP升高，如AFP异常升高≥400μg/L持续1个月或者≥200μg/L持续2个月以上，并排除妊娠、活动性肝病及生殖腺胚胎性肿瘤时，需高度警惕肝癌。本实验通过小鼠皮下移植瘤模型动态观察肿瘤的生长情况，小鼠实验性肺转移瘤模型模拟肿瘤血道转移的发生，小鼠腹水瘤模型观察癌性腹水的产生及对机体的影响。通过病变组织的大体变化及镜下形态观察，结合血浆或腹水中AFP抗原水平的检测，可判断是否造模成功。

此外，应用化疗药物或中药干预荷瘤小鼠，观察药物的抗肿瘤作用，有助于加强学生对肿瘤化疗及综合治疗的认识和理解。多数化疗药物属于细胞毒性药物，而肿瘤细胞和正常细胞之间缺少根本性的代谢差异，可能会导致骨髓抑制等不良反应，主要包括白细胞、血小板及红细胞数量减少等。同时，多数药物由肝脏代谢，经肾脏排泄，可能对肝肾有不同程度的损害，表现为血液生化指标异常，严重者出现肝脏及肾脏的形态学改变。因此，检测药物干预后实验小鼠的血常规及肝肾功能，对评估药物的毒副作用具有一定的意义。

三、实验内容

1. 小鼠移植性肝癌模型的建立及药物治疗。
2. 荷瘤小鼠的病理学检测。
3. 荷瘤小鼠的肿瘤标志物检测。
4. 荷瘤小鼠的血液学指标检测。
5. 荷瘤小鼠的肝肾功能检测。

四、实验周期和课堂学时

（一）实验周期

实验总时长为7~21d。

1. 建立小鼠移植性肝癌模型及药物治疗。小鼠皮下移植瘤模型14d，小鼠腹水瘤模型7~10d，小鼠实验性肺转移模型14~21d。

2. 病理学检测2d。

3. 肿瘤标志物、血液学指标、肝肾功能检测1d。

（二）课堂学时

课堂总学时为20学时。

1. 小鼠移植性肝癌模型建立4学时。

2. 病理学检测4学时。

3. 肿瘤标志物检测4学时。

4. 血液学指标检测4学时。

5. 肝肾功能检测4学时。

五、实验用品

（一）实验动物及细胞株

昆明种小鼠，体重18~22g；小鼠H_{22}肝癌细胞株。

（二）实验器材

1. 台式低速离心机，小动物电子秤，病理取材台，体式显微镜，组织脱水机，组织包埋机，组织摊片机，组织烘片机，石蜡切片机，生物显微镜，恒温培养箱，电子天平，酶标仪，动物血液分析仪，动物生化分析仪等。

2. 血细胞计数板，小鼠固定器，无菌注射器，游标卡尺，直尺，手术线，手术刀，眼科剪，眼科镊，包埋盒，移液器，离心管（15ml及1.5ml），试管，微量吸管，酒精棉球等。

（三）实验试剂

1. 环磷酰胺溶液（3mg/ml）。取100mg环磷酰胺，加入生理盐水至33ml。

2. 红细胞稀释液。氯化钠0.6g，柠檬酸钠1.0g，36%甲醛1ml，蒸馏水加至100ml，过滤2次后使用。

3. 白细胞稀释液。冰乙酸2.0ml，10g/L亚甲蓝3滴，加蒸馏水至100ml。

4. 其他。3%~5%苦味酸溶液，生理盐水，10%水合氯醛，乙醇，二甲苯，石蜡，10%中性福尔马林溶液，苏木精染液，伊红染液，甲胎蛋白（AFP）检测试剂盒，丙氨酸氨基转移酶（ALT）检测试剂盒，天冬氨酸氨基转移酶（AST）检测试剂盒，尿素氮（BUN）检测试剂盒等。

六、实验方法

（一）小鼠移植性肝癌模型的建立及药物治疗

1. 实验分组 将实验小鼠随机分为空白对照组、荷瘤组（皮下移植瘤组、腹水瘤组、实验性肺转移组）及药物治疗组。

2. 造模方法

（1）肿瘤细胞准备：取经腹腔传代培养的小鼠肝癌 H_{22} 细胞，以 1 000r/min 离心 5min，用无菌生理盐水洗涤 H_{22} 细胞 3 次，并做适当稀释，制成浓度为 1×10^7 个 /ml 的肿瘤细胞悬液。

（2）小鼠皮下移植瘤模型：3%~5% 苦味酸对实验小鼠进行编号、标记，小动物电子秤称量体重并记录。左手固定小鼠颈背部皮肤及尾部，酒精棉球消毒右侧腋部皮肤，右手持 1ml 无菌注射器，从右侧下胸部进针，使针在皮肤与肌肉间轻松穿行 1cm 左右，缓慢推注肿瘤细胞悬液 0.2ml；空白对照组小鼠相同部位皮下注射生理盐水 0.2ml。

（3）小鼠腹水瘤模型：标记并称重实验小鼠，以左手抓住小鼠，使其腹部向上，酒精棉球消毒腹部皮肤，右手将注射针头于小鼠左（或右）下腹部以 45° 进针进入腹腔，缓慢推注肿瘤细胞悬液 0.2ml，为避免伤及内脏，可使小鼠处于头低位；空白对照组小鼠腹腔注射生理盐水 0.2ml。

（4）小鼠实验性肺转移瘤模型：标记并称重实验小鼠，用小鼠固定器固定，小鼠尾部用 45~50℃温水浸润或酒精棉球擦拭使血管扩张，从尾尖四分之一处（距离尾尖约 2~3cm）进针，缓慢静脉注射肿瘤细胞悬液 0.2ml，注射后将尾部向注射侧弯曲以止血；空白对照组小鼠尾静脉注射生理盐水 0.2ml。

3. 荷瘤小鼠的药物治疗　皮下移植瘤模型小鼠在肿瘤细胞接种后 24h，按 30mg/kg 体重通过腹腔注射环磷酰胺溶液，隔天 1 次，连续 14d。也可根据需要选取其他化疗药物或中药，自行设计药物治疗组，检测药物治疗效果。

4. 荷瘤小鼠的一般观察

（1）每天观察各组小鼠的精神状态、体毛、饮食、活动及粪便情况；各组小鼠于接种后隔天称量体重，并绘制小鼠体重生长曲线。皮下移植瘤模型观察 14d，腹水瘤模型观察 7~10d，实验性肺转移模型观察 14~21d。

（2）皮下移植瘤模型及相应药物治疗组小鼠每天观察接种部位有无感染，肿瘤生长后有无自然消退，待右侧腋窝皮下可触及结节后，每隔一天用游标卡尺测量肿瘤的最长径（a）和与其垂直的短径（b），根据体积公式 $V=\pi/6\times a\times b^2$（$mm^3$）计算荷瘤小鼠皮下移植瘤的体积，绘制肿瘤体积生长曲线。

（3）腹水瘤模型小鼠每天观察小鼠腹部变化，测量腹围（用手术线绕小鼠腹部膨隆处一周，再用直尺测得的周长即为腹围），评价癌性腹水形成情况。

（二）荷瘤小鼠病理学检测

1. 荷瘤小鼠病理学大体观察

荷瘤组小鼠腹腔注射 10% 水合氯醛（400mg/kg），麻醉后颈椎脱臼法处死。解剖时充分暴露胸腔与腹腔。用肉眼或辅助以量尺、电子秤、体式显微镜等工具，对接种形成的肿瘤组织的分布、形状、质地、界限、长短径、重量、与周围组织的粘连情况进行观察并记录；观察荷瘤小鼠肺脏、肝脏、脾脏、心脏、肾脏、肠管等脏器的表面是否有结节，称量各脏器重量；抽取小鼠腹水，观察其颜色和体积；并与对照组小鼠进行比较。

2. 组织切片及腹水涂片制作

（1）组织固定及取材、制片步骤详见第三章“医学实验常用技术”。

（2）腹水涂片的制作与固定。从腹腔内抽取腹水，取一滴腹水液滴在载玻片一端，取另一张载玻片，轻轻接触腹水液，两张载玻片呈 45° 角，轻推载玻片使腹水平摊于切片上，自然风干后，浸入 95% 乙醇固定 5min。

3. 镜下观察 生物显微镜下观察荷瘤小鼠肿瘤组织、肺脏、肝脏、肾脏、心脏、脾脏等脏器的组织结构和细胞形态，从低倍到高倍。通过观察对照组小鼠各脏器的组织切片的HE染色结果，比较正常组织与病理组织形态的差异。

（三）荷瘤小鼠的肿瘤标志物检测

1. 样本收集 各组小鼠麻醉后眼眶取血法收集血液标本，置于柠檬酸钠抗凝管中，室温2 000r/min离心15min，收集血浆待用。腹水瘤模型小鼠用无菌注射器抽取腹水，转移至15ml离心管中，1 000r/min离心10min，收集上清液。

2. 小鼠血浆、腹水AFP水平测定 采用ELISA双抗体夹心法，按照试剂盒说明书操作。

（四）荷瘤小鼠的血液学指标检测

1. 仪器法 各组小鼠尾尖取血20μl，用动物血液分析仪检测白细胞（WBC）、红细胞（RBC）、血红蛋白浓度（HGB）、平均红细胞体积（MCV）、血小板计数（PLT）等指标。

2. 手工法

（1）红细胞计数：试管中加入红细胞稀释液2.0ml，取小鼠尾尖血10μl加至红细胞稀释液底部，混匀后，将红细胞悬液充入血细胞计数板的计数池中，不能有空泡或外溢，静置2~3min后计数。高倍镜下依次计数中央大方格内四角和正中共5个中方格内的红细胞。对于压线细胞，按照“数上不数下、数左不数右”的原则进行计数。

红细胞数/L=5个中方格内红细胞数 $\times 5\times 10\times 200\times 10^6$

（2）白细胞计数：试管中加入白细胞稀释液0.38ml，取小鼠尾尖血20μl加至稀释液底部，将试管中血液与稀释液混匀，待细胞悬液完全变为棕褐色后将混匀的细胞悬液加入血细胞计数板的计数池中，室温静置2~3min，待白细胞完全下沉后计数。在低倍镜下计数四角4个大方格内的白细胞总数。

白细胞数/L=4大格白细胞数/$4\times 10\times 20\times 10^6$

（五）荷瘤小鼠的肝肾功能检测

1. 血液标本收集 实验小鼠采血前禁食12h，麻醉后眼眶取血法采血1.0ml于试管中，室温静置30min，3 000r/min离心10min，分离血清。

2. 仪器法 用动物生化分析仪检测以下生化指标：总蛋白（TP）、球蛋白（GLO）、白蛋白（ALB）、天冬氨酸氨基转移酶（AST）、丙氨酸氨基转移酶（ALT）、尿素氮（BUN）、肌酐（Cr）等。

3. ELISA双抗体夹心法 使用小鼠AST酶联免疫检测试剂盒、小鼠ALT酶联免疫检测试剂盒及小鼠BUN酶联免疫检测试剂盒，统一按照试剂盒说明书操作。

七、注意事项

1. 本实验项目包含多项实验内容，可根据实际情况选择其中部分指标，通过不同模型或检测指标的分组，分工合作完成相关实验。

2. 实验性肺转移模型小鼠尾静脉注射肿瘤细胞时，细胞必须充分吹打混匀，避免形成细胞团，推注速度要缓慢，避免小鼠发生肿瘤栓子栓塞。

3. 肿瘤组织及脏器固定时要做到固定容器合适、固定时间充分、固定液量充足，并在通风柜中进行操作。组织包埋时要注意包埋面，一般选择平整、较大的一面作为包埋面。消化道组织要竖起包埋，使各层组织都能暴露。

4. 组织切片染色时，新配制的染液染色效果好，时间可以短一些。苏木精染液呈现暗红色，遇水即变蓝色时说明染液已经失效，不能使用。

5. 从4℃取出的ELISA检测试剂盒，在开启前要室温平衡至少30min。为避免交叉污染，避免重复使用吸头和封板膜。

6. 实验中所有样品（包括血液和组织标本）、洗涤液和各种废弃物都应按照生物废弃物处理。

八、讨论与思考

1. 目前肿瘤动物模型有哪些类型？各种模型在科学研究中的意义是什么？哪些方法可用来评价验证模型的成功构建？

2. 结合实验中观察到的荷瘤小鼠一般情况，分析理解肝癌患者临床症状、体征（消瘦、腹水、恶病质等）的产生原因，讨论药物治疗后患者可能会出现哪些不良反应及相关机制。

3. 请选用一种化疗药物或中药，设计一个实验方案证实其单独或联合使用的抗肿瘤作用。

九、实验流程图

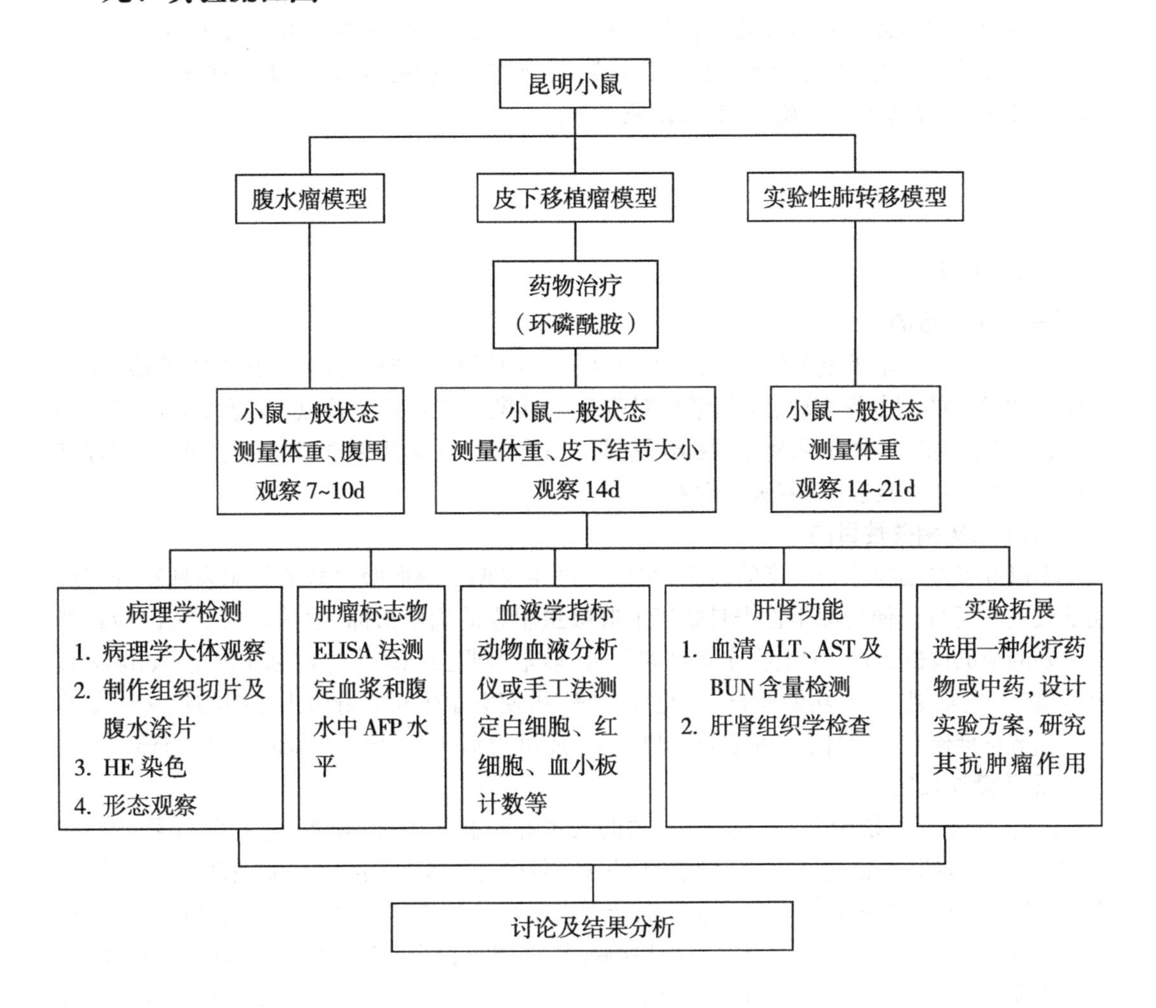

（王　敏，马　岚，谷　弘）

第二十五章

华支睾吸虫（肝吸虫）综合实验

背景

华支睾吸虫即肝吸虫是人体常见的寄生虫之一，常因食用未经煮熟含有华支睾吸虫囊蚴的淡水鱼或虾而被感染，常寄生于人体肝内胆管中，从而引起肝吸虫病。其可影响消化系统功能，引起营养不良、上腹隐痛、腹泻、肝肿大等，病情重者可致胆管炎、胆结石等，严重者导致肝硬化、胆管细胞癌等。

一、目的

（一）实验目的

本实验以华支睾吸虫为例，通过整合寄生虫学的形态与结构观察、临床标本检验、寄生虫病动物模型的制备等实验，组织学生对寄生虫感染的流行病学特点、生活史和临床案例讨论，引导学生改变学习观念，拓展学习视野，整合基础医学相关学科的理论知识，培训基础医学实验的基本技能，培养医学素养。

（二）临床相关性目的

小鼠肝吸虫动物感染模型的建立，可使医学生早期了解肝吸虫病的临床表现和肝脏病理学改变。而且粪便病原学检查是临床上肝吸虫感染的确诊指标，血清学（ELISA）检查则是主要的辅助诊断方法，加上临床案例的分析，获取肝吸虫病的多方面临床信息，如医学影像学检查、血常规、肝肾功能检查、生化检查等，可使医学生建立肝吸虫诊断与疾病认知的初步临床思维模式。此外，了解诊断检测方法，还可为临床检测取材等环节提供指导。

（三）素质目的

以肝、肝胆管系统为主，复习归纳相关的人体解剖学、组织胚胎学、生理学、生物化学和病理学知识；以肝吸虫为例，结合动物模型—诊断检查—流行病特点—临床案例单元等构成整合实验，使学生从动物模型建立认识肝吸虫疾病的基本临床表现和肝吸虫各种诊断检查的临床意义，明确其实验检查要点和检测操作关键点，完善临床医生培养过程中病原学认知素质培养，进一步结合流行病学与生活史特点讨论及临床案例分析，可明确肝吸虫致病环节与机制，完成肝吸虫相关流行病学、病原学（基础医学）和临床医学知识融合。

二、原理

（一）实验原理

本实验取肝吸虫囊蚴灌胃小鼠构建小鼠肝吸虫感染模型，取小鼠粪便检查肝吸虫虫卵，方法包括生理盐水直接涂片法、改良加藤厚膜涂片法、水洗自然沉淀法、离心沉淀法和乙醚沉淀法，同时取血液做 ELISA 免疫学检查，通过在粪便中检测肝吸虫虫卵的存在和血清中检测虫体特异性抗体来明确感染。

（二）临床问题原理

肝吸虫病主要是因食入华支睾吸虫活囊蚴而感染，人主要的感染途径是进食未煮熟且含有囊蚴的淡水鱼虾，肝吸虫成虫寄生于宿主肝胆管系统，以此引发肝损伤、胆管炎症等系列并发症。为了解肝吸虫对所寄生肝胆道系统的损伤情况，取感染小鼠肝脏进行病理变化观察。此外，为进一步理解肝吸虫感染及其致病机制，利用临床标本和肝吸虫病案例以及生活史仿真模型标本，进行肝吸虫流行、生活史、感染途径与机制、临床表现与诊断以及防治措施的讨论，从多角度和多层次明确肝吸虫病的发病机制与特点。

三、实验内容

（一）肝、胆管形态学观察

1. 肝及肝胆管系统的解剖学观察。
2. 肝的组织学、胚胎学观察。
3. 肝吸虫寄生宿主肝脏的病理学观察。

（二）病原学实验

1. 肝吸虫感染小鼠模型的建立。
2. 粪便病原学检查。
3. 肝吸虫生活史标本观察。
4. 血清 ELISA 检测。

（三）临床案例讨论

由专科医生、教师组织学生筛选典型和不典型病例并开展讨论。

四、实验周期和课堂学时

（一）实验周期

实验总时长为 4d。

1. 肝胆管形态学观察部分 0.5d。
2. 病原学实验部分 3d。
3. 临床案例讨论 0.5d。

（二）课堂学时

课堂总学时为 20 学时。

1. 肝胆管形态学观察共 6 学时。肝脏及肝胆管系统的解剖学 2 学时；肝的组织学、胚胎学2学时；肝及肝细胞的病理学2学时。

2. 病原学实验共10学时。

（1）肝吸虫小鼠感染模型建立2学时。

（2）粪便病原学检查2学时。

（3）血清ELISA检测3学时。

（4）肝吸虫生活史标本观察与研讨3学时。

3. 临床案例讨论4学时。

五、实验用品

（一）实验标本

1. 成虫染色标本、液浸标本。

2. 成虫寄生肝胆管的液浸标本。

3. 虫卵和生活史标本(模型)。

（二）实验器材

1. 模型制备 2L烧杯及锥形瓶、平皿、绞肉机、37℃恒温箱、解剖镜、80目标准检验筛网、灌胃针。

2. 粪便虫卵检测 显微镜、解剖镜、玻片、盖片、平皿；10ml离心管、台式离心机。

3. ELISA检测 U型微量血凝板、稀释棒、滴管、振荡器、漩涡混合器、抗原包被的聚苯乙烯塑料板、吸管、滴管、微量移液器、tip头(塑料吸嘴)，1mlEP管，湿盒。

（三）实验试剂

1. 生理盐水、PBS缓冲液、pH2.0的胃蛋白酶消化液。

2. 待测血清、包被稀释液（0.05mol/L碳酸钠-碳酸氢钠缓冲液，pH 9.6、封闭液（5%小牛血清/PBS溶液）、小牛血清、1×PBS（pH7.4）、洗涤液（PBST，pH7.4）、样本稀释液（PBS，pH7.4）、酶标第二抗体（羊抗小鼠）稀释范围1∶5 000~1∶100 000、底物液A（TMB-过氧化氢尿素溶液）、底物液A（TMB）20mg、无水乙醇、双蒸水、底物液B（0.1mol/L柠檬酸-0.2mol/L磷酸二氢钠缓冲液（pH 5.0~5.4）、底物A和B按1∶1混合即成TMB-过氧化氢尿素溶液、终止液（2mol/LH_2SO_4溶液），浓硫酸、0.9%生理盐水、1%正常小鼠血清、吐温-20、0.025%叠氮钠的PBS、辣根过氧化物酶（HRP）-标记结合物、0.05%邻苯二胺（OPD）底物溶液、2mol/L硫酸；或者华支睾吸虫抗体（IgG）检测试剂盒。

六、实验方法

（一）肝、胆管形态学观察

虚实结合，利用数字化人体解剖教学系统、形态学数字化教学系统，以及观察解剖、组织学、病理学实物标本和镜下玻片，完成相关学科内容理论知识的整合。

（二）病原学实验

1. 肝吸虫形态观察

（1）肉眼观察成虫外形、大小，然后用低倍镜（×4）观察其结构。注意口腹吸盘、消化系、生殖系等器官的特征。

（2）虫卵：中倍镜（×10）下观察外形、大小、颜色，高倍镜（×40）下观察结构。

2. 肝吸虫生活史标本观察。

（三）感染肝吸虫肝脏标本的观察

收集并制作大体标本、石蜡包埋切片和染色，观察感染肝吸虫后肝脏的病理变化，理解其临床意义。

（四）肝吸虫小鼠模型建立

1. 收集肝吸虫囊蚴

（1）压片镜检从肝吸虫病疫区收集的淡水鱼数条，确定有囊蚴感染后剪出鱼肉用绞肉机搅拌至胶泥状。

（2）在碎鱼肉加入胃蛋白酶消化液，置于37℃恒温箱中消化过夜，其间搅拌3~4次。

（3）将消化后的内容物转移至2L锥形量杯，加满生理盐水后静置30min，缓慢倾去上液，再加水静置沉淀。重复此步骤4~5次至上液澄清。

（4）将余下液体用80目标准检验筛网过滤至烧杯中，加生理盐水至满再静置30min，弃去上清液，剩余含囊蚴的液体转移至平皿中，解剖镜下鉴别挑取囊壁完整的囊蚴。

2. 囊蚴感染小鼠

（1）取活囊蚴30条/只灌胃感染小鼠。

（2）灌胃后30d起查找小鼠粪便肝吸虫虫卵，镜下查见虫卵可证实感染成功。

（3）取小鼠肝脏挤压肝胆管，收集肝吸虫成虫，解剖镜下鉴定观察虫体。

（五）肝吸虫感染实验室诊断

1. 粪便病原学检查（虫卵）　生理盐水直接涂片法、改良加藤厚膜涂片法、水洗自然沉淀法、离心沉淀法和乙醚沉淀法。

2. 免疫学检查　采用ELISA间接法检测血清肝吸虫相关抗体，基本步骤如下。

（1）以rCsCatL-promature、rCsCatL-mature、rCsCatL-propeptide和肝吸虫成虫粗抗原检测患者血清中特异IgG。

1）成虫粗抗原制备：取新鲜肝吸虫成虫置匀浆器内，置冰水浴中充分研磨。收集研磨后的混悬液入离心管内，置冰水浴中超声粉碎处理，然后4℃离心10 000g×30min，取上清液，PBS（pH7.4）透析，浓缩，冻干即成虫粗抗原，-70℃保存备用；取浓缩后的成虫粗抗原进行SDS-PAGE，分析其组分。

2）ELISA检测患者血清中特异IgG。

3）Western blot分析患者血清特异IgG的交叉反应：所用肝吸虫感染者和正常人血清至少5例的混合血清，1∶200稀释；二抗为辣根过氧化物酶标记的兔抗人IgG，1∶2 000稀释。

（2）ELISA检测患者血清中特异IgG亚类IgG_1、IgG_{2a}、IgG_4和IgE、IgA。一抗为患者血清，1∶5稀释；二抗为辣根过氧化物酶标记的小鼠抗人血清，1∶2 000稀释。

（3）统计学分析：资料以$x \pm s$示，应用统计学软件和t检验方法检验分析，$p < 0.01$认为差异有统计学意义。

（六）临床案例讨论与分析

1. 了解临床医学诊疗疾病的一般过程，并与生活史进行关联分析。

2. 掌握免疫学检查的原理和临床意义。

3. 了解临床医学实验室检测的项目（医学影像学检查；生化检查）及其临床意义。

4. 讨论血常规的意义；血细胞涂片的制作与观察；白细胞计数及其临床意义讨论。

5. 讨论肝肾功能检查、生化检查在临床病例中的具体意义。

6. 讨论医学影像学检查在临床病例中的具体意义（对比分析正常、异常影像资料）。

七、注意事项

1. 粪便标本的采集　标本的采集、检查时间和检查方法与检查结果的可靠性相关。自然排出的粪便标本最佳，尽量保持其新鲜，避免混杂水、尿、尘土及药物的污染。容器应保证清洁、干燥、不吸水、能密闭；容器应该有明显的标识，注明粪便排出时间、受检者姓名、检验号，粪便的外观情况，包括色泽、性状及成分。采集的量应稍多于检查用量，普通检查用量 5~10g 即可，特殊检查要求粪量为 30g。粪便中的成分复杂，观察过程中必须注意鉴别。

2. 镜检观察　实验过程中需使用显微镜观察，虫卵、囊蚴或成虫，要在低、中、高倍物镜之间反复转换，必要时使用油镜观察，必须严格按照显微镜的使用规范操作。

3. 实验室整理　实验结束后，使用过的玻璃器皿清洗干净，务必将实验标本整理好，恢复实验桌（台）面为实验前的状态；必须用二甲苯和擦镜纸将使用过油镜的显微镜清洗、擦拭干净。

4. 污物处理　按照实验室管理规范规定的程序妥善处理实验污物，避免污染环境。

八、讨论与思考

1. 根据吸虫成虫的生活史特点，讨论防治肝吸虫病的主要环节？阐明防治肝吸虫病的基本原理是什么？

2. 试述肝吸虫病地方性流行的基本规律。

3. 根据肝吸虫成虫在肝脏内寄生的主要部位，推测临床症状和体征。

4. 寄生虫病的基本诊疗原则、方案与方法。

九、肝吸虫病整合实验流程图

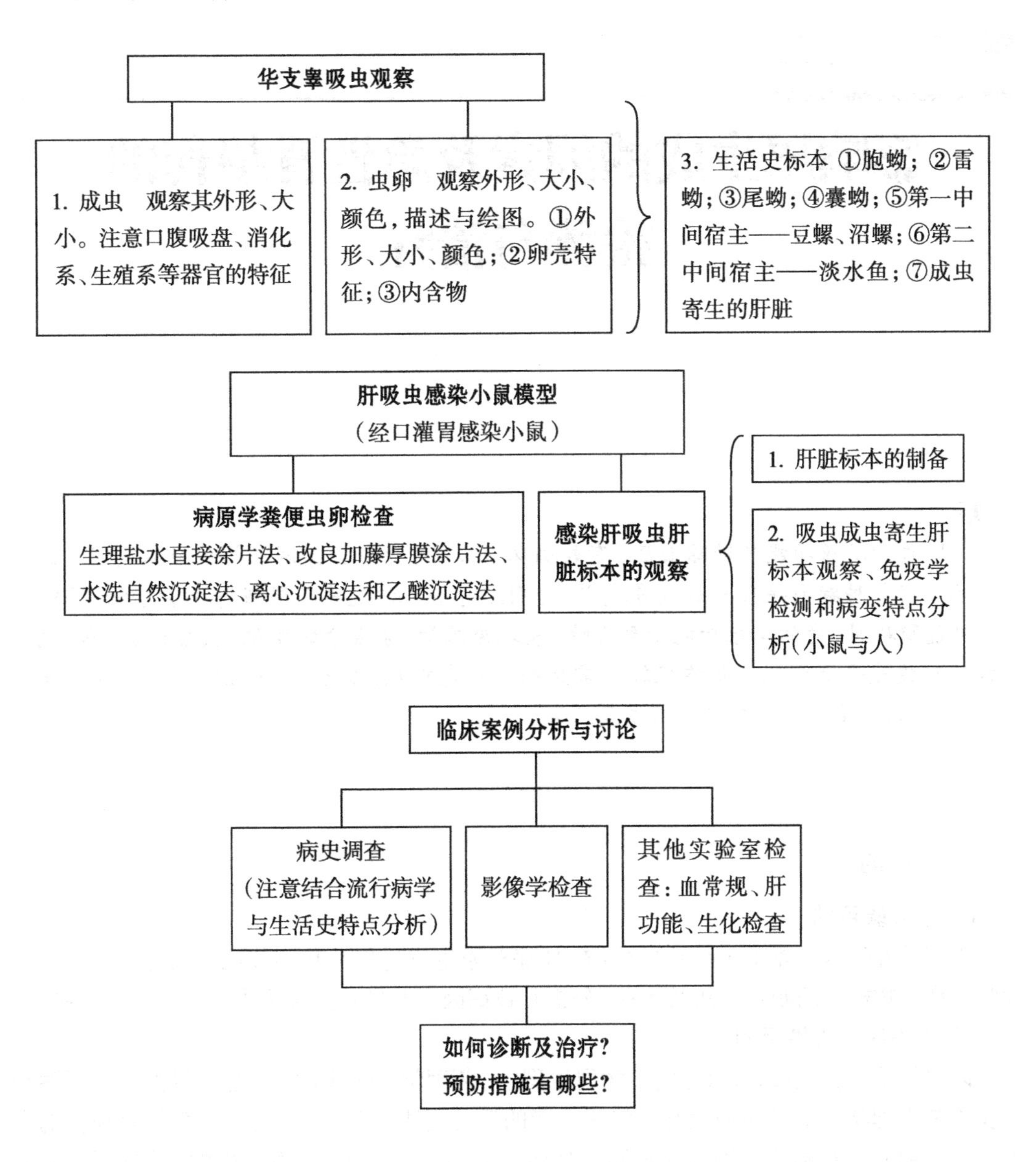

（陈维平，傅晓茵）

第二十六章

影响尿生成的因素及急性肾损伤的检测与治疗

背景

肾脏的泌尿功能受动脉血压、有效循环血容量、肾内自身调节等神经体液因素的影响。当各种病因导致肾血流量减少，可引起肾小球滤过率下降或肾小管分泌、重吸收功能障碍时，肾的泌尿功能受到影响，表现为尿量、尿成分的变化，氮质血症，水、电解质和酸碱平衡紊乱。是临床较为常见的一种危重症，病情凶险，但若及时诊断、治疗，大多数患者的肾脏功能可以恢复正常。

一、目的

（一）实验目的

观察神经体液因素对尿生成的影响，加深对尿生成过程及其调节机制的理解。学习急性肾损伤动物模型的制备方法及治疗，分析其致病因素及导致急性损伤的可能发病机制。

（二）临床相关性目的

以泌尿系统为主线，将生理学、病理生理学、药理学、病理学的内容有机整合。观察动物在正常生理状态下及病理状态下泌尿功能的活动规律及改变，探讨分析急性肾损伤的发生发展过程并进行治疗。通过这种贴近临床过程的实验模式，启发学生的整体观念，培养学生的临床思维。

（三）素质目的

可根据实际实验条件选择开展不同层次的实验项目。培养学生实践动手能力，引导学生进行批判性地分析、综合和判断，提高学生的科研创新能力和团队合作能力。

二、原理

（一）实验原理

1. 急性肾损伤造模原理　肌注甘油可诱导横纹肌溶解从而引起肾功能异常。肾灌注降低、肌红蛋白的细胞毒性、肾小管梗阻是肌注甘油导致急性肾损伤发生的主要机制。横纹肌溶解时大量组织液聚积在受伤的肢体，使有效循环血容量不足，内毒素刺激缩血管物质的释放，造成入球小动脉收缩，均可导致明显的肾缺血，使肾小管上皮细胞处于缺血缺氧状态。当有脱水、酸中毒时，血红蛋白及肌红蛋白可分解成高铁血红素，对肾小管直接产生毒性，加上大量的血红蛋白和肌红蛋白滤过不能被小管再吸收，而聚集为管型堵塞小管，进一步加重肾的损害。

2. 血清和尿液肌酐含量测定原理　采用苦味酸沉淀蛋白法。在碱性条件下，苦味酸与（血清或尿液中）肌酐作用，生成黄红色苦味酸肌酐，使溶液呈色后进行比色测定；然后加乙酸，在酸性环境中，黄红色的苦味酸肌酐被清除，非肌酐物质（假肌酐）呈色，两者比色之差为血清及尿液中的肌酐。

3. 血和尿钠测定原理　采用比浊法。用无水乙醇沉淀尿中蛋白，获得无蛋白尿滤液，再将其与焦锑酸钾作用生成焦锑酸钠沉淀。最后与标准管比较求得尿钠或血钠的含量。

4. 尿蛋白定性试验原理　磺柳酸法是筛选和粗略估计尿蛋白含量的方法。根据浑浊程度以判断尿蛋白的含量，判断标准：

“–”尿液清晰不浑浊。

“+”表示尿液出现轻度白色浑浊（含蛋白质 0.1~0.5g/L）。

“++”表示尿液稀薄乳样浑浊（含蛋白质 0.5~2g/L）。

“+++”表示尿液乳浊或有少量絮片存在（含蛋白质 2~5g/L）。

“++++”表示尿液出现絮状浑浊（含蛋白质＞5g/L）。

（二）临床问题原理

尿生成的过程包括肾小球滤过及肾小管的重吸收和分泌。凡能影响上述过程的因素都可以影响尿的生成而引起尿量的改变。急性肾衰竭是指各种原因引起的肾泌尿功能在短期内急剧障碍，导致代谢产物在体内迅速积聚，水、电解质和酸碱平衡紊乱，出现氮质血症、高钾血症和代谢性酸中毒，并由此引发机体内环境严重紊乱的临床综合征。2005 年，国际肾脏病学界和急救医学界提出了急性肾损伤的概念，更强调对这一综合征早期诊断、早期治疗的重要性。

引起急性肾衰竭的病因很多，一般根据发病环节可将其分为肾前性、肾性和肾后性三大类。无论是肾前性或肾后性损伤，如果持续较久或者比较严重，均可转为肾性肾衰。横纹肌溶解不仅见于战争、地震等突发事件，也见于剧烈运动等，会引起多种并发症，其中最常见的为急性肾功能衰竭。

利尿药作用于肾脏，通过抑制肾小管电解质的重吸收，减少水的重吸收，从而产生利尿作用，可用于各种原因（包括急、慢性肾功能衰竭）引起的水肿及少尿期的治疗。当发生急性肾毒性肾衰时，其对药物的反应也会下降，进而影响药物的作用。

三、实验内容

1. 急性肾损伤家兔造模及成模判断。
2. 影响尿生成的因素检测。
3. 泌尿系统相关指标检测及评价。
4. 检测利尿药对急性肾损伤的作用。

四、实验周期和课堂学时

(一)实验周期

实验总时长为3d。

1. 造模前家兔适应性饲养1d。

2. 造模1d。

3. 实验室检测1d。

(二)课堂学时

课堂总学时为10~12学时。

1. 实验方案设计2学时。指导设计实验方案1学时,反馈修改意见1学时。

2. 动物实验5~7学时。造模1学时,实验室检测4~6学时。

3. 实验讨论和分析1学时。

五、实验用品

(一)实验动物

家兔,雌雄不限,体重2~3kg。自由摄食,饮水。室温,普通饲料饲养。

(二)实验器材

1. 电子计算机,生物机能实验系统,血压换能器,恒温水浴箱,分光光度计,离心机。

2. 哺乳类动物手术器械一套,动脉夹,注射器,试管,加样器,离心机,保护电极,膀胱插管,输尿管插管,动脉插管,小量筒,丝线,纱布。

(三)实验试剂

生理盐水,25%氨基甲酸乙酯溶液,20%葡萄糖溶液,0.01%去甲肾上腺素溶液,肝素,50%甘油生理盐水溶液,0.6%酚红溶液,1%呋塞米溶液,20%磺柳酸溶液,10%氢氧化钠溶液,垂体后叶激素,尿糖定性试纸。

六、实验方法

(一)手术方法

1. 麻醉　耳缘静脉缓慢注射25%氨基甲酸乙酯溶液(4ml/kg)麻醉家兔,仰卧位固定于兔手术台。

2. 颈部手术　具体操作步骤详见第二章“医学实验动物基本知识”。

3. 分离迷走神经　在气管两侧可见到与气管平行的左、右颈总动脉。在颈总动脉旁有三条神经与动脉相伴而行,即迷走神经、交感神经和降压神经,其中迷走神经最粗,有较好的韧性,一般位于外侧,小心分离右侧迷走神经2~3cm,穿线备用。

4. 颈总动脉插管　连接血压换能器,用于监测动脉血压(具体步骤详见第二章“医学实验动物基本知识”)。

5. 股动脉插管　在股三角区剪毛,于动脉搏动明显处沿动脉走行方向切开皮肤,钝性分离肌肉,找到股动脉(与股静脉和股神经伴行)。钝性分离股动脉,沿向心方向插入股动脉插管,用于放血。

6. 膀胱插管或输尿管插管　具体步骤详见第二章“医学实验动物基本知识”。待膀胱内积存的尿液排尽，将插管的另一端接于小量筒或计滴器，以计量生成的尿液量。手术操作结束后，用温热的生理盐水纱布覆盖切口处。收集5min的尿液，计算出尿量(ml/min)。

7. 静脉插管　分离右侧颈外静脉，插管用于输液。

（二）急性肾损伤家兔造模方法

1. 分组　分为模型组与正常对照组。

2. 制备模型　于实验前24h取家兔分成模型组和对照组。模型组家兔肌内注射50%甘油生理盐水溶液(10~15ml/kg)。正常对照组肌内注射等量生理盐水。

（三）泌尿系统相关指标检测及评价方法

1. 影响尿生成的因素

（1）盐水负荷：自耳缘静脉迅速注射38℃的生理盐水20ml(1min内注射完)，观察血压和尿量的变化。

（2）去甲肾上腺素：自耳缘静脉注射0.01%去甲肾上腺素0.3ml，观察血压和尿量的变化。

（3）葡萄糖：由耳缘静脉注射20%葡萄糖溶液1.5ml/kg，观察血压和尿量的变化。每间隔1~2min，取尿液2滴做尿糖定性实验，比较出现尿糖的时间和尿量高峰期的关系。

（4）刺激迷走神经：结扎并剪断右侧迷走神经，用中等强度的电流刺激其外周端20~30s，使血压持续降低至5.33~6.67kPa(40~50mmHg)，观察血压和尿量的变化。

（5）利尿药：耳缘静脉注射0.1%呋塞米(2ml/kg)，5min后开始观察并记录血压和尿量的变化。

（6）抗利尿激素：输液瓶内生理盐水10ml加入5U垂体后叶素，缓慢滴注(8滴/min)，如血压升高则减慢速度，在血压不升高的前提下，观察尿量的变化。

（7）循环血量减少：自股动脉放血，使血压下降至6.67kPa(50mmHg)以下，观察尿量的变化。

2. 肾功能检测

（1）酚红排泄率测定：

1）0.6%酚红溶液(1ml/kg)经家兔耳缘静脉注入(准确快速，不要外漏)，并开始记录时间。

2）立刻从颈外静脉插管处缓慢注入20%葡萄糖溶液(20ml/kg)。

3）收集从注射酚红后的15min或30min的尿液，并换算成单位时间的尿量(ml/min)。

4）取出约0.5ml尿液置于干净试管中，准备测尿肌酐和尿钠。

5）将收集到的尿液倒入500ml量筒内，加入10ml10%NaOH，再用自来水补充至500ml处，充分混匀。取出适当量放入与比色管口径相同的试管中，与标准比色管比较(颜色)，得出15min或30min肾脏的酚红排泄率。

（2）血液与尿液生化测定方法：

1）血清制备：颈总动脉采血3ml，注入干燥试管中，静置10min，经3 000r/min离心10min，吸取血清置于另一干净试管中，准备测血肌酐、血钠。

2）血清和尿液肌酐含量测定：苦味酸沉淀蛋白法(表26-1、表26-2)。

表 26-1　血清肌酐测定

单位 /ml	测定管	标准管	空白管
血清	0.20	–	–
肌酐标准应用液	–	0.20	–
蒸馏水	–	–	0.20
碱性苦味酸	2.0	2.0	2.0

混匀，37℃水浴 30min，以 510nm 波长比色，空白管调零，读 *OD* 值，然后各管加 50% 乙酸溶液两滴，放置 6min 后，再测 *OD′* 值。

计算：

$$[\mathrm{Crp}](\mathrm{mg\%}) = \frac{OD_{测}-OD'_{测}}{OD_{标}-OD'_{标}} \times 0.01/0.2 \times 100$$

正常值：19~43mg/L

表 26-2　尿肌酐测定

单位 /ml	测定管	标准管	空白管
尿液（原尿或 1∶50 稀释）	0.1	–	–
Cr 标准应用液	–	0.1	–
蒸馏水	–	–	0.1
碱性苦味酸	2	2	2
12.5% 氢氧化钠溶液	0.5	0.5	0.5

混匀，放置 10min，加蒸馏水 6.0ml，摇匀，以 530nm 波长比色，空白管调零，读 *OD* 值。

计算：

$$[\mathrm{Cru}](\mathrm{mg\%}) = \frac{OD_{测}}{OD_{标}} \times 0.05\mathrm{mg} \times 100\mathrm{ml}/0.1\mathrm{ml}$$

3）血和尿钠测定：比浊法（表 26-3）。

血清或尿液 0.1ml 加无水乙醇 1.9ml，用力振荡后放置 10min，2 500r/min 离心 5min，取上清液 0.2ml 置于试管中。

表 26-3　比浊法测血、尿钠

单位 /ml	测定管（血）	测定管（尿）	标准管	空白管
血清或尿上清液	0.2	0.2	_	_
Na^+ 标准液	_	_	0.2	_
蒸馏水	_	_	_	0.2
2% 焦锑酸钾溶液	5.0	5.0	5.0	5.0

混匀后立即用 721 分光光度计在 520nm 波长比色，以空白管调零，读 *OD* 值。

钠含量计算：

$$Na^{+}(mmol/L) = \frac{OD_{测}}{OD_{标}} \times 6.5$$

3. 肾形态学观察

（1）处死家兔，取出肾脏，称肾重量，计算肾体比，比较两组家兔肾脏外形（体积大小、颜色、包膜紧张度）。纵向剖开肾脏，观察皮髓质条纹、色泽等。

（2）肾脏切片 HE 染色，显微镜下进行病理学分析（详见第三章“医学实验常用技术”）。

4. 尿液常规检查

用注射器直接抽取或插管收集尿液（2ml）。

（1）尿蛋白测定：取少量尿液滴于玻片上，加 10% 磺柳酸溶液一滴，观察浑浊程度以判断尿蛋白的含量。

（2）尿液镜检：取少量尿液滴于载玻片上，镜下观察细胞及管型，细胞至少检查 10 个高倍视野，管型至少检查 10 个低倍视野，用最低至最高数报告。

5. 肾功能评价

（1）内生肌酐清除率（endogenous creatinine clearance rate，Ccr）：临床上常用来推测肾小球滤过率。

计算方法：

$$Ccr = \frac{Cru(mg/L) \times 尿量(ml/min)}{Crp(mg/L)}$$

（2）尿肌酐 / 血肌酐：确定肾衰的性质。比值 < 20 为器质性肾衰；比值 > 40 为功能性肾衰。

（3）肾脏酚红排泄率：反映肾血流量与肾小管排泌功能的指标。正常情况下从静脉注入酚红后 15min 或 30min，肾脏酚红排泄率分别 $> 30\%$ 和 $> 45\%$。

（4）滤过钠排泄分数（fractional excretion of filtrated sodium，FE_{Na}）：反映肾小管重吸收功能的指标。通过肾小球滤过率的测定以及其他物质清除率的测定，可以推测出这些物质被肾小管排泌的情况。FE_{Na} 为临床上较准确反映肾小管处理钠能力的指标。在急性肾衰时，FE_{Na} 常被用做区别功能性与器质性肾衰的重要指标。

计算方法：

$$FE_{Na} = \frac{[Na^{+}u] / [Na^{+}p]}{[Cru] / [Crp]} \times 100$$

判断标准：

正常：$FE_{Na} < 1$；功能性肾衰：$1 < FE_{Na} < 3$；器质性肾衰：$FE_{Na} > 3$

七、注意事项

1. 实验前 24h 内，给家兔喂食富含水的蔬菜或多饮水（水负荷）。或用橡皮导尿管向家兔胃内灌入 40~50ml 清水，以增加基础尿量。

2. 膀胱插管插入后如膀胱壁较松弛而容积较大时，可将膀胱结扎掉一部分。注意保持插管与输尿管之间的畅通，避免阻塞。

3. 切开腹壁应避免伤及内脏。腹部切口不宜过大，以免造成损伤性尿闭。

4. 在影响尿生成的因素实验中，观察的顺序是：在尿量增加的基础上进行减少尿生成的实验项目，在尿量少的基础上进行促进尿生成的实验项目。

5. 刺激迷走神经强度不宜过强，时间不宜过长，以免造成家兔血压过低，心跳停止。

6. 分离输尿管时不要伤及周围血管，以防出血模糊手术视野。应仔细辨认输尿管与输精管、输卵管的区别。

7. 输尿管插管时易扭曲，调整、固定插管时应使其与输尿管保持同一走向，防止插管尖端翘起形成夹角，影响尿液流出。

八、讨论与思考

1. 一次口服大量清水和静脉快速滴注大量生理盐水时，尿量变化有何异同？其作用机制如何？

2. 静脉注射高渗葡萄糖引起多尿的机制是什么？试根据该原理分析糖尿病患者多尿的原因。

3. 大量出汗或大量失血，尿量会发生什么变化？变化的原因是什么？

4. 在急性肾损伤实验中，应选择哪些观察指标？分别反映肾脏哪些功能？说明其临床意义。

5. 急性肾损伤家兔应用呋塞米（速尿）一定会产生尿量增多吗？为什么？分析对临床用药有何指导意义？

九、实验流程图

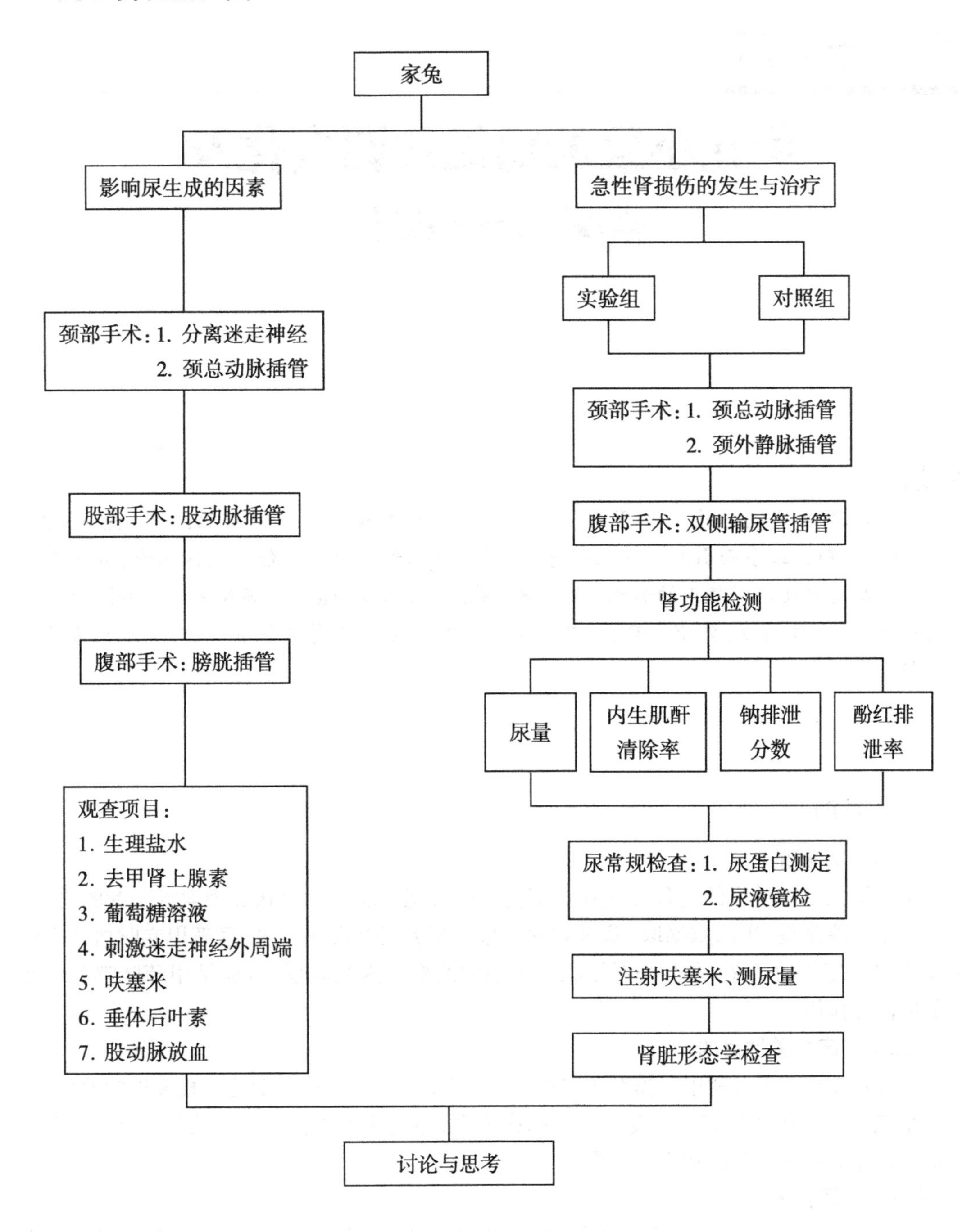

（徐　静，王　瑜，朱　亮）

第二十七章

甲亢小鼠的功能代谢变化及药物治疗作用

背景

甲状腺功能亢进症简称甲亢，是指甲状腺腺体本身产生甲状腺激素(thyroid hormone，TH)过多而引起的甲状腺毒症，导致机体物质代谢与能量代谢加速，对各器官系统功能产生不同程度的影响，患者甲状腺肿大，出现易激动、烦躁失眠、怕热多汗、食欲亢进、形体消瘦、体重减轻、心悸、脉快有力、脉压增大等症状和体征，影响患者身心健康。

一、目的

（一）实验目的

学习甲亢动物模型的制备方法并观察其临床表现。通过对甲状腺激素等指标的检测，掌握小鼠血液采集、甲状腺摘取、病理切片制备及相关仪器操作方法；理解甲亢时血液甲状腺激素水平变化的意义，及与小鼠甲状腺形态学改变的内在联系，并验证甲巯咪唑对甲亢小鼠的治疗作用。

（二）临床相关性目的

通过对比正常小鼠和甲亢模型小鼠行为学、基本特征和甲状腺功能等相关指标的变化，分析甲亢功能代谢和形态结构变化以及临床表现，掌握甲亢的药物治疗方法，为甲亢患者的临床诊疗提供理论基础和实验依据。

（三）素质目的

通过本实验，培养学生实际工作能力、协作精神和民主讨论的科学作风；锻炼学生仔细观察、发现、分析问题及问题反思的能力；培养学生树立团队合作的意识和责任心、激发学生的医者仁心。

二、原理

（一）实验原理

1. 甲亢模型小鼠造模原理　循环血液中甲状腺激素，即三碘甲腺原氨酸（triiodothyronine，T_3）和四碘甲腺原氨酸（tetraiodothyronine，T_4）过多，是引起甲亢功能代谢异常的关键。左甲状腺素钠，在生化、生理性能方面与甲状腺分泌的内源性 T_4 相同，可在外周转化为 T_3。因此，本实验采用注射大剂量左甲状腺素钠片混悬液的方法复制小鼠甲亢模型。

2. 血清 T_3、T_4 的检测原理　采用电化学发光免疫技术竞争法测定血清 T_3、T_4 水平。由 8- 苯胺基 -1- 萘磺酸释放的内源性 T_3（T_4）与生物素化的 T_3（T_4）衍生物竞争钌标记抗体上的结合位点，形成抗体 - 半抗原复合物，该复合物通过生物素、链霉亲和素之间的反应结合到微粒上。反应混合液吸到测量池中，微粒通过磁铁吸附到电极上，电极加电压后产生化学发光，通过光电倍增管进行测定，检测结果由机器自动从标准曲线上查出。

3. 血清促甲状腺激素（thyrotropin，thyroid-stimulating hormone，TSH）的检测原理　采用电化学发光免疫技术的双抗夹心法测定血清 TSH 水平。待测样本、生物素化的抗 TSH 单克隆抗体和发光底物钌标记的抗 TSH 单克隆抗体混匀后形成夹心复合物，加入链霉亲和素包被的微粒，让上述复合物通过生物素与链霉亲和素间的反应结合到微粒上。反应混合液吸到测量池中，微粒通过磁铁吸附到电极上，电极加电压后产生化学发光，通过光电倍增管进行测定。TSH 浓度与相对光强度成一定的比例关系，仪器自动拟合计算 TSH 浓度。

4. 甲巯咪唑治疗甲亢的原理　甲巯咪唑可通过抑制甲状腺过氧化物酶进而抑制酪氨酸的碘化及耦联，减少甲状腺激素的生物合成，从而达到治疗甲亢的目的。

（二）临床问题原理

甲状腺激素的分泌受下丘脑 - 垂体 - 甲状腺轴的调节。TSH 由垂体前叶生成，是直接调节甲状腺形态和功能的关键激素，其检测主要用于甲状腺功能的初筛。T_3 主要在甲状腺以外，尤其是在肝脏，由 T_4 脱碘生成。因此，血清 T_3 浓度反映甲状腺对周边组织的功能甚于反映甲状腺自身的分泌状态。T_3 测定可用于 T_3- 甲亢的诊断、早期甲亢的发现和假性甲状腺毒症的诊断。T_4 是甲状腺分泌的主要产物，也是构成下丘脑 - 垂体前叶 - 甲状腺调节系统完整性不可缺少的成份，对合成代谢有影响作用。T_4 测定可用于甲亢、原发性和继发性甲状腺功能减退的诊断及 TSH 抑制治疗的监测。

三、实验内容

1. 甲亢小鼠模型的制备及药物治疗。
2. 小鼠行为学观察。
3. 小鼠基本体征检测。
4. 小鼠甲状腺功能检测。
5. 小鼠甲状腺形态学观察。

四、实验周期和课堂学时

（一）实验周期

实验总时长为 18~20d。

1. 造模前小鼠适应性饲养7d。
2. 造模及治疗10d。
3. 实验室检测1~3d。

（二）课堂学时

课堂总学时为12~14学时。

1. 实验方案设计4学时。指导设计实验方案1学时，反馈修改意见3学时。
2. 动物实验4~6学时。造模2学时，实验室检测2~4学时。
3. 实验讨论和分析4学时。

五、实验用品

（一）实验动物

昆明种小鼠，雌雄各半，体重（20±5）g，自由摄食，饮水。室温，普通颗粒饲料喂养。

（二）实验器材

1. 普通离心机，恒温水浴箱，电化学发光全自动免疫分析仪，无创血压仪，小鼠秤，电子天平。

2. 剪刀，镊子，研钵，玻棒，1ml、5ml离心管，10ml试管，1ml注射器，小鼠灌胃针，烧杯，培养皿，滤纸，100μl、200μl、1 000μl微量可调移液器，白瓷盘，试管架，100ml容量瓶，动物手套，记号笔。

（三）实验试剂

1. 左甲状腺素钠溶液。称取3.5mg左甲状腺素钠加蒸馏水定容至100ml。
2. 甲巯咪唑溶液。称取100mg甲巯咪唑加蒸馏水定容至100ml。
3. 生理盐水。
4. 3%苦味酸溶液。
5. 三碘甲状腺原氨酸检测试剂盒。
6. 甲状腺素检测试剂盒。
7. 促甲状腺激素检测试剂盒。

六、实验方法

（一）甲亢小鼠造模及分组方法

1. 实验小鼠适应性饲养　造模前小鼠适应性饲养1周，每天观察并记录小鼠一般状态。

2. 甲亢造模　小鼠禁食12h后，按350μg/kg体重皮下注射左甲状腺素钠混悬液，注射后，给予自由饮食、饮水。连续给药10d，每天观察并记录小鼠一般状态。

左甲状腺素钠混悬液注射量计算方法：

$$\text{小鼠注射量（ml）}=\frac{350\mu g/kg}{3.5mg/100ml}\times \text{小鼠体重}/10g$$

3. 实验小鼠分组　将实验小鼠随机分为：空白组、模型组和治疗组。各组小鼠统一编号，分笼饲养，标准颗粒饲料喂养，自由饮水。

（二）甲巯咪唑给药方法

治疗组小鼠每天给予甲巯咪唑混悬液 10mg/kg 体重灌胃，连续给药 10d。

（三）行为学观察

造模前、造模过程中、末次造模及给药后观察小鼠的精神状态、行为活动及毛色变化等。

（四）基本体征检测

造模前、造模过程中、末次造模及给药后称重，采用无创血压仪检测小鼠血压及心率等。

（五）甲状腺功能检测

末次造模、给药后，各小鼠晚上 8 点开始禁食不禁水，于次日早晨 8 点，尾静脉采血，离心（3 000rmp，5min），取血清，测定 T_3、T_4 及 TSH（建议采用电化学发光法测定），按照试剂盒说明书操作。

（六）形态学观察

末次造模给药后，于次日早晨，处死小鼠，取出甲状腺。

1. 观察甲状腺外观　观察甲状腺的体积、颜色、质地等。

2. 称重并计算甲状腺指数　甲状腺指数 =（甲状腺重量 / 体重）× 100%

3. 甲状腺组织切片观察　分别取各组小鼠甲状腺做石蜡切片，HE 染色后镜下观察甲状腺的变化，详见第三章“医学实验常用技术”。

七、注意事项

1. 造模时间以 10d 为宜，过长或过短均可能导致造模失败。

2. 甲状腺功能检测前，保证样品、定标液和质控品在 20~25℃下平衡；由于可能存在试剂挥发现象，分析仪上的样品、定标液和质控品应在 2h 内进行测量。

3. TSH 浓度高于测量范围的样本需用样品稀释液稀释，推荐稀释比例为 1∶10，稀释后样本的 TSH 含量必须高于 10μIU/ml，如进行稀释，结果应乘上稀释倍数。

4. 无创血压仪采用尾袖法测量时，固定小鼠的尾袖套松紧应适宜，以免影响血压及心率的测定结果。

八、讨论与思考

1. 临床上常将甲巯咪唑与哪种药物联合应用来改善甲亢症状？请说明其用药依据。

2. 请结合本实验中模型小鼠甲状腺组织的形态学改变，分析其对临床甲亢外科手术治疗有何启示。

3. 临床甲亢多由 Graves 病（格雷夫斯病）引起，结合其发病机制分析还可采取哪些方法进行检测？并说明其临床意义。

九、实验流程图

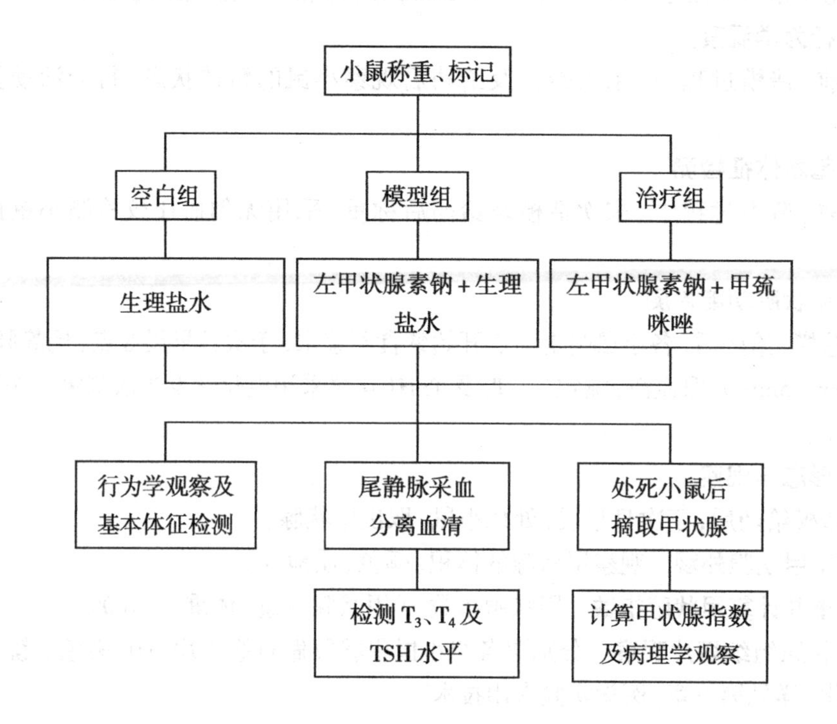

（吴家华，罗晓东，张　超）

第二十八章

进食状态对糖尿病大鼠血糖及相关调节因素的影响

背景

对于糖尿病患者来说，合理进食是控制血糖。延缓并发症出现的有效措施。尽管人体存在一系列的调节机制（如肝糖原的合成和分解）来维持血糖的恒定，但糖尿病患者胰岛素水平绝对或相对不足使之不能及时有效调节血糖。所以，饱食或者饥饿很有可能会导致糖尿病患者的血糖波动较大，影响患者健康。

一、目的

（一）实验目的

制作糖尿病大鼠模型，熟悉常用的糖尿病大鼠造模方法并观察糖尿病的临床表现。通过对血糖等指标的检测，掌握相关仪器的使用方法、理解各指标的内在联系，并验证胰岛素的降血糖作用。

（二）临床相关性目的

通过对比正常大鼠和糖尿病大鼠在饱食、饥饿以及胰岛素治疗状态下血糖等指标的变化，探讨不同进食状态对临床糖尿病患者血糖及其相关调节因素的影响，为进一步指导糖尿病患者合理饮食与胰岛素治疗提供理论依据和实验基础。

（三）素质目的

通过实验设计，引导学生形成自主学习、收集信息、获取新知识的习惯；通过饲养动物及实验室检测，培养学生分工协作、团队合作的意识和责任心；通过结果讨论，提高学生数据整理、结果分析、问题反思和归纳总结的能力。

二、原理

（一）实验原理

1. 1型糖尿病大鼠造模原理　链脲佐菌素（streptozocin，STZ）是从链霉菌中提取出来的一种抗生素，由葡萄糖分子和甲基化氮源部分组成，可以选择性作用于胰岛β细胞并引起其结构破坏和胰岛素分泌功能障碍，从而导致1型糖尿病。

2. 肝糖原定性检测原理　新鲜肝组织与5%三氯乙酸（蛋白变性剂）共同研磨至肝组织充分破碎。三氯乙酸可使组织中的蛋白质变性沉淀，而糖原则仍留于溶液中。过滤除去沉淀，在滤液中加入95%乙醇溶液。因糖原不溶于乙醇，便沉淀析出。糖原结构类似支链淀粉，遇碘呈红褐色，因此可用遇碘呈色反应来判断糖原的存在。

3. 肝糖原定量检测原理　糖原在浓硫酸中可以水解为葡萄糖。浓硫酸能使葡萄糖进一步脱水生成糠醛衍生物5-羟甲基呋喃甲醛（$C_6H_6O_3$）。此化合物再与蒽酮脱水缩合生成蓝色化合物，其颜色深浅与可溶性糖含量成正比。利用上述原理处理样品和标准溶液（已知葡萄糖含量），并进行比色，通过标准对照法（直接比较法）可计算出样品中糖原的含量。糖原在浓碱中非常稳定，故在显色之前可将组织放入浓碱KOH中加热，破坏其他成分而保留糖原。

4. 大鼠血清胰岛素水平检测原理　应用双抗体夹心法测定标本中大鼠胰岛素水平。用纯化的大鼠胰岛素抗体包被微孔板，制成固相抗体，往包被单抗的微孔中依次加入胰岛素，再与辣根过氧化物酶（HRP）标记的胰岛素抗体结合，形成抗体-抗原-酶标抗体复合物，经过彻底洗涤后加底物TMB显色。TMB在HRP的催化下转化成蓝色，并在酸的作用下最终转化成黄色。颜色的深浅和样品中胰岛素含量呈正相关。用酶标仪在450nm波长下测定吸光度（*OD*值），通过标准曲线计算样品中大鼠胰岛素浓度。

（二）临床问题原理

肝糖原是葡萄糖的主要贮存形式，对糖代谢调节及血糖稳定起重要作用。正常人进食后血糖增高，刺激胰岛素分泌，催化血糖转化为肝糖原，故血糖水平不会出现大的波动和持续增高。而饥饿时，血糖浓度降低，肝糖原分解为葡萄糖入血，故血糖浓度仍可保持在正常范围内。但是，糖尿病患者由于胰岛素分泌绝对或相对不足，血糖转变成肝糖原的能力降低，所以进食后血糖明显增高，而肝糖原含量增加不明显。

三、实验内容

1. 糖尿病大鼠造模及成模判断。
2. 大鼠血糖水平检测。
3. 大鼠血清胰岛素水平检测。
4. 大鼠肝糖原定性检测。
5. 大鼠肝糖原定量检测。
6. 胰岛素的降血糖作用。

四、实验周期和课堂学时

（一）实验周期

实验总时长为9~20d。

1. 造模前大鼠适应性饲养7d。
2. 造模6d。第1d造模前处理（禁食），第2d造模，3d（72h）后成模。
3. 糖尿病大鼠临床观察3~5d。

4. 实验室检测 1~2d。

（二）课堂学时

课堂总学时为 12~18 学时。

1. 实验方案设计 4 学时。指导设计实验方案 1 学时，反馈修改意见 3 学时。
2. 动物实验 9~11 学时。造模 2 学时，成模检测 1 学时，实验室检测 6~8 学时。
3. 实验讨论和分析 3 学时。

五、实验用品

（一）实验动物

SD 大鼠，雄性，体重 200~220g，自由摄食，饮水。室温，普通颗粒饲料饲养。

（二）实验器材

1. 普通离心机，酶标仪，恒温水浴箱，分光光度计，0.01g 电子天平，0.1g 电子天平，血糖仪。

2. 剪刀，镊子，研钵，白瓷盘，试管架，可拆条酶标板，吸水纸，5ml 离心管，试管，漏斗，刻度吸量管，1 000μl 微量可调移液器，50ml 容量瓶，白瓷反应板，动物手套，记号笔。

（三）实验试剂

1. 5% 三氯乙酸溶液。称取未潮解的三氯乙酸（$C_2HCl_3O_2$，163.39）5g，加蒸馏水溶解至 100ml。

2. 10% 水合氯醛溶液。称取 10g 水和氯醛，用蒸馏水溶解，再用蒸馏水定容至 100ml。

3. 碘试剂。碘 100mg 和碘化钾 200mg 溶于 50ml 蒸馏水中。

4. 95% 乙醇。

5. 标准葡萄糖液（50mg/L）。称取已干燥恒重的无水葡萄糖 25mg，加蒸馏水定容至 500ml。

6. 98% 浓 H_2SO_4（分析纯）。

7. 30%KOH 溶液。称取 KOH30g，加蒸馏水定容至 100ml。

8. 0.2% 蒽酮显色剂。称取蒽酮 0.2g，用 98%H_2SO_4 溶解至 100ml。此试剂不稳定，以当天配制为宜，冰箱保存可用 45d。

9. 柠檬酸 - 柠檬酸钠缓冲液（pH4.4）。

（1）0.1mol/L 柠檬酸溶液配制：称取 2.1g 柠檬酸（FW：210.14）加蒸馏水定容至 100ml。

（2）0.1mol/L 柠檬酸钠溶液配制：称取 2.94g 柠檬酸钠（FW：294.10）加蒸馏水定容至 100ml。

（3）用 0.1mol/L 柠檬酸溶液 28ml 与 0.1mol/L 柠檬酸钠溶液 22ml 混合，即得到 pH 为 4.4 的缓冲液。

10. 1% 链脲佐菌素（STZ）溶液。取 1gSTZ 溶于 100ml 柠檬酸 - 柠檬酸钠缓冲液中，配制成 1%STZ 溶液（10mg/ml）。注意：STZ 配制及使用过程须避光，即配即用。

11. 大鼠胰岛素检测试剂盒。

12. 医用胰岛素。

六、实验方法

(一)糖尿病大鼠造模及分组方法

1. 实验大鼠适应性饲养　造模前大鼠适应性饲养1周，每天观察并记录大鼠一般状态。

2. 糖尿病造模并成模判断　大鼠禁食12h后，按1%STZ溶液65mg/kg体重单次腹腔注射。注射1h后，给予自由饮食、饮水。每天观察并记录大鼠一般状态。

STZ注射量计算方法：

$$大鼠注射量(ml)=\frac{65mg/kg}{10mg/ml}\times 大鼠体重(kg)$$

72h后大鼠尾静脉采血检测血糖，以餐后血糖值≥16.7mmol/L为大鼠糖尿病模型造模成功的判定标准。

3. 实验大鼠分组　将实验大鼠随机分为：进食组、饥饿组。根据是否使用胰岛素治疗来确定各组糖尿病鼠的数量。各组动物统一编号，分笼饲养，标准颗粒饲料喂养，自由饮水。

4. 不同进食状态模型　进食组大鼠给予自由饮食；饥饿组大鼠在检测血糖前12h禁食，自由饮水。

(二)胰岛素给药方法

胰岛素治疗的大鼠在检测血糖前1h按2U/kg肌注或腹腔注射胰岛素。

(三)血糖检测方法

1. 将血糖检测专用试纸插入血糖分析仪中，待血糖仪显示屏上显示滴血标记时，方可使用。

2. 用剪刀剪断大鼠尾尖(约<0.5cm)，挤出的第一滴血用棉球擦去，第二滴血滴在试纸橘红色的测试区中央。待血糖仪显示屏上显示稳定的数值后记录之。每条试纸只能使用一次。

(四)血清胰岛素水平检测方法

采用ELISA双抗体夹心法，参考方法如下：

1. 血清样品制备　大鼠腹腔注射10%水合氯醛(0.3ml/100g)进行麻醉，用毛细管进行大鼠眼眶取血。取血约1ml于EP管中静置1h以上。2 000r/min离心15min，分离血清100μl备用。

2. 试剂盒复温　取出试剂盒，室温(20~25℃)放置30min。

3. 分组　取出96孔板，根据待测样品数量加上标准品的数量决定所需的板条数，把剩余的板条继续冷藏处理。分别设标准品孔(5个浓度，设复孔)、空白孔、待测样品孔。

4. 制作血清胰岛素浓度标准曲线

(1)标准品稀释：按照试剂盒说明书操作。

(2)使用分光光度计检测：用试剂盒说明书所要求的波长，依稀释顺序测量各孔*OD*值。

（3）绘制标准曲线：以标准物的浓度为横坐标，*OD* 值为纵坐标，在坐标纸上绘出标准曲线，或计算出标准曲线的直线回归方程式。

5. 样品检测

（1）在酶标包被板上的待测样品孔中加样品稀释液 40μl，再加待测样品 10μl（样品最终稀释度为 5 倍），按照试剂盒说明书操作。

（2）空白孔不加样品及酶标试剂，其余各步操作与前相同。

（3）分光光度计测定，以空白孔调零，加终止液后 15min 以内进行。

6. 血清胰岛素浓度计算　在标准曲线上，根据样品的 *OD* 值查出相应的浓度，或将样品的 *OD* 值代入回归方程式，计算出样品浓度，即为样品的实际浓度。

（五）肝糖原定性检测

1. 肝组织制备　剖腹取出大鼠肝脏后浸泡在生理盐水中清洗，捞出后的肝组织用滤纸吸去表面的液体，用电子天平称取重量为 0.5g 肝组织。

2. 匀浆并去除蛋白　将 0.5g 新鲜肝脏组织剪碎后放入研钵中，加入 5% 三氯乙酸 4ml，研磨制备匀浆。充分研磨后，过滤研磨液，滤液收集于刻度离心管中。观察比较饱食和饥饿两种滤液的混浊程度，并记录。

3. 提取糖原　于滤液中加入等体积 95% 乙醇，充分混匀后离心，3 000r/min，10min。比较各管糖原沉淀量并记录。小心弃去上清液后，于每管中加入 5ml 蒸馏水溶解糖原，即得肝糖原溶液。

4. 肝糖原鉴定　在白瓷反应板孔上方标注编号（如 1、2、3、……），对应编号分别滴入待测糖原溶液及 0.3% 碘液。混匀后，观察各孔颜色并记录（表 28-1）。

表 28-1　糖原鉴定的碘液反应

试剂 / 滴	1	2	3
饱食鼠肝糖原溶液	10	–	–
饥饿鼠肝糖原溶液	–	10	–
蒸馏水	–	–	10
0.3%碘液	2	2	2

（六）肝糖原定量检测

1. 取样　取重量为 50~80mg 的新鲜肝组织（样本重量≤ 100mg 为宜）。

2. 制备糖原溶液　按肝组织样本重量（mg）：KOH 体积（μl）=1 ∶ 3，一起加入试管，沸水煮 20min，流水冷却，得糖原溶液。

例如：肝脏组织称重为 50mg，按体重比 1 ∶ 3 应加入 30%KOH 的体积为 150μl。

3. 制备 1% 糖原检测液　将糖原溶液进一步稀释为肝糖原检测液，加蒸馏水的量为：肝脏重量 ×100– 肝脏重量 ×4*= 肝脏重量 ×96。

注：* 为水解时 KOH 溶液与组织的体积数。

例如上例：制备 1% 肝糖原检测液，加蒸馏水的量为：50×96=4 800μl=4.8ml。

4. 检测肝糖原含量　取干净试管标记空白管、标准管、样品管，分别加入待测样品，加蒸馏水至总量为 1ml。加入 0.2% 蒽酮溶液 2ml，混匀，沸水浴 5min，冷却。在分光光度计 620nm 波长处，用空白管溶液调零，测定其余各管溶液的 *OD* 值（表 28-2）。

表 28-2　肝糖原定量检测

试剂 /ml	空白管	标准管	样品管
蒸馏水	1.0	0.8	0.9
标准葡萄糖液（0.05mg/ml）	–	0.2	–
1% 糖原检测液	–	–	0.1
0.2% 蒽酮溶液	2.0	2.0	2.0

5. 计算肝糖原含量　肝糖原含量计算公式：

$$\text{肝糖原含量(mg/g 组织)} = \frac{\text{测定管 }OD\text{ 值}}{\text{标准管 }OD\text{ 值}} \times \text{标准管含量(0.01mg)} \times 100^{*} \times 10^{**} \div 1.11^{***}$$

注：* 为样本前处理第 3 步中稀释倍数；** 为检测过程中的稀释倍数。*** 为此法测得的葡萄糖含量换算成糖原含量的系数，即 100μg 糖原用蒽酮试剂显色的颜色相当于 111μg 葡萄糖用蒽酮试剂显色的颜色。

七、注意事项

1. 制备匀浆时应用力充分研碎肝组织，使肝糖原充分释放。肝脏离体后，肝糖原会迅速分解。因此在处死动物后，肝组织必须迅速用三氯乙酸处理以防分解。

2. 从 2~8℃取出的试剂盒，在开启试剂盒之前要室温平衡至少 30min。酶标包被板开封后如未用完，板条应装入密封袋中保存。

3. 计算血清胰岛素浓度时，应注意检测样本已稀释 5 倍，其实际浓度应该乘以总稀释倍数。

4. 沸水浴前，用冰箱保鲜膜将试管口扎起，以防水分蒸发，并在膜上用针头扎一小孔，以便气体热胀冷缩。

5. 实验结束后，器材按要求清洗干净、器材与试剂瓶归回原位。

八、讨论与思考

1. 临床检测空腹血糖及餐后血糖的意义是什么？

2. 饱食和饥饿对正常组及糖尿病大鼠肝糖原与血糖的影响有何不同？

3. 糖尿病患者该如何合理饮食？

4. 我学院负责卫生的王阿姨今年 48 岁，平时体健。近半年来不明原因消瘦，饭量变大，自觉体力不如以前，睡到半夜常常感到口干，需要起来喝水，尿量也明显增多，并且尿中有很多泡沫。近一个月来老花眼愈发严重，视物模糊不清，偶尔在工作中损伤手部或足部皮肤时，易容感染且长时间不愈合。

（1）作为王阿姨的接诊医生，你会建议做哪些检查？

（2）王阿姨最可能患有什么疾病？请列出诊断依据。

九、实验流程图

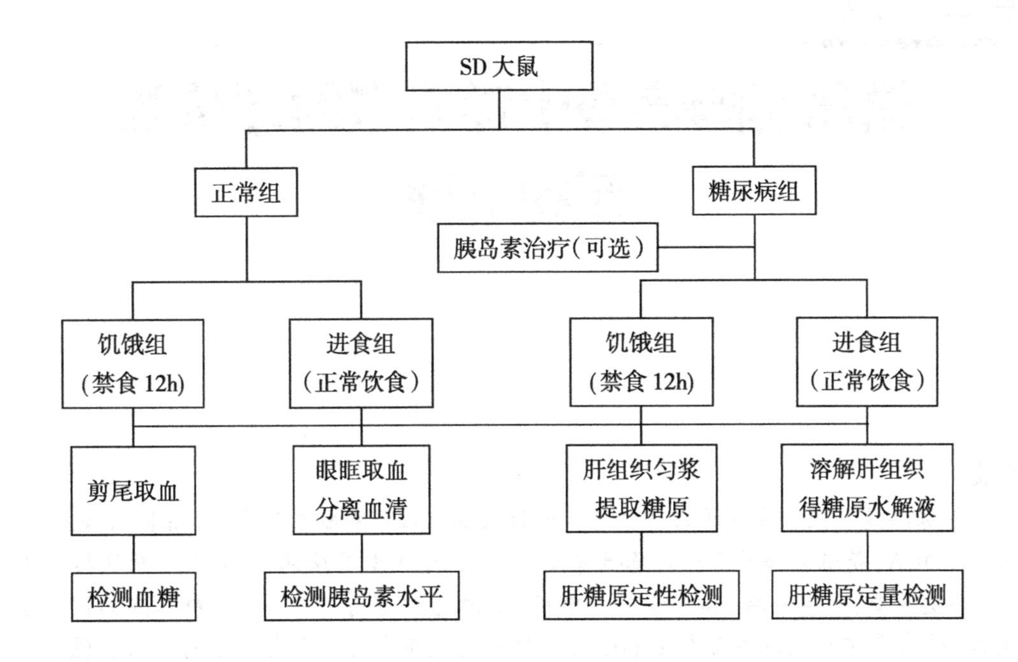

（苏　宁，谢剑君，刘　娜，张小年，方王楷）

第二十九章

糖尿病酮症酸中毒模型的评价及药物干预

背景

糖尿病是一组以高血糖为特征的代谢性疾病。糖尿病酮症酸中毒(diabetic ketoacidosis, DKA)是糖尿病最常见的急性并发症,常见于1型糖尿病,多发生于代谢控制不良、伴发感染、严重应激、胰岛素治疗中断以及饮食失调等情况。2型糖尿病如代谢控制差、伴有严重应激时亦可发生DKA,是糖尿病代谢紊乱严重失代偿的临床表现。本实验项目的开展旨在明确DKA的发病过程、临床表现和药物治疗。

一、目的

(一)实验目的

学习大鼠糖尿病酮症酸中毒模型的建立方法,掌握血糖和尿酮体测定方法。掌握气管插管、颈总动脉、颈外静脉插管等手术技能。掌握心电描记方法,学习血气分析仪的使用。

(二)临床相关性目的

通过实验动物,了解临床上造成糖尿病和DKA发生的常见原因,观察糖尿病和DKA的临床表现,DKA发生后血气指标的变化及对机体的影响,分析代谢性酸中毒的发生机制,探讨代谢性酸中毒代偿公式的使用,为学生理论联系实际,基础结合临床提供依据。

(三)素质目的

通过该实验项目培养学生的科学素养,引导学生运用生理学、病理生理学等基础医学知识和临床实际相结合,培养临床思维方式和发现问题并解决问题的能力。

二、原理

(一)实验原理

链脲佐菌素(STZ)对某些种属动物的胰岛β细胞有选择性破坏作用,能诱发许多动物产生糖尿病。本实验采用大鼠腹腔单次大剂量注射STZ制作1型糖尿病模型,通过急性缺水诱导 DKA 模型，并使用血糖、尿糖和尿酮酸测定评价 DKA 模型，通过心电图、呼吸机和血气分析仪检测大鼠体征和血气指标，最终给予静脉补液及胰岛素治疗并观察疗效。

（二）临床问题原理

在各种诱因下，由于胰岛素严重缺乏，胰岛素拮抗激素如胰高血糖素、儿茶酚胺、生长激素、肾上腺皮质激素相对或绝对增多，使脂肪分解加速，脂肪酸在肝脏内经 β 氧化产生的酮体大量增加，当酮体生成大于组织利用和肾脏排泄时，可以使血酮体浓度显著升高。由于大量有机酸聚积消耗了体内碱贮备，超过体液缓冲系统和呼吸系统代偿能力，即发生酸中毒。另外，由于尿渗透压升高，大量水分，钠、钾、氯丢失，从而引起脱水。因此，在后续的治疗中以补液和补充胰岛素为主。

三、实验内容

1. 大鼠 1 型糖尿病模型的建立。
2. 大鼠 DKA 模型的评价。
3. 大鼠 DKA 的药物干预。

四、实验周期和课堂学时

（一）实验周期

实验总时长为 14d。

第 1d，给予大鼠 STZ 注射，3d 后检测血糖评价造模是否初步成功；继续喂养 10d，期间于第 5、7、9、11、13d 检测血糖，评估造模成功，且是否维持在高血糖水平；第 13d 末急性缺水处理 1d，第 14d 末结束实验。

（二）课堂学时

课堂总学时为 8 学时。

1. 大鼠 1 型糖尿病模型的建立 3 学时。
2. DKA 模型的评价 2 学时。
3. DKA 的药物干预 5 学时。

五、实验用品

（一）实验动物

SD 大鼠，体重 170~200g，雄性。

（二）实验器材

1. 血糖仪、多重尿液分析仪、生物信号采集与处理系统、电子秤、动物呼吸机、血气分析仪。

2. 手术台、气管插管、压力换能器、哺乳动物手术器械、持针器、眼科、止血钳、注射器、动脉夹、无损伤缝合针、PE-50 聚乙烯管、针头、纱布块、丝线、棉签。

（三）实验试剂

75% 乙醇溶液、10% 水合氯醛溶液、1% 链脲佐菌素（STZ）溶液（配制及使用过程须避光，即配即用）、10% 葡萄糖、胰岛素、生理盐水（0.9% NaCl）、肝素等。

六、实验方法

（一）大鼠 1 型糖尿病模型的建立

1. 选取 4 周大的雄性 SD 大鼠（170~200g），适应性喂养 1 周，空腹 8h 后可用于实验。

2. 穿戴 SPF 实验动物操作相关防护服、防护帽并按照 SPF 动物实验人员进出标准进入操作间。

3. 抓取并固定大鼠，将大鼠随机分为两组，模型组腹腔一次性大剂量注射 1%STZ（150mg/kg），对照组给予腹腔注射相应剂量的生理盐水。

4. STZ 注射 24h 内 10% 葡萄糖溶液作为饮用水，以防低血糖的发生。24h 后改用正常饮水饮食饲养。

（二）大鼠 DKA 模型的评价

1. 注射 72h 后，每天给大鼠称重，观察动物是否出现三多症状（多饮、多食、多尿），血糖仪检测血糖水平，评估血糖是否升高达到糖尿病标准。随机血糖 ≥ 16.7mmol/L 提示大鼠糖尿病模型造模成功。

2. 符合糖尿病标准的大鼠继续喂养 10d，期间每隔两天检测血糖。将血糖检测专用试纸插入血糖分析仪中。待血糖仪显示屏上显示滴血标记时，方可使用。用剪刀剪断大鼠尾尖约 < 0.5cm。挤出的第一滴血用棉球擦掉。第二滴血滴在试纸橘红色的测试区中央。血糖仪显示屏上显示稳定的数值，记录数据。

3. 糖尿病模型造模成功 10d 后，急性缺水 1d。观察小鼠精神状态（活动度、进食、进水等情况）、呼吸节律是否发生改变（腹部 / 胸廓呼吸起伏变化、呼吸频率等）等的改变。

4. 多重尿液分析仪测定尿糖和尿酮酸。将尿液接入接样器皿中（尿液中段最佳）。将尿样均匀地滴在试纸条上。将多余的尿液去掉。对比比色卡，读取数据，颜色越深表示尿酮酸含量越高（大鼠尿糖和乙酰乙酸浓度分别为大于 2 000mg/dL 和 160mg/dL 可确认为 DKA 模型）。

（三）大鼠 DKA 的药物干预

1. 大鼠称重，75% 乙醇右下腹部消毒，10% 水合氯醛腹腔注射麻醉动物（剂量：0.3ml/100g）。麻醉程度以角膜反射消失、四肢肌张力下降和疼痛反射消失为依据，麻醉后固定于手术台上。

2. 大鼠麻醉后仰卧位将头和四肢固定在手术台上，大鼠踝关节部位连接 ECG（electrocardiogram，心电图）肢体导联线，连接生物信号采集系统记录Ⅱ导联记录心电图（右上肢：红色导联、左上肢：黄色导联、左下肢：绿色导联、右下肢：黑色导联。界面右侧调整参数，1mV，1s，100Hz，100ms/div）。

3. 颈部气管插管：详见第二章“医学实验动物基本知识”。

4. 连接小动物呼吸机，显示呼吸曲线变化。

5. 游离颈总动脉，将充满肝素的动脉插管连接换能器，行动脉插管，记录动脉血压。

6. 75% 乙醇棉球进行股三角区消毒，止血钳提起皮肤，组织剪沿股动脉方向纵向切开皮肤，以血管钳钝性分离肌肉，暴露股动脉鞘。股动脉鞘中由内到外依次是：股静脉、股动脉、股神经，直径由粗到细，其中粉红色且触之有搏动的即为股动脉，游离股动脉后穿线备用，一次性动脉血气针采血，收集 1~2ml 全血后按压止血，将全血立即送至血气分析仪检测口，显示血气分析结果。

7. 游离颈总静脉，行静脉插管。

8. 胰岛素 1.5U/(kg·hr)，生理盐水 40ml/(kg·hr)，颈总静脉给药进行治疗。

9. 给药 10min 后，观察呼吸、血压变化。颈动脉采血 0.6ml 检测血气指标，分析血气结果。

七、注意事项

1. 动物体重过高，比如当大鼠超过 300g，对 STZ 的耐药性加强，成模率随之降低。因此，不建议使用超重的动物建立模型。还有研究显示，雌性动物造模成功率低，且可能比雄性出现更高的死亡率，尤其是 1 型。

2. 由于尿酮体中的丙酮和乙酰乙酸都是挥发性物质；乙酰乙酸受热易分解成丙酮；尿液被细菌污染后，酮体消失。因此，尿样必须新鲜，检测应该及时，以免测试结果偏低或出现假阴性。

3. 推注麻药时应缓慢推注，观察麻醉状态，注意控制麻醉深度，麻醉过深 pH 偏低，过浅则使 pH 偏高。

4. 气管插管前注意清理气管，避免出血导致气道阻塞。动脉取血时注意使血液与空气隔绝，如注射器内有小气泡要立即排除，否则 pH 偏高。

5. 实验完成后，动物尸体和动物器官应密封在塑料袋中，袋口扎紧，放入专用冰柜中。注射器，手术刀等锋利物品应丢入利器盒。医疗垃圾应丢入黄色垃圾桶。生活垃圾应丢入黑色垃圾桶。

八、讨论与思考

1. 血糖浓度稳定的常见调节机制有哪些？

2. 试分析 DKA 的发生机制。

3. 随机选择几组血气分析数值，用代偿公式判断酸碱失衡的状态。

4. 补钾的原则以及本实验是否应该补钾？

九、实验流程图

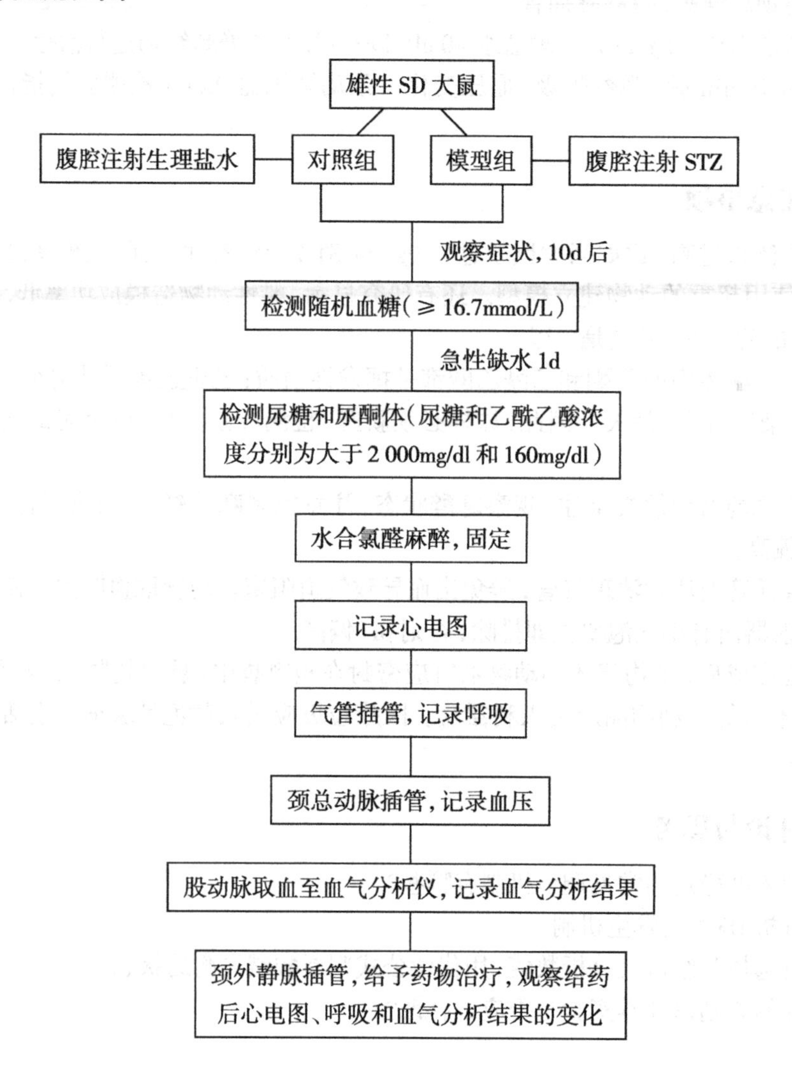

（唐俊明，李 珊）

第三十章

骨关节炎模型复制与评价

背景

骨关节炎也称退行性关节病，以中老年患者多见，好发于负重大或活动较多的关节，如脊柱、膝、髋、手等处关节，以膝骨关节炎最为常见。其主要临床表现为缓慢发展的关节疼痛、压痛、僵硬、关节肿胀，关节畸形，最终导致患者丧失部分或全部生活自理能力，严重影响患者生活质量，致残率高达53%。近年来，骨关节炎患病率呈上升趋势，全球患者数以亿计，已成为当今医学界和社会共同关注的热点疾病之一。

一、目的

（一）实验目的

制备骨关节炎大鼠模型，熟悉常见的骨关节炎动物模型制备方法，并观察骨关节炎病变动物的行为学特征及关节组织损伤的病变特点。通过免疫学指标的检测掌握相关仪器的使用方法，了解各指标与关节病变形成的内在联系。

（二）临床相关性目的

关节软骨的损害是骨关节炎的发生发展的中心环节。本实验采用诱发关节软骨退行性变来制备骨关节炎动物模型。学生对动物造模前后行为学，血清学及关节软骨病理学等方面改变的观察和检测，深入理解骨关节炎临床症状和关节病变的关系，为进一步研究治疗骨关节炎奠定基础。

（三）素质目的

通过动物模型的制备过程，培养学生认真严谨，实事求是的科研态度；提高学生临床观察能力，团队分工、合作、交流和沟通能力；提高学生基础理论联系临床实际能力。

二、原理

（一）实验原理

1. 骨关节炎模型制备原理 木瓜蛋白酶能够分解软骨基质中的蛋白多糖，引起软骨细胞退行性变、软骨降解及滑膜炎症反应，最终导致骨关节的软骨破坏。大鼠膝关节的组织结构、软骨生化指标和软骨细胞凋亡方式都与人类相似。此外，雌激素可影响骨关节炎的发生发展。因此，常采用向雄性SD大鼠膝关节腔内注射8%木瓜蛋白酶-0.03M/L *L*-半胱氨酸混合液（半胱氨酸为木瓜蛋白酶助溶剂）的方法复制骨关节炎模型，该造模方法成熟、周期短、易复制，对动物损伤小，符合动物伦理学要求。

2. 大鼠血清IL-1β水平检测原理 应用双抗体夹心法测定大鼠血清IL-1β水平。用纯化的大鼠IL-1β抗体包被微孔板，制成固相抗体，往包被单抗的微孔中依次加入待测性激素，再与辣根过氧化物酶（HRP）标记的性激素抗体结合，形成抗体-抗原-酶标抗体复合物，经过彻底洗涤后加底物TMB显色。TMB在HRP的催化下转化成蓝色，并在酸的作用下最终转化成黄色。颜色的深浅和样品中各种性激素含量呈正相关。用酶标仪在450nm波长下测定吸光度（*OD*值），通过标准曲线计算样品中大鼠血清IL-1β的浓度。

3. HE染色原理 苏木精-伊红染色是细胞与组织学使用最广泛的检查方法之一。细胞的嗜碱性结构被苏木精染成蓝紫色，而伊红可以将细胞的嗜酸性结构染成粉红色。

4. 番红O-固绿染色原理 番红O-固绿染色是最常用的一种研究骨性关节炎组织形态法特殊染色。嗜碱性的软骨与碱性染料番红结合呈红色，软骨下骨与嗜酸性染料固绿结合呈绿色，软骨组织与骨组织形成鲜明对比从而可清晰区分。

（二）临床问题原理

骨关节炎是一种常见的以关节软骨退行性变和继发性骨质增生为特征的慢性不可逆性关节疾病。目前临床治疗骨性关节炎的方法十分有限，主要包括早期对症及晚期行关节置换手术。临床没有真正能够能减缓患病关节结构改变，逆转骨关节炎进程的药物。骨关节炎早期病变为软骨变性，晚期有关节畸形、骨赘形成等。患者主诉多有关节疼痛，行动困难。骨关节炎的危害严重而有效治疗手段稀缺，当前的研究重点越来越放在骨关节炎发生的始动因素上，迫切希望研发出能够阻断骨关节炎早期病变进程从而有效治疗骨关节炎的药物。

三、实验内容

1. 制备大鼠骨关节炎模型。
2. 大鼠疼痛指标检测及疼痛行为学反应观察。
3. 大鼠血清IL-1β含量检测。
4. 大鼠膝关节软骨大体观察评分及病理性检测。

四、实验周期和课堂学时

（一）实验周期

实验总时长为16~28d。

1. 造模前大鼠适应性饲养7d。
2. 骨关节炎动物模型制备7d。造模前12h大鼠禁食，造模6d后成模。
3. 实验室检测2~14d。

（1）疼痛指标检测及疼痛行为学反应观察，0.5d。

（2）血液及左膝关节软骨样本采集、膝关节软骨大体观察评分，1d。

（3）ELISA 法检测血清 IL-1β 水平，0.5d。

（4）膝关节软骨病理学观察，12d。

（二）课堂学时

课堂总学时为 14~22 学时。

1. 实验方案设计 3 学时。指导设计实验方案 1 学时，反馈修改意见 2 学时。

2. 骨关节炎动物模型制备 4 学时。

3. 实验室检测 4~12 学时。

（1）疼痛指标检测及疼痛行为学反应观察 1 学时。

（2）膝关节软骨样本采集、膝关节软骨大体观察评分 1 学时。

（3）ELISA 检测血清 IL-1β 水平 2 学时。

（4）膝关节软骨病理学观察 8 学时。

4. 实验分析和讨论 3 学时。

五、实验用品

（一）实验动物

SD 大鼠，雄性，体质量 200~220g，自由饮食饮水，普通颗粒饲料饲养。

（二）实验器材

1. 生物显微镜，全封闭组织脱水机，切片机，摊烤片机，染色封片一体机，酶标仪，测痛仪，电子天平，电热恒温干燥箱，普通离心机。

2. 手术器械一套，白瓷盘，动物手套，游标卡尺，5ml 一次性无菌注射器，1ml 一次性无菌注射器，吸水纸，试管架，5ml 离心管，1 000μl 微量可调移液器。

（三）实验试剂

1. 切片石蜡。

2. 苏木精染液试剂盒。

3. 伊红染液试剂盒。

4. 0.1% 番红 O 染液。称取 0.5g 番红 O 粉末溶于 500ml 蒸馏水中，将其充分搅拌均匀，现配现用。

5. 0.2% 固绿染液。称取 1g 固绿粉末溶于 500ml 蒸馏水中，将其充分搅拌均匀，现配现用。

6. 1% 戊巴比妥钠。称取 1g 戊巴比妥钠，用蒸馏水溶解，再用蒸馏水定容至 100ml。

7. 生理盐水。

8. 木瓜蛋白酶注射液。预先将木瓜蛋白酶、左旋半胱氨酸粉剂与生理盐水分别配成 8%、0.03M/L 的浓度，储存于冰箱 4℃冷藏室备用，实验前 4h 取出，放置至室温。实验前将提前配制好的 8% 木瓜蛋白酶溶液与 0.03M/L 半胱氨酸溶液按 2：1 的比例混匀，半小时后进行膝关节腔注射。

9. 2% 硝酸乙醇。

10. 10% 福尔马林。

11. 印泥。

12. 大鼠 IL-1β ELISA 检测试剂盒。

六、实验方法

（一）大鼠造模及分组方法

1. 实验大鼠适应性饲养 造模前大鼠适应性饲养1周，所有动物实验操作比照美国国立卫生研究院（national institutes of health，NIH）颁布实验动物福利及使用指导原则进行。每天观察并记录大鼠一般状态。

2. 模型制备 于第1d、3d、5d，在大鼠左膝关节腔内注射木瓜蛋白酶注射液，每次注射体积为100μl，以复制骨关节炎大鼠模型。假手术组大鼠则在上述时间点于左膝关节腔内注射等量生理盐水，作为正常对照。空白组大鼠不做任何处理。

（1）麻醉及固定：SD大鼠用1%戊巴比妥钠按40mg/kg腹腔麻醉，仰卧位固定于木板上。

（2）脱毛与消毒：左膝关节腔注射点周边1cm区域褪毛并消毒。

（3）注射：将大鼠膝关节屈曲成45°，以髌骨下极白色髌腱外缘为进针点，向髁间窝方向穿刺进针，抵达股骨髁后回撤2mm，向关节腔内缓慢注射100μl/200g造模液。正常组大鼠膝关节腔注射等体积生理盐水。观察大鼠精神状态、饮食、活动等基本情况，每3d记录一次大鼠体质量。

3. 实验大鼠分组 将实验大鼠随机分为：空白组、假手术组、模型组。根据实际情况确定每组动物数量。各种动物统一编号，分笼饲养。标准颗粒饲料喂养，自由饮食饮水。

（二）疼痛行为学反应观察方法

1. 肿胀程度检测 剃去左膝膝关节处毛发，使用游标卡尺测量大鼠左膝膝关节直径宽度，以反映关节肿胀程度。

2. 压痛阈值测定 运用测痛仪按压大鼠左膝膝点，当大鼠首次出现剧烈挣扎，显示即为压痛阈值，并计算相对压痛阈值（与正常对照组相比）。

3. 行走疼痛计分 于大鼠左右脚掌均匀印上颜色深浅一致的印泥，于自制半封闭式大鼠行走通道上行走0.4m，拍下脚掌印记照片，3人独立按照下述记分标准，就脚掌照片进行行走疼痛记分。

疼痛记分标准：将脚掌分为4个区域，若左脚掌的1个区域颜色深于右脚掌，记1分；若有2个，记2分；依次累计，求其总分（0~4分）。

说明：当肢体出现疼痛反应，大鼠以脚掌的最小接触面积运动，可减小患肢压力，而当左右脚着力不均、步态发生改变时，则表现为脚掌颜色深浅不一。

（三）血清炎症因子IL-1β检测方法

采用ELISA双抗体夹心法，参考方法如下：

1. 血清样品制备 末次给药2h后，麻醉大鼠，腹主动脉采血，3 000r/min。离心15min，制备血清备用。

2. 取出试剂盒，室温（20~25℃）放置30min。

3. 分组取出96孔板，根据待测样品数量加上标准品的数量决定所需的板条数，把剩余的板条继续冷藏处理。分别设标准品孔（5个浓度，设复孔）、空白孔、待测样品孔。

4. 制作血清IL-1β浓度标准曲线。

（1）标准品稀释：按照试剂盒说明书操作。

（2）使用分光光度计检测：用试剂盒说明书所要求的波长，依稀释顺序测量各孔*OD*值。

（3）绘制标准曲线：以标准物的浓度为横坐标，*OD*值为纵坐标，在坐标纸上绘出标准曲线，或计算出标准曲线的直线回归方程式。

5. 样品检测

（1）在酶标包被板上的待测样品孔中加样品稀释液40μl，再加待测样品10μl（样品最终稀释度为5倍），按照试剂盒说明书操作。

（2）空白孔不加样品及酶标试剂，其余各步操作与前相同。

（3）分光光度计测定，以空白孔调零，加终止液后15min以内进行。

6. 血清IL-1β浓度计算在标准曲线上，根据样品*OD*值查出相应的浓度，或将样品*OD*值代入回归方程式，计算出样品浓度，即为样品的实际浓度。

（四）膝关节软骨大体观察评分方法

对大鼠实施安乐死，剃毛并用酒精消毒皮肤，剪开下肢皮肤，剪断腔骨下端，分离肌肉，剪断股骨上端及周围肌肉，完整保留膝关节组织。打开关节腔，切开关节囊，去除滑膜、交叉韧带和半月板，曝光关节面，拍下软骨正面观，行大体观察评分。肉眼观察，拍片。按表30-1进行膝关节软骨大体评分。

表30-1 膝关节软骨大体观察评分表

评分	大体观察
0分	软骨表面光滑，呈无色半透明状
1分	软骨表面光滑，但有瑕疵
2分	软骨表面光滑，呈乳白不透明状
3分	软骨表面不光滑，呈乳白不透明状
4分	软骨缺失，伴软骨下骨外显

（五）关节软骨病理学观察方法

1. 骨组织脱钙处理 取出固定于10%福尔马林溶液中股骨和胫骨等标本，适当流水冲洗以减少残留于组织中甲醛对后续制片影响。将标本浸入装有2%硝酸乙醇脱钙液中，用振荡器不停振荡，并定时更换脱钙液，当骨组织可被针轻易刺入即可完成脱钙。脱钙结束后，用流水冲洗24h，以降低组织中残留硝酸对后续组织染色影响。

2. 石蜡切片制备 详见第三章“医学实验常用技术”。

3. HE染色 详见第三章“医学实验常用技术”。观察软骨层的完整性、软骨细胞分布及数量变化。

4. 番红O-固绿染色 切片经二甲苯脱蜡及梯度乙醇脱水后，1%番红染液浸染1.5min；1%固绿染液复染1min；体积分数95%乙醇分化数秒；番红染色2min；体积分数

95% 乙醇分化数秒；自然晾干；二甲苯透明；中性树胶封固。观察软骨基质中蛋白聚糖的含量变化。

5. 评分标准　采用 5 人独立按照 Mankin's 评分标准就染色图片进行评分（0~14 分），见表 30-2。

表 30-2　关节软骨组织学 Mankin's 评分

软骨结构	分值	软骨细胞	分值	基质染色	分值	潮线完整性	分值
光整如常	0	数量如常	0	正常	0	完整	0
表面不规则	1	数量弥漫性增多	1	染色轻度减退	1	被血管破坏	1
表面不规则且出现血管翳	2	出现大量簇集样细胞团	2	染色中度减退	2		
裂隙深达移行层	3	数量明显减少	3	染色大幅减退	3		
裂隙深达辐射层	4			未染色	4		
裂隙深达钙化层	5						
结构完全破坏	6						

七、注意事项

1. 注射器选择　用 1ml 一次性胰岛素注射器替代 1ml 一次性无菌注射器，更有利于学生掌握操作。

2. 进针方法　注射器针头穿过膝关节关节韧带进入关节腔内。保持针头角度与膝关节表面呈 45° 角，朝髁间窝推进，到达股间髁后，可将注射器回抽 2mm，然后注射造模液或生理盐水。

3. 腹主动脉采血针头选择　注射器针头不可过细，采用 5ml 或者 10ml 注射器为宜。注意采血速度不宜过快，预防溶血，避免反复推拉注射器活塞。

4. 方法学思考　进行 ELISA 实验时，要先做预实验，确定标准曲线；加样需设复孔。

5. 操作符合伦理　动物实验操作应手法轻柔，动物处死符合伦理学要求。

6. 软骨组织病理学检测与观察　根据各学校学时安排，选择自行制片切片、染色观察，或选择标本外检。

八、讨论与思考

1. 依据实验结果，分析本次实验是成功还是失败？可吸取哪些经验和教训？

2. 结合骨关节炎发病特点，思考如何早发现、早干预？从哪些方面可以干预，可以延缓病程，并提高患者生活质量？

3. 早期骨关节炎患者可否进行适度的体育锻炼？如果患者想坚持锻炼，可以选择哪些不会加剧关节损伤的运动方式？

4. 试结合本专业知识，在本次实验基础上设计后续药物干预实验方案。

九、实验流程图

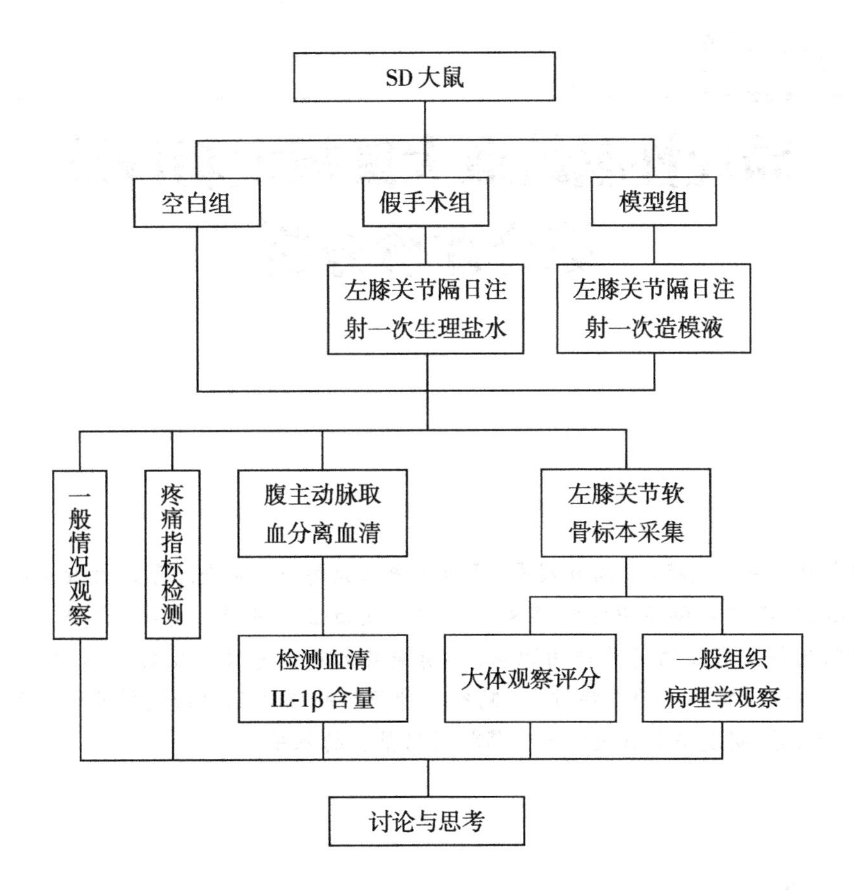

（赵　元，魏　盛，莫　梅，庞小刚，杨　莹）

第三十一章

局灶性脑缺血大鼠模型制备及综合评价分析

背景

脑卒中具有高发病率、高致残率、高致死率三大特点，是全球第二大致死原因。其中，缺血性脑卒中占脑卒中发病的80%左右。缺血性脑卒中的发病机制复杂，探究其发病机制及寻找有效的药物作用靶点，具有重要的理论意义和实际应用价值。因此，模拟人类缺血性脑卒中的发病过程，制备一种理想的脑缺血动物模型可为揭示该类疾病的发病机制，研发安全有效的治疗药物提供坚实的基础。

一、目的

（一）实验目的

通过线栓法制备局灶性脑缺血大鼠模型，掌握大脑中动脉栓线脑缺血模型的基本方法，通过神经损伤评价、梗死体积计算以及血清生化指标检测等方法评价脑缺血的严重程度，并探讨缺血脑损伤的发病机制及其治疗原则。

（二）临床相关性目的

脑缺血的病理进程是一个多因素、多环节、多途径损伤的级联反应。氧化应激、兴奋性氨基酸毒性、细胞内钙超载以及炎症反应等都可以造成不可逆的神经细胞死亡。目前临床上溶栓治疗是经美国食品药品监督管理局（food and drug administration，FDA）认证的治疗急性脑缺血的有效方法，除此之外，尚无其他有效的治疗药物。本实验通过制备局灶性脑缺血大鼠模型，联系理论知识分析其发病机制及探讨可能的干预策略；并结合临床学习脑缺血的常见临床表现、实验室及影像学检查等知识，训练学生以科研思维分析和解决临床问题的能力。

（三）素质目的

通过本实验培养学生认真严谨、实事求是的科学作风和人文关怀精神，锻炼学生仔细观察和发现问题的能力，训练学生的动手能力、团队协作能力、逻辑思维能力和创新精神等。

二、原理

（一）实验原理

1. 线栓法制备大鼠局灶性脑缺血模型的原理　大鼠脑血管的解剖和生理特征近似于人类，是研究脑缺血的理想动物模型。大脑中动脉是临床上缺血性脑卒中的易患部位，阻断了大鼠的大脑中动脉后，可引起大脑半球皮层和基底核的缺血性损伤，以海马 CA_1 区最为敏感，和人的病理改变非常相似。颈内动脉线栓法造成的大脑中动脉局灶性脑缺血模型，由于具有不开颅、易操作、创伤小、成功率高、缺血部位稳定、可以准确控制缺血时间等优点，是目前最常用的局部脑缺血方法。

2. TTC 染色的原理　TTC（2，3，5- 氯化三苯基四氮唑）是呼吸链中吡啶 - 核苷结构酶系统的质子受体，与正常组织中的脱氢酶反应，产生红色的脂溶性 formazan（甲臜），将正常脑组织染成红色，但缺血组织内脱氢酶活性下降，不能与其反应，故不会有变化，而呈苍白色。

3. 脑组织生化指标检测的原理　脑缺血的发病机制非常复杂，其确切发生机制及各因素之间的相互关系仍不清楚。脑缺血后的病理生理机制涉及氧自由基损伤、兴奋性氨基酸毒性反应、细胞内钙离子超载、线粒体受损、细胞凋亡及炎症反应等。我们通过检测 ATP、LDH（乳酸脱氢酶）、CRP（C 反应蛋白）、MDA 等生化指标来观察能量代谢、炎症反应及氧化应激在脑缺血中的作用，初步探讨脑缺血的病理生理机制。

（二）临床问题原理

缺血性脑卒中是指由于脑的供血动脉狭窄或闭塞、脑供血不足导致的脑组织坏死的总称。脑缺血的主要临床症状为各种神经功能障碍，影像学检查如 CT、磁共振在其诊断过程中发挥重要作用。

三、实验内容

1. 线栓法制备大鼠局灶性脑缺血模型。
2. 大鼠行为学评价。
3. 观察脑梗死体积及脑组织 TTC 染色。
4. 血清及脑组织生化指标的检测。

四、实验周期和课堂学时

（一）实验周期

实验总时长为 4~11d。

1. 造模前大鼠适应性饲养 7d。
2. 造模 2d　第 1d 造模前处理（禁食），第 2d 造模，24h 后成模。
3. 行为学评价及 TTC 染色 1d。
4. 生化指标检测 1~2d。

（二）课堂学时

课堂总学时为 18~22 学时。

1. 实验方案设计 4 学时。

2. 动物实验 12~16 学时。造模 4 学时，行为学评价及 TTC 染色 4 学时，生化指标检测 4~8 学时。

3. 实验讨论和分析 2 学时。

五、实验用品

（一）实验动物

Wistar 大鼠，雄性，体重（280 ± 20）g，自由摄食，饮水。室温，普通颗粒饲料饲养。

（二）实验器材

1. 脑立体定位仪，激光多普勒血流仪。

2. 棉手套，2ml 注射器，10ml 注射器，手术板，线绳，粗剪刀，手术剪，眼科剪，眼科镊，小号血管钳，缝合线，缝合针，持针器，手术刀片，50ml 烧杯，培养皿，棕色小瓶，手术灯，动脉栓线，小动脉夹，干棉球或棉棒。

（三）实验试剂

2% 戊巴比妥钠溶液，0.2%~0.4%TTC 染液，0.1mol/LKH_2PO_4 溶液。

六、实验方法

（一）线栓法制备大鼠局灶性脑缺血模型

1. 实验大鼠适应性饲养　造模前大鼠适应性饲养 1 周。

2. 称重麻醉　大鼠称重后，腹腔注射戊巴比妥钠溶液 40mg/kg。待大鼠翻正反射消失，且口唇颜色正常，麻醉完成。

3. 头部手术

（1）激光多普勒血流仪检测脑血流，将麻醉大鼠俯卧位固定于脑立体定位仪，正中矢状切开头顶皮肤，于冠状缝后 1mm 和矢状缝右 5mm 交点处钻一小孔至硬脑膜，直径约 2mm，此区域为缺血核心区域。将激光多普勒血流仪探头置于孔内，测量大鼠大脑中动脉血流变化。记录正常状态下脑血流基础值，要求 MCAO（middle cerebral artery occlusion，大脑中动脉栓塞）后脑流量迅速下降到基础值 30% 以下，不符合此标准动物去除。

（2）再将大鼠仰位固定于手术台上，颈部正中切口约 2cm，钝性分离颈部腺体，在气管的一侧分离肌肉找出颈总动脉，并剥离与颈总动脉伴行的迷走神经，于颈总动脉下穿入两根丝线备用。

（3）沿颈总动脉向上找出颈外动脉，穿线并结扎颈外动脉。

（4）结扎颈总动脉的近心端，远心端的线打一“环扣”，“环扣”的远心端一侧用微型动脉夹夹闭，在两线之间剪开 1 个小 V 型口；经“V”口插入动脉栓线，并越过“环扣”，适度扎紧远心端的线（以不出血为度）；打开动脉夹，轻轻地将动脉栓线经颈内动脉送入颅内，深度约 20mm 左右，此时脑血流仪检测到血流突然下降到基础值 30% 以下即显示阻塞大脑中动脉，造成大脑中动脉供血区的缺血，然后将颈总动脉远心端的结扎线扎紧，以固定动脉栓线。

（5）剪断结扎线头，缝合皮肤（动脉栓线的末端留在皮肤外）。

（6）假手术组大鼠只分离颈总动脉和颈外动脉，不结扎血管，不插动脉拴线。

（二）大鼠的神经损伤评价

待大鼠大脑中动脉线栓手术结束24h后，观察以下表现：

1. 霍纳氏征　大鼠眼睛表现为缺血损伤同侧的眼睑下垂，瞳孔缩小，即霍纳氏征“+”，而对侧的眼睛大小正常，表现为大鼠一只眼睛大，一只眼睛小。

2. 神经行为学评分　提起大鼠，其脑缺血对侧的肢体瘫痪（向内收）或身体向对侧扭转，或大鼠在平地一直向对侧旋转，严重时卧地不起，甚至出现惊厥。其损伤的程度以神经学评分所得的分值而定，评分在2分以上为模型制备成功，其分值越高，损伤越重。

神经行为学评分标准：

0分：无神经功能缺失症状；

1分：梗死对侧前爪内收、不能伸直；

2分：前肢屈曲对侧抵抗推力下降，向对侧转圈；

3分：行走时身体向偏瘫侧倾倒；

4分：意识障碍，完全不能行走。

（三）血清及脑组织生化指标的检测

1. 血清样品制备　术后24h行为学评分后，将大鼠再次麻醉后仰位固定于手术台上，操作者持10ml注射器由大鼠剑突下缘正中处斜穿刺入胸腔（针尖与皮肤成20°~35°角度，若大鼠体重稍大，则进针角度亦稍大），当针尖刺入心脏时，血液由于心脏搏动自然涌入注射器，然后缓慢抽拉注射器的针芯。将取出来的血放入塑料试管中，3 000r/min离心10min，取上清液。

2. 脑组织匀浆的制备　大鼠MCAO术后24h，完全麻醉后迅速取脑于冰盘中切取缺血侧大脑，用冰生理盐水清洗，分析天平准确称重，制备10%脑组织匀浆液，然后低温离心10min，3 000r/min，取上清液备用。

3. 采用试剂盒检测血清中的ATP、LDH、CRP、MDA等指标，具体操作方法请参考试剂盒说明书，初步探讨脑缺血的发病机制。

（四）脑组织TTC染色并计算梗死体积

处死大鼠，打开颅骨，剥离硬脑膜，取出大脑。

1. 肉眼观察　比较缺血侧和无缺血侧的大脑半球有何不同。

2. TTC染色　去除嗅球、小脑和脑干，放入–20℃冰箱冰冻30min取出，将冻好的大脑放入大鼠脑模具中，由前向后间隔2mm，作6个大脑连续等距冠状切片。将脑片置于0.2%~0.4%TTC溶液3~4ml中，再加入0.1mol/LKH_2PO_4溶液0.2ml，置37℃恒温水浴中避光孵育染色20~30min，染成红色的为正常脑组织，白色为梗死脑组织。

3. 梗死体积百分比　将TTC染色的脑片按照前后顺序排列整齐，吸干水分拍照，采用image pro plus 6.0软件测定梗死面积，并按如下公式计算缺血侧脑组织的梗死体积，脑梗死灶体积与全脑体积之比为梗死体积百分比。

$$V=\sum_{i=1}^{n-1}(A_i+A_i+1)/2\times h$$

式中V代表脑梗死体积，A_i表示第i个切片的梗死面积；h切片厚度（2mm）。

七、注意事项

1. 麻醉大鼠时，要掌握好麻醉深度，不要太深，也不能太浅。

2. 动物选用雄性为好，雌性动物因其雌激素的原因对此模型有一定的影响。

3. 手术操作时，动作一定要轻，以免手术损伤过重影响动物的存活。

4. 插入动脉栓线时，不要用力，以免插破血管引起脑出血，影响实验结果且易造成动物死亡。

5. 手术过程中最好要保证动物的体温在37℃，可以提高模型的成功率。

八、讨论与思考

1. 根据大鼠局灶性脑缺血后的行为学变化，联系临床学习脑缺血患者的症状和神经学查体表现有哪些？

2. 分析大鼠局灶性脑缺血模型成功后的TTC染色结果并结合临床分析脑缺血的影像学改变。

3. 分析线栓法制备大鼠局灶性脑缺血模型的局限性。

4. 通过查阅文献并设计相关实验进一步探讨缺血脑损伤的病理生理机制。

九、实验流程图

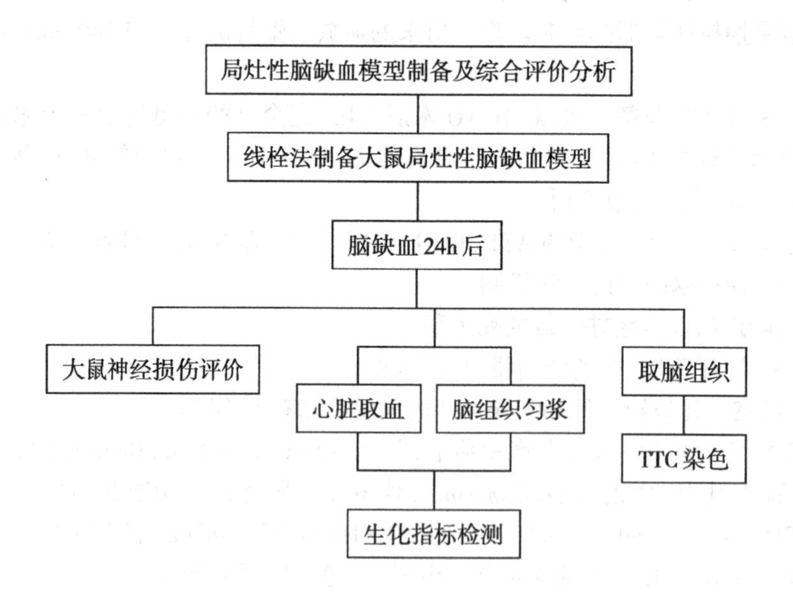

（刘慧青，陈 琳）

第三十二章

老年痴呆症动物模型制作及其综合评价分析

背景

阿尔茨海默病(Alzheimer's disease,AD)是最常见的老年痴呆症类型,它是一种以渐进性记忆障碍、认知障碍及运动障碍,伴日常生活能力下降和行为改变为主要临床特征的中枢神经系统退行性病变。目前主要通过临床表现和病程各阶段生物标志物进行诊断,并将其划分为临床前期、轻度认知障碍期(mild cognitive impairment,MCI)和痴呆期。由于AD病因复杂,起病隐匿,疗效差,综合评价临床前期和MCI期的病理生理性指标是该病早期诊断和防治的关键。

一、目的

(一)实验目的

熟悉AD动物模型制备方法和常用行为学实验,掌握动物实验基本方法、酶联免疫方法(ELISA)、神经影像学技术以及基本病理形态学方法等多项实验技术。同时综合多因素评价方法,理解各指标之间的相互关联。

(二)临床相关性目的

通过AD动物模型制备和综合结果评价分析,探讨临床上AD患者相关特异性的客观诊断指标,实现AD早发现和早治疗。同时可使学生了解神经内科常见疾病AD的病因、发病机制、诊断标准及防治等知识,以及获得相关临床思维综合分析能力。

(三)素质目的

培养学生细致观察、团队协作能力和人文关怀精神。通过实验可增强学生的逻辑推理思维,使学生将基础医学与临床医学密切结合,综合神经学、动物行为学、分子医学、病理形态学及影像学等多个知识点进行评价分析,强化各知识点的整合运用以训练辩证统一思维能力。

二、原理

（一）实验原理

1. AD 动物模型制备原理　目前常把学习和记忆障碍的动物模型作为成功的 AD 动物模型。理想的 AD 模型应具备以下条件：①记忆和认知功能障碍；②能复制引起损伤的病理特点，比如老年斑（senile plaque，SP）、神经原纤维缠结（neurofibrillary tangles，NFT）及神经元丢失；③胆碱能系统功能低下。

2. *D*-半乳糖（*D*-gal）诱导原理　*D*-gal 是一种还原性的醛糖可通过非酶促途径和多元醇途径增强体内糖基化反应，产生大量的晚期糖基化终末产物（advanced glycation end products，AGEs）。*D*-gal 导致的高糖基化状态将影响正常的细胞代谢，并通过一系列的氧化损伤机制造成神经细胞功能与结构的改变。*D*-gal 亚急性衰老模型表现出接近自然老化的生理特点与细胞学特性，主要有学习与记忆能力的减退、海马锥体细胞的减少、AD 病理细胞增多等现象。在与 β 淀粉样蛋白（amyloid β-protein，Aβ）或氯化铝等复合因素共同作用下，AD 的特征表达更加明显。

（二）临床问题原理

AD 是一种常见的神经系统退行性疾病，其主要临床特征为近记忆减退和学习认知功能障碍。主要病变部位是海马、大脑皮层等，病理特征为额颞叶和海马等部位神经元丢失、SP 和 NFT 出现。其中 SP 和 NFT 的形成也是 AD 临床确诊及区别于其他类型记忆障碍的主要特征，主要出现在与学习记忆、情绪行为相关联的脑区，如内嗅皮质、海马、基底前脑和杏仁核。

三、实验内容

（一）AD 动物模型制作实验

1. 实验动物前期准备。
2. 动物随机分组和不同方法造模实验。

（二）AD 模型评价分析

1. 一般动物指标观察。
2. 学习记忆指标观察分析。
3. 脑脊液生物化学指标分析。
4. 神经影像学分析。
5. 脑组织病理形态学分析。

四、实验周期和课堂学时

（一）实验周期

实验总时长为 56d。

1. 实验动物前期准备 5d。
2. 动物模型制备 30~45d（根据制备方式不同），检测分析 1~6d（根据评价项目不同）。

（二）课堂学时

课堂总学时为 16~20 学时。

1. 指导实验前期准备阶段4学时。
2. 动物模型制作阶段4学时。
3. 检测分析和讨论评价总结阶段（根据选择项目数不同）8~12学时。

五、实验用品

（一）实验动物

SD雄性大鼠，12周龄，（180±20）g，自由摄食，饮水。

（二）实验器材

1. Morris水迷宫，Y迷宫，动物行为学工作站，天平，切片机，生物显微镜，脑立体定位仪，1.5T的磁共振扫描仪，恒温箱。

2. 微量注射器，镊子，剪刀，止血钳，缝合线，针头，载玻片，盖玻片，记号笔。

（三）实验试剂

以下可根据具体实验项目选择相关试剂和配制用量，仅供参考。

1. 5%*D*-gal。称取5g的*D*-gal，溶解于生理盐水中，定容至100ml。
2. 10%水合氯醛溶液。称取10g水和氯醛，用蒸馏水溶解，再用蒸馏水定容至100ml。
3. 2%氯化铝溶液。称取2g氯化铝溶解于100ml蒸馏水中。
4. 2μg/ml $A\beta_{1\text{-}40}$溶液。先取适量生理盐水溶解$A\beta_{1\text{-}40}$至浓度1mg/ml作为储存液，再取适量生理盐水稀释至2μg/ml放置于37℃恒温箱中7d后备用。
5. 4%硝酸银溶液。称取4g硝酸银溶解于100ml蒸馏水中。
6. 氨银乙醇液。20%硝酸银水溶液3ml中加入2ml无水乙醇混合；加氨水，出现沉淀后继续加氨水直至沉淀完全溶解；继续加氨水0.2ml；过滤三次后置于棕色瓶中避光备用。
7. 大鼠$A\beta_{1\text{-}42}$和微管相关蛋白（tau蛋白）ELISA试剂盒。
8. 生理盐水注射液。
9. 无水乙醇。
10. 4%多聚甲醛。
11. 甲醛。
12. 冰醋酸。

六、实验方法

（一）AD动物模型建立方法

1. 实验动物前期准备　动物常规饲养适应5d，并在期间进行Y迷宫测试，剔除反应不灵敏大鼠。其实验大鼠入选方法有多种，可根据实际条件选择其中一种简便的判断方法。例如：将大鼠放入Y-迷宫箱中适应3~5min，给予适当电击2~3次，逃避反应迅速，连续两次反应正确的大鼠判断为较灵敏大鼠，可选择入后续随机分组造模实验。

2. 动物随机分组和造模　比较单因素和复合因素诱导AD动物模型制作区别。可选择以下不同造模方法进行探索分析。

（1）方法一：*D*-gal皮下注射法，颈背部皮下注射5% *D*-gal生理盐水溶液，剂量为125mg/kg，连续造模45d，阴性对照组颈后皮下注射等剂量的生理盐水注射液。

（2）方法二：*D*-gal皮下注射联合氯化铝灌胃法，*D*-gal皮下注射同方法一，并联合每天予 2% 氯化铝溶液 2ml 进行灌胃处理 45d。

（3）方法三：侧脑室海马区注射 $A\beta_{1\text{-}40}$ 手术法，建模第一天给予实验组大鼠腹腔注射 10% 的水合氯醛（300mg/kg），麻醉后将大鼠头部固定于脑立体定位仪，使前、后囟位于同一水平，左右对称，参照大鼠头颅解剖图谱选定背侧海马的坐标确定为进针点（其参考坐标点：前囟后方约 3.2mm 和右侧 2.0mm 交点处）。碘伏消毒后沿中线剪开头部皮肤，钝性分离皮下组织及骨膜以暴露前囟，用骨科手钻于该部位钻出小孔，将微量进样器垂直缓慢插入脑内，进针深度为颅骨外板下 3.6mm，使进样器的针孔位于背侧海马内，向右侧背侧海马内缓慢注射 2μg/ml $A\beta_{1\text{-}40}$ 溶液 5μl，留针时间 5min，以保证注入的 $A\beta_{1\text{-}40}$ 在局部充分弥散而不顺针道外溢。缝合皮肤，局部给予抗生素预防感染。手术对照组同样给予相应部位注射等体积的生理盐水。最早检测时间可从手术后第 15d 开始，也可根据情况适当推迟。

（4）方法四：皮下注射联合侧脑室海马区注射 $A\beta_{1\text{-}40}$ 手术法，建模第一天予侧脑室海马区注射 $A\beta_{1\text{-}40}$ 处理大鼠（同方法三），并联合予 *D*-gal 皮下注射（同方法一）处理大鼠 30d。

（二）评价分析方法

1. 一般动物指标观察　如动物一般活动、神志、毛发、饮食、体重等特征变化。

2. Y 迷宫电刺激测试方法　实验开始时及实验处理后第 45d，用等分型 Y 迷宫箱进行电刺激测试逃避条件反射能力和空间辨别能力。规定大鼠受电击后从起步区直接跳至安全区为“正确反应”，所需的电击次数表示其学习记忆的获得能力。将大鼠放入迷宫箱内，适应 5min，驱至臂起步区，然后开始随机测试，给予电击（电压 50V，电流 0.6mA），电击后大鼠逃避至安全区为正确反应，否则为错误反应。每测一次休息 30s，测 10 次休息 5min。以连续 10 次测试中有 9 次为正确反应时即为学会。本实验记录大鼠学会所需的训练次数。若尝试次数超过 30 次则不再测试，并以 30 次为最大值计数。数值越小，表示大鼠的学习记忆能力越好；数值越大，表示大鼠的学习记忆能力越差。

3. 水迷宫检测方法　大鼠在实验处理后 45d，进行水迷宫检测学习记忆能力。Morris 水迷宫直径 100cm、高 50cm，水深 30cm。水温 25℃。池壁标记 E、S、W、N4 个入水点，在 E、S 象限中央、距池壁约 30cm 处，放置一水下平台。该方法测试 5d，其中涉及两部分实验内容如下：

（1）定位航行实验：将大鼠依次从 4 个入水点面向池壁放入水中，记录大鼠从入水至找到并爬上平台的时间即逃避潜伏期。测试时间为 60s，上台 15s 后关闭系统。60s 内大鼠未找到平台，逃避潜伏期记录为 60s，随后将大鼠置于平台上停留 15s。室内安静、参照物位置固定。完成 4 个象限测试为 1 次，每天上下午各训练 1 次，连续 4d，第 5d 上午实验统计逃避潜伏期，逃避潜伏期越短说明其学习记忆能力越好。

（2）空间探索实验：第 5d 下午撤平台，将大鼠于 S 点置于水中，记录其 90s 内穿越原平台所在位置的次数，穿台次数越多说明大鼠学习记忆能力越好。

4. 脑脊液 ELISA 检测方法

（1）大鼠脑脊液采集：腹腔注射 10% 的水合氯醛麻醉大鼠后，剃净头颈部毛发，将头部固定维持其与身体成 135° 角，通过触摸找到枕骨嵴，以枕骨嵴下 3mm 肌肉间隙处（三角形凹陷）为进针点，进针角度与大鼠身体平行，针尖坡面向上缓慢进入约 0.5cm 到小脑延髓池（其中有针刺透黄韧带后的落空感）时，停止进针，缓慢抽取大鼠脑脊液 100μl 后，迅速退针。

将抽取的脑脊液移入离心管中备用。

（2）ELISA 方法：检测各组脑脊液中 $A\beta_{1\text{-}42}$ 和 tau 蛋白的水平。酶标仪于 450nm 读取光密度值（*OD*）。所有操作过程严格按照说明书，依照标准管浓度和 *OD* 值求得各指标回归曲线和回归方程，并根据方程计算各样本的实际浓度。

5. 大鼠头颅 MRI（磁共振成像）扫描及海马容积测量方法

（1）扫描及采集：腹腔注射 10% 的水合氯醛麻醉大鼠。将大鼠俯卧位固定于木板置于 1.5T 的 MR 扫描仪内，5 英寸直径容积线圈为采集线圈。所有采集序列采用 0.8mm 层厚 3D 容积采集，进行快速定位扫描和矢状面 T_1WI（T_1weighted image，T_1 加权像）扫描，并以此矢状面图像作为横断面扫描的定位图像。横断面 T_1WI 扫描参数推荐采取 3D 的 RF-FAST 序列（TE=5.0ms，TR=35ms，翻转角 30°），采集带宽 15.6kHz，FOV=60mm，矩阵 128×128，RAM=2×，采集次数 8 次。扫描的后界起于大脑后极，向前共采集 16 层，采集 10min。横断面 T_2WI（T_2weighted image，T_2 加权像）扫描采用 3D 的 FSE（fast spin-echo，快速自旋回波）（16）序列，单次激发内采集 16 个回波链，TE=96.0ms，TR=2 000ms，FOV=60mm，矩阵 256×256，采集 5 次共 16 层，扫描范围与上述相同，采集 20min。

（2）容积测量：通过横断面 T_1WI 扫描分别进行左、右侧海马的容积测量。由后向前用鼠标逐层绘出海马的边界，绘制起始层面为海马与皮层间分界清晰的层面，终止层面为双侧侧脑室体部汇合前的一个层面，应用配套的软件计算出各个层面海马的面积，相加并乘以层厚得到海马的体积。同时绘出海马所在层面颅腔的境界，同样的方法计算出颅腔的面积和体积。用颅腔体积对海马体积进行校正计算出海马体积占颅腔体积的百分比，从而消除海马体积的个体差异。

6. 脑组织切片 HE 染色方法　大鼠进行全部行为学测试后禁食 12h，10% 水合氯醛腹腔麻醉后，4℃预冷的 4% 多聚甲醛灌注固定 1h，断头取全脑称重后，常规脱水、透明、浸蜡、包埋，选取海马部位，将蜡块切成 4μm 冠状切片，每 3 张取 1 张裱片和脱蜡处理后进行 HE 染色（具体步骤详见第三章“医学实验常用技术”），显微镜下观察各组大鼠海马结构变化，观察并计数神经元和胶质细胞的改变。

7. 脑组织切片硝酸银染色方法　将上述脑组织切片常规脱蜡处理后，双蒸水清洗 3 次；4% 硝酸银水溶液中 37℃避光 30min；除去硝酸银水溶液，双蒸水清洗 3 次；10% 甲醛水溶液还原 5min 至切片呈微黄色；双蒸水清洗 3 次；擦干切片背面及组织周围水分，置于湿盒中，每片滴加 200μl 氨银乙醇液静置 5min，擦去组织周围及背面氨银液，8% 甲醛水溶液中浸泡，注意转动切片，到黄色不再加深；双蒸水清洗 3 次；重复滴加氨银乙醇液 5min，擦去组织周围及背面氨银液再浸泡于 8% 甲醛水溶液中步骤的 1~2 次，直到显微镜下可清晰观察到斑块为止。如染色过浅可继续重复；染色过重可用冰醋酸褪色。双蒸水清洗 5min。脱水及透明封片，显微镜下观察海马区 SP 和 NFT 的结构。

七、注意事项

1. 大鼠进行 Morris 水迷宫后注意把其毛发擦干并保温。
2. 大鼠手术过程中需注意保持其呼吸道通畅，术后注意观察体温，进行抗感染处理。
3. 配制 $A\beta_{1\text{-}40}$ 注射溶液，应将其置于 37℃恒温箱中保存 7d，使其成为聚集态备用。
4. 严格按照 ELISA 试剂盒说明书操作，注意设置相应对照孔和平行孔。

八、讨论与思考

1. 思考AD病因有哪些？如何早发现病因、早干预？
2. 讨论AD患者临床诊断受哪些因素影响？如何提高早期诊断水平？
3. 结合临床上AD疾病的诊疗问题，谈谈本次实验的心得体会。

九、实验流程图

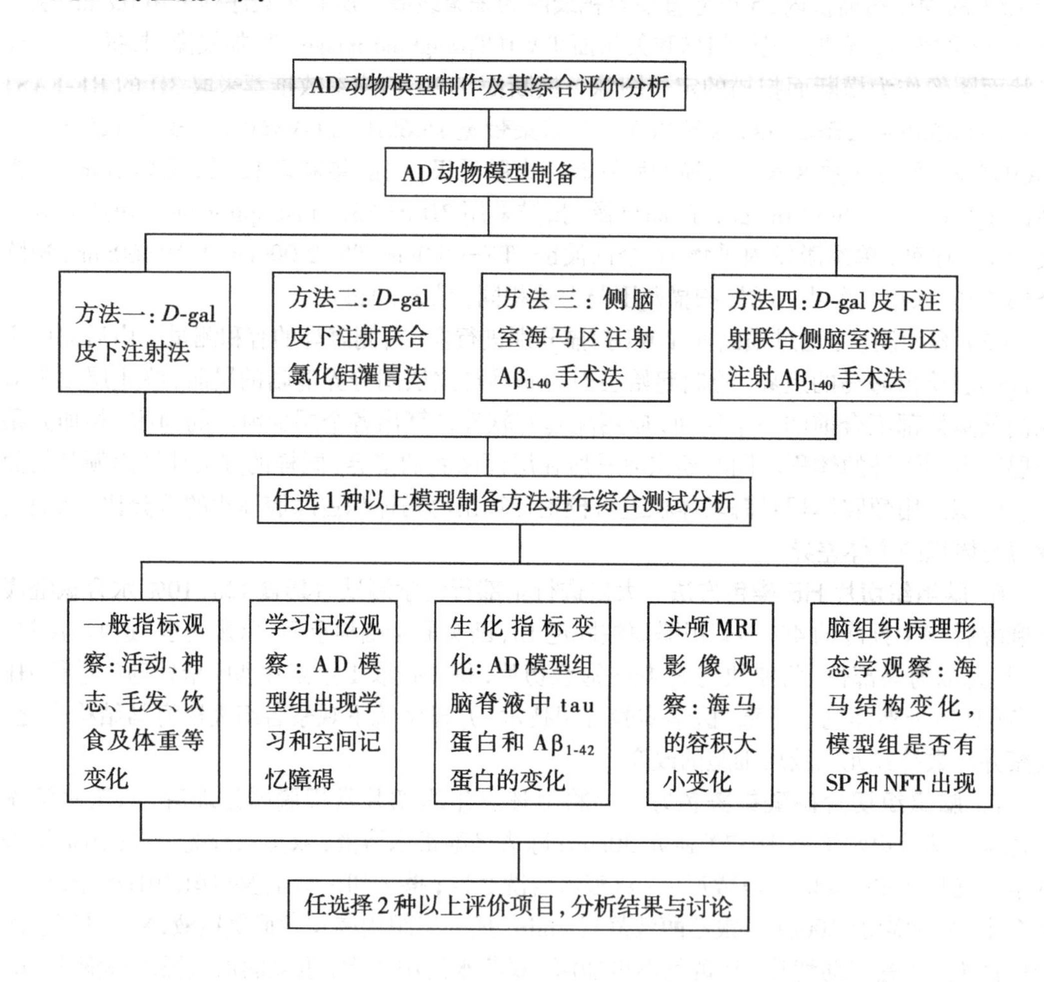

（傅　娟，农德斌，邹　芬）

第三十三章

皮肤创伤及烫伤愈合的形态学观察及中药干预

背景

皮肤创伤是指遭受外力作用所致的皮肤组织的离断或缺损，而沸液、炽热金属、火焰、蒸气以及高温气体等导致的以皮肤组织损伤为主的损害称为烧烫伤，均为临床常见的意外伤害。严重的皮肤创伤和烫伤愈后所致的瘢痕会影响局部功能和美观。创伤和烫伤所致局部皮损的自然愈合过程，表现为受损组织再生、肉芽组织增生和瘢痕组织形成等过程的协同作用，受到多种因素的影响。我国采用中西医结合的治疗方案，取得了显著治疗效果。

一、目的

（一）实验目的

设计小鼠皮肤创伤和烫伤模型，同时设置中成药干预治疗组，观察创伤和不同程度皮肤烫伤的组织病理学变化及中成药的影响，理解皮肤组织结构在创伤和烫伤后的修复过程及中成药治疗作用。熟悉组织的石蜡切片制作、HE染色、Masson染色、免疫组化染色的原理和方法，并初步启发科研思路。

（二）临床相关性目的

分别制作皮肤创伤和烫伤动物模型，观察皮肤创伤模型皮损愈合过程形态学变化，比较不同程度烫伤动物模型局部皮损愈合所需时间及皮损前后组织病理学之差别，并分别观测中药干预对创伤和烫伤愈复过程的影响，理解烫伤临床分型的目的、意义及中药对皮肤创伤和烫伤治疗作用。

（三）素质目的

通过实验设计，启发和建立科研意识的养成、训练逻辑思维能力与探索创新能力。通过实验工作的实施，锻炼观察能力、团队合作能力与动手实践能力。通过实验结果的讨论和思考，训练实验报告撰写、提高数据整理分析能力和科研素养。

二、原理

（一）实验原理

1. 皮肤创伤、烫伤的模型制备及皮肤修复原理　遭受外力作用后皮肤等组织离断、缺损或沸水等高温液体所致的组织损伤，其愈合过程包括各种组织的再生和肉芽组织增生、瘢痕形成等复杂组合，表现出各种过程的协同作用。实验通过皮肤创伤和皮肤烫伤模型，连续观察创伤和烫伤后皮损局部体征的变化过程、观察创伤和烫伤后不同时间点及应用中药干预后皮肤组织 HE 切片、Masson 染色和新生血管标记 CD34 免疫组化染色的动态变化，了解组织损伤或烫伤的形态学变化及修复动态过程特点。

2. 石蜡切片及 HE 染色原理　石蜡不溶于水而溶于二甲苯等有机溶剂，故用多聚甲醛固定好的组织须先用乙醇（脱水剂）脱去组织中的水，后用二甲苯（透明剂）置换出乙醇，此步骤为脱水、透明；再用融化的石蜡渗入组织块中，冷凝后变硬，此步骤为浸蜡、包埋，这样组织就可以包埋在硬度适中的石蜡中进行切片染色等后续实验。苏木精染液为碱性，可以将组织中的嗜碱性结构（如细胞核、核糖体及细胞质中的核糖核酸等）染成蓝紫色；伊红为酸性染料，可以将组织中的嗜酸性结构（如细胞内及细胞间的蛋白质以及细胞质的大部分结构）染成粉红色，使整个细胞组织的形态清晰可见。

3. Masson 染色原理　用两种或三种阴离子染料混合，选择性的显示胶原纤维和肌纤维。该法染色原理与阴离子染料分子的大小和组织渗透有关；分子的大小由分子量来体现，小分子易穿透结构致密、渗透性低的组织；而大分子则只能进入结构疏松的、渗透性高的组织。然而，淡绿或苯胺蓝的分子量都很大，因此 Masson 染色后，肌纤维呈红色、胶原纤维呈绿色（淡绿）或蓝色（苯胺蓝），是用来显示组织中胶原纤维的染色方法之一。

4. 免疫组化原理　用酶标记的抗体与组织或细胞作用，然后加入酶的底物，生成有色的不溶性产物或具有一定电子密度的颗粒，可以通过光镜对细胞或组织内相应的抗原进行定位或定性研究。

5. 中医药对皮肤创伤和烫伤的治疗原理　中医对皮肤创伤和烧烫伤具有独特临床认识，以清热解毒为治则治法、采用内外同治取得确切临床疗效；现代研究表明，中药通过促进组织生长因子分泌及释放、减轻炎症反应、调控胶原的合成及代谢、促进上皮细胞增殖等发挥治疗作用。目前中药煎剂及现代制剂在皮肤创伤和烧烫伤的轻症与重症临床治疗中发挥重要作用。

（二）临床问题原理

创伤的轻重决定临床病理变化，轻者主要表现为局部病理变化，重者尚伴随出现全身性反应，据此临床会采取不同的治疗措施。本实验通过剪去脊柱两旁各 0.75cm 全层皮肤建立轻度皮肤创伤动物模型、并以中药干预其愈合过程，理解轻度皮肤创伤的愈合过程中局部形态学变化及中成药京万红软膏基于活血解毒、消肿止痛、去腐生肌功能的治疗作用。

烫伤的严重程度主要依据烫伤的面积、深度、部位、年龄、有无合并伤、伤前的体质强弱、有无内脏器质性疾患等因素综合判断，并且直接影响烫伤的愈合过程和预后。通过控制烫伤时间建立不同烫伤程度的烫伤动物模型，并予以中药干预，分析比较不同程度烫伤模型愈合过程所需时间、局部皮损及组织病理学之差别，理解烫伤患者的临床分型的意义和中成药京万红软膏基于活血解毒、消肿止痛、去腐生肌功能的治疗作用。

三、实验内容

1. 创伤和烫伤模型制备。

2. 皮肤创伤和烫伤创面愈合的形态学观察。

3. 中药（如京万红）对皮肤创伤和皮肤烫伤创面修复的影响观察（拓展实验）。

四、实验周期和课堂学时

（一）实验周期

实验总时长为 12~34d。

1. 创伤和烫伤动物模型制作 1d。

2. 创伤和烫伤创面愈合过程的观察 5~28d Ⅰ°烫伤需 5~7d，浅Ⅱ°烫伤需 2 周，深Ⅱ°烫伤需 3 周，Ⅲ°烫伤需 4 周，皮肤创伤需 4 周。

3. 皮肤取材及石蜡包埋、切片 3~4d。

4. HE 染色 1d。

5. Masson 染色 1d。

6. CD34 免疫组织化学染色 2d。

（二）课堂学时

课堂总学时为 18~20 学时。

1. 实验方案设计 3 学时。指导设计实验方案 1 学时，反馈修改意见 2 学时。

2. 动物实验 13~15 学时。造模 2 学时，成模检测 1 学时，实验室检测 10~12 学时。

3. 实验讨论和分析 2 学时。

五、实验用品

（一）实验动物

4~5 周昆明小鼠 25 只，雌雄不限，体重 25g 左右。

（二）实验器材

1. 包埋机、切片机、烤片机、染色机。

2. 体重秤、泡沫操作板、纸胶带、内直径 1cm 的中空玻璃管、手术器械（小剪刀、剪毛剪、镊子）、烧热水装置、温度计、1ml 注射器、10ml 注射器、湿盒等。

（三）实验试剂

10% 水合氯醛（0.3ml/100g）、4% 多聚甲醛、梯度酒精、二甲苯、石蜡、苏木精、伊红、CD34 免疫组化染色试剂盒、Masson 染色试剂盒、京万红软膏等。

六、实验方法

（一）皮肤创伤小鼠模型制作及分组方法

1. 皮肤创伤小鼠模型制作　腹腔注射 10% 水合氯醛（0.3ml/100g）麻醉，背部以刮胡刀片剃毛，碘伏消毒。在脊柱两旁旁开 0.5cm 剪去全层皮肤，形成两个直径 0.75cm 的开放圆形创面。

2. 实验小鼠分组　将实验小鼠随机分为：正常对照组、模型组及中成药京万红软膏干预组。根据实验目的确定实验设计和实验组的干预方法（如中药煎剂或中成药，或者内服或者外敷等）以及详细实验步骤。各组动物统一编号，分笼饲养，标准颗粒饲料喂养，自由饮水。

（二）皮肤烫伤小鼠模型制作及分组方法

1. 皮肤烫伤小鼠模型制作 腹腔注射10%水合氯醛（0.3ml/100g）麻醉，背部以刮胡刀片剃毛，碘伏消毒。将小鼠置于俯卧位，四肢伸展，用胶带将其四肢固定在操作板上，使背部皮肤较平坦。室温（20~26℃）下，将两端开放、内径1cm的中空玻璃管直立于小鼠背部。一端与小鼠备皮处皮肤紧密接触（接触压力保证水不流出且不对皮肤造成损伤），另一端用预热后的注射器快速向玻璃管内注入沸水（97~100℃）至3ml刻度线处。根据沸水与皮肤接触持续时间3s、6s、10s、25s，分别制作Ⅰ°烫伤、浅Ⅱ°烫伤、深Ⅱ°烫伤及Ⅲ°烫伤，然后迅速将操作板及小鼠连同中空的玻璃管翻转，将热水从上口倒出。

2. 实验小鼠分组 将实验小鼠随机分为：正常对照组、假手术组、模型组及中成药京万红软膏干预组。根据实验目的确定实验设计和实验组的干预方法（如中药煎剂或中成药，或者内服或者外敷等）以及详细实验步骤。各组动物统一编号，分笼饲养，标准颗粒饲料喂养，自由饮水。

（三）中成药京万红软膏给药方法

以消毒棉签将药物敷于创伤或烫伤创面，1次/d。

（四）取材、石蜡包埋及切片技术

详见第三章“医学实验常用技术”。

（五）HE染色方法

详见第三章“医学实验常用技术”。

（六）Masson染色方法

1. 铁苏木精染色 切片常规脱蜡至水，用配制好的Weigert铁苏木精染色5~10min。

2. 分化 1%盐酸酒精分化1~2s，流水冲洗2min。

3. 反蓝 Masson蓝化液反蓝，流水冲洗2min。

4. 冲洗 蒸馏水洗1min。

5. 丽春红品红染色 丽春红品红染色液染色5~10min。

6. 弱酸工作液清洗 在上述操作过程中按照蒸馏水弱酸溶液=2：1比例配制弱酸工作液，用弱酸工作液洗1min。

7. 再次分化 磷钼酸溶液1~2min。

8. 再次弱酸工作液清洗 用配制好的弱酸工作液洗1min。

9. 苯胺蓝染色 苯胺蓝染色液染色1~2min。

10. 三次弱酸工作液清洗 用配制好的弱酸工作液洗1min。

11. 脱水 95%酒精→100%酒精→100%酒精→100%酒精，各5~10s。

12. 透明 二甲苯透明3次，每次1~2min。

13. 封片 晾干后，中性树脂封片。

（七）CD34免疫组织化学染色方法

1. 烤片 5μm切片，时间15~30min。

2. 脱蜡 二甲苯Ⅰ、Ⅱ、Ⅲ各10min（务必脱尽）。

3. 水化　100%酒精Ⅰ→100%酒精Ⅱ→95%→85%→75%酒精各2~3min；流水缓冲2min。

4. 抗原修复　采用微波加热修复，修复液为柠檬酸盐溶液。具体方法为：先将修复液加热至沸腾，然后放入玻片，先使用中火8min，然后低火8min。一般要求热修复时间达到15min才能达到比较好的抗原修复作用。

5. 冷却　一般采用流水降温冷却法，即将容器置于自来水中缓慢降温，降温不宜过快，30min为好，部分实验室采用自然冷却法。

6. 灭活内源性过氧化物酶　甩干组织上的水分，用力不要过猛，然后滴加（滴加液体前先用免疫组化专用笔绕组织一圈）3%的过氧化氢-甲醇溶液（或者医用3%的过氧化氢），室温15min；PBS洗3次，每次3min。

7. 封闭　甩干组织上的液体，滴加与二抗来源相同的非免疫血清（兔血清常用），室温封闭20min。

8. 加一抗　孵育一抗不需PBS洗，可甩干组织上的液体后，滴加适量一抗，4℃孵育过夜。

9. 复温　从4℃拿出后，置于室温复温15min；PBS洗3次，每次3min。

10. 孵育二抗　甩干组织上的液体，滴加适量二抗，每张切片10μl左右即可[注意液体面积要大于组织面积，否则显色时容易出现边缘效应（假阳性）]，室温孵育30min；PBS洗3次，每次3min。

11. DAB显色　甩干组织液体，滴加DAB显色液[提前配制DAB显色液（1∶50），配好后避光保存，30min内使用]，每张10μl即可。一般显色时间为几分钟，若显色时间过快，可加大DAB稀释比例。

12. 终止显色　流水冲3min。

13. 苏木精复染　苏木精复染细胞核，必要时1%盐酸酒精分化2s，流水冲3min（核表达抗原无需苏木精复染）。

14. 脱水　梯度酒精脱水75%→85%→95%→100%酒精，各3min（与分化时所用酒精分开）。

15. 封片　晾干后中性树脂封片。

注意：6~11步骤需将玻片置于湿盒中保湿。

七、注意事项

1. 本实验项目可根据实验目的选择其中部分动物模型设计实验，也可自行设计影响创伤或烫伤修复的干预因素制订实验计划。

2. 制作烫伤动物模型时，注意防护，避免烫伤实验操作者。

3. 由于实验研究的是皮肤组织全层的结构，因此在备皮时应保证备皮区域皮肤完好无损。

4. 小鼠皮肤烫伤后在没有治疗措施的情况下会自然产生炎症反应、修复等过程，因此应保证小鼠烫伤后的活动环境为SPF级别，垫料、饲料和饮用水应常更换，保证洁净稳定的饲养环境。

5. 染色时所接触的二甲苯等有机试剂挥发性较强，因此应在通风橱中操作；DAB有潜在致突变作用，操作时应注意穿戴好防护用具。

6. 免疫组化染色，滴加一抗时需使用抗体稀释液或 PBS 按照 1：100~1：400（酌情）比例稀释一抗。每块组织滴加 10~30μl 体积抗体即可，且每次使用必须现配现用。

八、讨论与思考

1. 影响创伤和烫伤愈合的主要因素有哪些？根据创伤和烫伤愈合的组织病理学过程，探讨促进创面愈合的可能机制。

2. 创伤修复形成的瘢痕或皮肤附属器的损伤，目前尚无彻底有效的治疗方法，请结合干细胞的相关知识，讨论可能的治疗策略及其机制，建立基于文献支持的“科学假说”。

3. 免疫组化染色时为何要进行抗原修复？针对不同组织有哪些不同的抗原修复方法？

4. 请讨论“皮肤烫伤愈合的形态学观察实验”的实验设计中，是否需要设计假手术组？怎样完成假手术组动物模型制作？

九、实验流程图

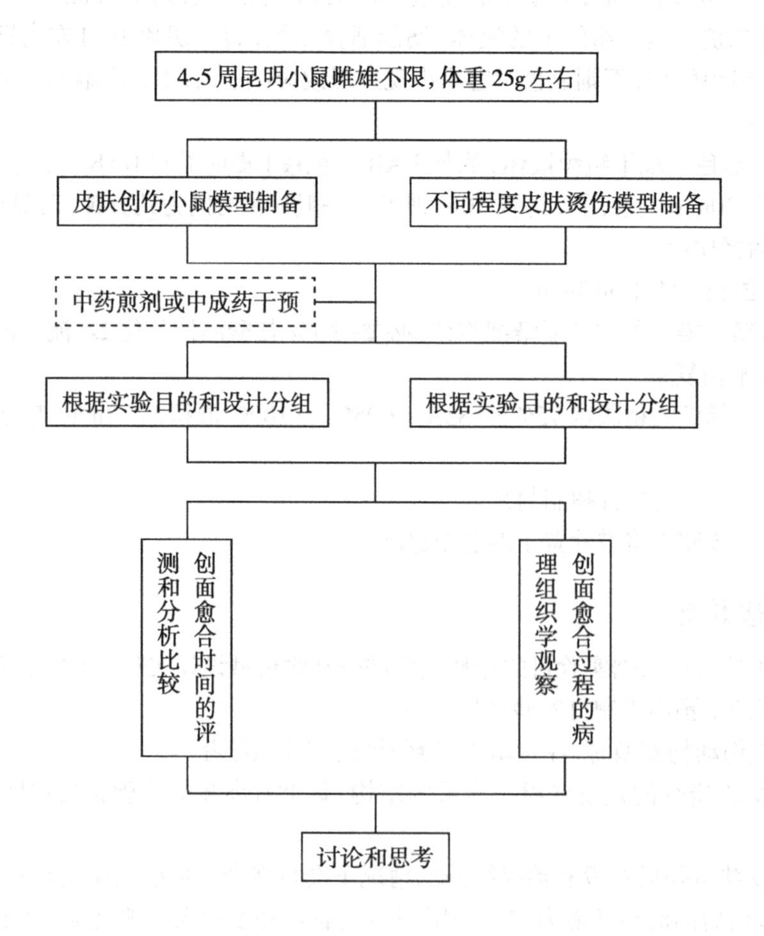

（赵舒武，陈海滨，王雅楠，张密霞，卢　斌）

第三十四章

毛囊干细胞促进大鼠撕脱伤创面愈合的研究

背景

皮肤撕脱伤通常是由工业、农业中高速旋转的器械及交通运输工具的绞轧或碾压所导致，其特征是皮肤与皮下组织从深筋膜剥脱；皮肤移植是治疗皮肤撕脱伤的传统方法，自体皮源不足是大面积皮肤缺损创面修复难以攻克的问题。

干细胞是一类具有自我更新能力及多向分化潜能的细胞。研究发现，除了表皮干细胞外，毛囊干细胞也可以促进表皮修复，可考虑作为促进创面愈合的干细胞来源。同时，部分趋化因子如基质细胞衍生因子-1（stromalcell derivedfactor 1，SDF-1）可以促进多种干细胞的迁移和增殖，提示SDF-1的运用有望成为一种扩大皮肤基底层干细胞、毛囊干细胞库的手段。

一、目的

（一）实验目的

探究外源性SDF-1诱导大鼠毛囊形成的作用，比较毛囊上段移植和邮票植皮法在治疗皮肤撕脱伤中的效果。

（二）临床相关性目的

解决皮肤撕脱伤治疗中自体皮源不足的问题，经济、高效的修复皮肤缺损，缩短治疗时间，为后续临床创伤修复中干细胞疗法的转化提供理论依据和实验基础。

（三）素质目的

在实验过程引导学生关注科研伦理，爱惜实验动物，尊重合作者；通过讨论环节，引导学生应用思维导图等工具进行实验设计，初步建立科研思维；学生学会在团队中工作，包括建立工作目标，合理分工，培养学生的责任感、领导力、沟通能力等。

二、原理

（一）实验原理

1. SDF-1促进干细胞迁移和增殖 皮肤是人体最大的器官，具有强大的保护功能；皮肤外层的表皮细胞不断自我更新，而基底层的表皮干细胞按一定的规律进行增殖分化以取代外层中的未分化细胞。SDF-1可以促进多种干细胞的迁移和增殖：动物实验证实SDF-1可以促进表皮干细胞向创面迁移与增殖，补充外源性SDF-1可能使大鼠血浆中脂肪间充质干细胞水平显著升高，并增加其在皮肤创面中的趋化和定向分布。

2. 利用毛囊两个生长点实现数量倍增　毛囊干细胞存在于毛囊上段隆突部，具有自我更新和多向分化的潜能，已有实验证实在毛囊特殊的部位横切，将上、下两段分别进行培养，均具有形成完整毛囊的功能，使自体毛囊数量扩增得以实现。

（二）临床问题原理

当皮肤受损时，毛囊干细胞可以促进表皮修复，参与血管重建；通过对毛囊干细胞的定向诱导还能促进神经组织及毛囊、皮脂腺等皮肤附属器的再生重建。

三、实验内容

1. 外源性SDF-1诱导大鼠毛囊形成。
2. 制作大鼠撕脱伤模型，比较毛囊上段移植和邮票植皮法治疗撕脱伤创面的效果。

四、实验周期和课堂学时

（一）实验周期

实验总时长为16d。

1. 诱导大鼠毛囊形成的实验内容可以和制作大鼠撕脱伤模型同时开始。
2. 诱导大鼠毛囊形成共10d；制作大鼠撕脱伤模型共14d。
3. 创伤模型大鼠临床观察14d。
4. 实验室检测1~2d。

（二）课堂学时

课堂总学时为18学时。

1. 实验方案设计4学时。指导设计实验方案1学时，反馈修改意见3学时。
2. 动物实验11学时。造模2学时，成模检测1学时，实验室检测8学时。
3. 实验讨论和分析3学时。

五、实验用品

（一）实验动物

SD大鼠，体质量200~250g，雌雄各半，自由摄食、进水，室温，普通颗粒饲料饲养。

（二）实验器材

1. 超净工作台，涡旋振荡器，光学显微镜，组织切片机。

2. 电动备皮刀，手术标记笔，移液枪，1.5ml的EP管，酒精灯，试管架，灭菌棉枝，1ml、2ml注射器，内径为2cm的皮肤环钻，内径为2.5cm的环形不锈钢圈，手术刀柄，手术刀片，持针器，手术镊，血管钳，组织钳，眼科剪，显微镊，显微剪，缝合针，缝合线，灭菌棉球，灭菌纱块，包埋盒，试剂瓶，载玻片，盖玻片，湿盒。

（三）实验试剂

1. 脱毛膏，碘伏，盐酸利多卡因注射液，0.9%氯化钠注射液，75%、85%、95%、100%酒精，二甲苯，石蜡，改良苏木精，伊红，中性树胶，抗原修复液，3%过氧化氢，封闭液，一抗

（毛囊干细胞标志物），二抗试剂盒，DAB。

2. 1% 戊巴比妥钠溶液。取 1g 戊巴比妥钠，溶解于 100ml 生理盐水，使用 0.22μm 针头滤器过滤除菌。

3. 500ng/ml 的 SDF-1 人重组蛋白溶液。取 10μl 的 SDF-1 人重组蛋白溶液（贮存浓度为 1μg/μl），加入 20ml 的 PBS，配好后按每次使用量用 EP 管分装好，置于 -20℃冰箱保存。

4. PBS。将 NaCl8g，KCl0.2g，$Na_2HPO_4 \cdot 12H_2O$3.62g，$KH_2PO_4$0.27g 加入 800ml 超纯水中，搅拌至完全溶解，调节 pH 至 7.4，定容至 1 000ml。

5. 4% 多聚甲醛。取 4g 多聚甲醛溶解于 100ml 的 PBS，加温至 60℃左右，搅拌至完全溶解，再调节 pH 至 7.4。

六、实验方法

（一）外源性 SDF-1 诱导大鼠毛囊形成

1. 大鼠分成 SDF-1 注射组、PBS 注射组和空白组，取背部正中后段皮肤备皮并使用脱毛膏脱毛后，用标记笔画出 1.5cm × 1.5cm 的正方形区域，为实验区。

2. SDF-1 注射组均皮内注射 0.3ml 外源性 SDF-1（浓度 500ng/ml），连续注射 10d；PBS 注射组均皮内注射 0.3ml 的 PBS，连续注射 10d；空白对照组不进行任何处理。每天观察并记录以上三组大鼠的背部毛发变化情况。

3. 在实验第 11d，以 1% 戊巴比妥钠腹腔内注射麻醉大鼠后，以脊椎脱臼法处死，SDF-1 注射组、PBS 注射组和空白组分别在实验区取等量皮肤组织制备石蜡切片，固定时要确保皮肤组织完全展平，切片时刀片要与毛囊生长方向垂直，切出毛囊横切面，角度要保持一致，行 HE 染色，观察毛囊形态，进行毛囊计数，统计学分析。

（二）比较毛囊上段移植和邮票植皮法治疗撕脱伤创面的效果

1. 大鼠撕脱伤模型的制作方法　使用 1% 戊巴比妥钠腹腔内注射麻醉大鼠，背部中段皮肤备皮，碘伏消毒、铺巾，盐酸利多卡因局部浸润麻醉，使用内径为 2cm 皮肤环钻切取全层皮肤，彻底止血，以内径为 2.5cm 环形不锈钢圈固定撕脱伤伤口边缘，将不锈钢圈和皮缘单纯间断缝合固定，以生理盐水无菌纱布覆盖创面备用。

2. 大鼠触须毛囊上段移植方法　顺着毛囊生长方向在大鼠触须垫上切取一楔形皮条，注意保护毛囊完整，取皮处彻底止血，间断缝合。从皮条上剔出 6 个触须毛囊，切除毛球部，将毛囊上段拔除毛干后均匀贴附于皮肤创面，每个创面移植 6 个毛囊上段，加压包扎。

3. 邮票植皮方法　取大鼠背部制作撕脱伤伤口切取的全层皮片，剔除皮下脂肪后，剪为 6 个皮片，大小 0.2cm × 0.2cm，将其均匀贴附于植皮组创面，每个创面移植 6 个皮片，加压包扎。

实验组将大鼠触须毛囊上段（主要干细胞类型为毛囊干细胞）移植至皮肤创面，对照组使用邮票植皮（主要干细胞类型为表皮干细胞）法治疗皮肤创面，空白组创面不做特殊处理，对比观察以上三组大鼠撕脱伤创面的愈合情况。定期取材、制备石蜡切片（详见第三章“医学实验常用技术”），进行 HE 染色观察及毛囊干细胞标记物 CK15 免疫荧光检测（按照试剂盒说明书进行操作）。

七、注意事项

1. 在实验大鼠上所进行的各项操作必须经由实验动物伦理委员会审查，实验过程中按动物伦理规范操作，实验结束后应按要求妥善处理动物尸体。

2. 严格遵守实验室安全操作规范。

3. 制作撕脱伤伤口过程必须严格遵守无菌操作原则，分清组织层次，轻柔操作，止血彻底。

八、讨论与思考

与皮肤自我修复相关的干细胞有表皮干细胞、毛囊干细胞、汗腺干细胞等，这些干细胞都来源于相同的祖细胞。试讨论：干细胞定向分化的机制是什么？如何调控？除了SDF-1，再找出至少3个干细胞分化调控因子，绘制其调控机制图。

九、实验流程图

1. 流程图一 外源性SDF-1诱导毛囊生成的研究

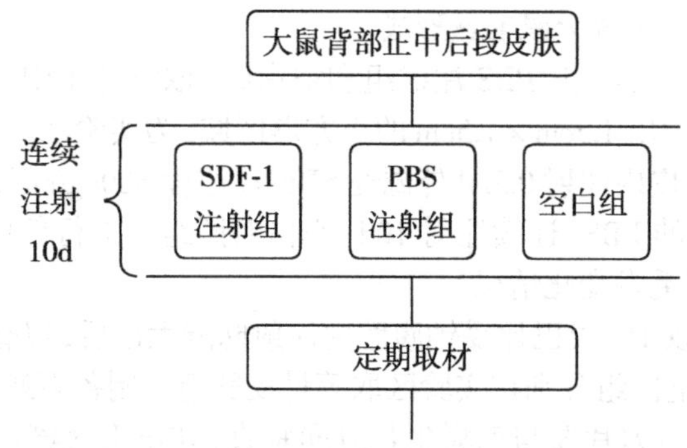

2. 流程图二 毛囊上段移植治疗撕脱伤创面的研究

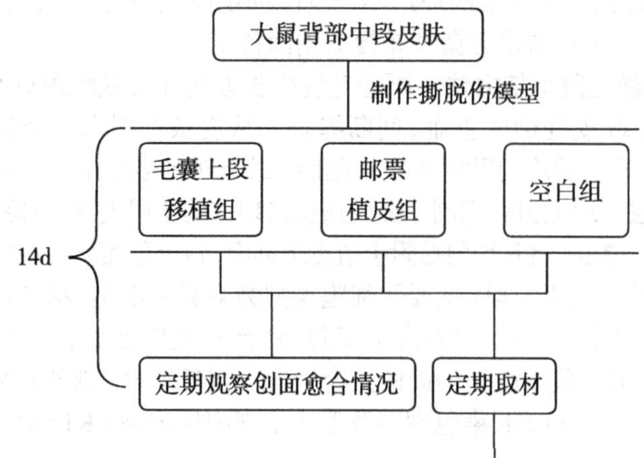

（林常敏，倪 娜）

第三十五章

小鼠超排卵 - 胚胎移植 - 染色体分析

背景

体外受精 - 胚胎移植术(in vitro fertilization and embryo transfer, IVF-ET)是指从女性体内取出卵子，加入经技术处理的精子进行受精，受精卵继续培养到形成早期胚胎时，再转移到子宫内着床，发育成胎儿直至分娩，是治疗不孕症的重要手段。小鼠是目前应用最广泛、使用数量最多的哺乳类实验动物，小鼠胚胎培养有系统而规范的操作流程，以小鼠作为实验对象，进行本实验的实际操作，对刚学过基础医学课程的临床专业学生来说，可以更早接触到妇产科学的相关知识，为后期临床专业的学习打下坚实的基础。

一、目的

（一）实验目的

掌握女性生殖系统的组成、结构和功能，下丘脑 - 垂体 - 卵巢 - 子宫内分泌轴的调节过程，受精的原理和过程，染色体检测的原理和方法；熟悉阴道栓的观察方法，输卵管壶腹部的早胚移植过程，小鼠的孕期过程及特点；了解小鼠超排卵，输卵管内取胚及培养的过程和方法，假孕雌鼠制备的原理和制备方法。

（二）临床相关性目的

通过实施小鼠胚胎移植和观察相关过程，理解临床 IVF-ET 技术的原理和基本过程，熟知 IVF-ET 技术的适用范围，为进一步学习 IVF-ET 技术的临床应用提供理论依据和实验基础。

（三）素质目的

通过实验设计，引导学生将基础知识与临床问题相结合，培养早期临床思维能力；加强学生对“生命”意义的领悟和对“生命”的敬畏，增强职业荣誉感。

二、原理

（一）实验原理

1. 超排卵原理　超排卵又称控制的卵巢刺激，指以药物为手段在可控制的范围内诱发多卵泡的发育和成熟，是辅助生殖技术中常规和基础技术之一。在哺乳动物的发情周期中，生理剂量的卵泡刺激素（follicle-stimulating hormone，FSH）和黄体生成素（luteinizing hormone，LH）只能促进一个或者少量卵泡发育成熟；在此期间若出现大量外源性促性腺激素或类似物，则可诱发大量排卵。孕马血清促性腺激素（pregnant mare serum gonadotropin，PMSG）和人绒毛膜促性腺激素（chorionic gonadotropin，hCG）可分别模拟 FSH 和 LH 的作用，作为超排卵诱导药物，刺激雌性小鼠超排卵。

2. 假孕雌鼠的制备原理及胚胎移植原理 将输精管结扎的雄鼠（可购买商品化的该种雄鼠）与拟作为胚胎移植受体的雌鼠合笼，促使雌鼠排卵，以使假孕雌鼠的雌激素和孕激素水平升高，子宫内膜处于分泌期，适合胚胎继续发育。小鼠交配后形成的胚（单细胞到胚泡阶段）可以移植到假孕雌鼠的生殖道（输卵管或者子宫）内使其继续发育。

3. 染色体检测的原理 染色体是细胞分裂时期遗传物质存在的特定形式，是有机体遗传信息的载体。因此，染色体检测在生物进化、发育、遗传和变异的研究中有十分重要的作用。核型分析均以中期染色体为标准，对制作出的染色体标本进行照相以获得染色体的显微图像，并将其剪裁排列，或用专业软件进行分析排列。体内增殖活跃的细胞（如睾丸和骨髓），或者药物处理后（如破坏纺锤丝形成的秋水仙碱）进入分裂状态的细胞，经低渗溶液处理，细胞肿胀致细胞膜破裂，将染色体铺展在载玻片上，经过 Giemsa 染色后，用普通光学显微镜观察染色体的数量和形态。

（二）临床问题原理

由于输卵管堵塞等原因导致不能妊娠的育龄期女性，如果有生育要求，临床上用促排卵药模拟体内激素环境促使卵巢超排卵，经 B 超监测取卵，与精子在体外环境下进行受精，将受精卵植入母体子宫，同时进行黄体支持，维持妊娠，即为 IVF-ET 的原理。本实验与临床 IVF-ET 存在两方面的差异：一方面，为了提高实验的可行性、降低实验难度和对仪器设备的要求，删除了取卵和取精环节，直接将超排卵雌鼠与雄鼠合笼，取出胚胎；另一方面，由于小鼠胚胎的体外培养比较困难，本实验是将早胚（两个到四个卵裂球阶段）移植入输卵管壶腹部，而临床上是将发育到第 3d 的 8 个卵裂球的胚，或者发育到第 5d 或第 6d 的囊胚移植入子宫。

三、实验内容

1. 小鼠超排卵实验。
2. 小鼠自然交配及阴道栓检查。
3. 取胚、培养及胚胎移植。
4. 染色体检测。

四、实验周期和课堂学时

（一）实验周期

实验总时长为 32d。

1. 实验动物购入后，适应性饲养 7d。
2. 超排卵注射 3d。
3. 取胚及培养 1d。
4. 胚胎移植及胚胎发育 19~21d。

（二）课堂学时

课堂总学时共18学时。

1. 介绍临床IVF-ET技术的概念，确定实验方案3学时。
2. PMSG注射和hCG注射1学时。
3. 阴道栓检查1学时。
4. 培养微滴的制备1学时。
5. 取胚手术4学时（可示教，或进行虚拟仿真实验）。
6. 胚胎移植4学时（可示教，或进行虚拟仿真实验）。
7. 染色体检测4学时。

五、实验用品

（一）超排卵实验及阴道栓检查

1. 实验动物：C57雌鼠和雄鼠各3只，3~6周龄。

2. 实验器材：普通光镜1台，3ml注射器2个，针头（4.5号或者5号针头）2个，消毒棉签数包。

3. 实验试剂：用无菌蒸馏水稀释的含40U的PMSG400μl溶液及含40U的hCG400μl溶液各1份，500ml生理盐水1瓶。

（二）培养微滴的制备

1. 实验器材：气体（含5%CO_2、5%O_2和90%N_2），培养箱（饱和湿度、37℃、5%CO_2），20μl和100μl移液管和枪头，矿物油（又称石蜡油），5ml移液管或者巴氏移液管，35mm塑料组织培养皿，超净工作台。

2. 实验试剂：M2培养液

（三）定位雌性生殖器官

1. 实验动物　超排卵后阴道见栓的雌鼠。

2. 实验器材　纱布若干，吸水纸若干，眼科镊子2把，眼科剪刀1把，普通外科剪刀1把（实验器械需要高压灭菌）。

3. 实验试剂　酒精（75%乙醇）。

（四）取胚及胚胎培养

1. 实验动物　超排卵后阴道见栓的雌鼠。

2. 实验器材　采卵管（在体视显微镜下从培养皿中收集卵或者胚胎的工具，是利用外径4mm左右的巴氏玻璃管在酒精灯上转动，灼烧4~5s左右拉制而成）2~3个，普通镊子1把，眼科镊子2把，4.5号针头2个，微滴培养皿2个，胚胎观察培养皿2个，剪刀1把，体视显微镜1台（除显微镜外，其他器械高压消毒），超净工作台。

3. 实验试剂　酒精，透明质酸酶浓缩液（可以直接购买，也可以用M2培养液配制）。除酒精外，其他试剂均需过滤除菌。

（五）胚胎移植

1. 实验动物　0.5d（与购买的输精管结扎雄鼠合笼第2d）的假孕雌鼠2只（根据取卵的数量和操作的熟练程度而定）。

2. 实验器材　具有直射光和反射光的体视显微镜2台（1台用于手术，另1台用于胚胎移植装管)，超净工作台，纤维光学照明器1套，称重天平1台，钝头镊子1把，眼科镊子2把，眼科剪刀2把，小弹簧夹子4~5只，4.5号注射针头3个，1ml注射器3个，纱布若干，创口夹若干，9cm塑料培养皿的盖子2个，移植管(向输卵管中移植胚胎的工具，用巴氏玻璃管在酒精灯上灼烧4~5s左右拉制成口径200μm)2~3个，50W灯泡1个，10号弯圆缝合针及缝合线2个，加热板或加热垫2~3个，手术用品需高压灭菌。

3. 实验试剂 10%水合氯醛，蓝色细珠(模拟胚胎，可用作操作练习)，酒精，肾上腺素(可选)，M2培养液。

(六)染色体检测

1. 实验动物 新生小鼠(也可以选用其他小鼠)。

2. 实验器材 普通光学显微镜1台、解剖盘1个、镊子2~3个、眼科剪2~3个、小烧杯2个、吸管若干、玻璃刻度离心管4个、离心机1台、预冷载玻片1盒、记号笔1~2支、玻璃2块等。

3. 实验试剂 秋水仙碱、生理盐水、0.3%KCl低渗溶液、固定液(甲醇∶冰醋酸=3∶1)、Giemsa染液。

六、实验方法

(一)小鼠超排卵实验及阴道栓检查

1. 实验小鼠饲养 3~6周龄C57雌鼠3只，在开始促排卵注射前7d购入，普通饲料饲养4d，改高脂饲料喂养3d，自由饮水，光照时间为上午5点到下午7点，适应环境后开始做超排卵实验。

2. 超排卵实验 高脂饲养3d后，于下午1~2点进行PMSG腹腔注射。左手拇指和示指捏住小鼠两耳和颈部皮肤，鼠体置于左手心，拉直后肢，以无名指按住后腿，小指按住鼠尾。用皮下注射针头(4.5号或者5号针头)刺破腹部皮肤和肌肉，注射器选择1~3ml一次性注射器，每只鼠腹腔注射PMSG100μl100U/ml，饲养条件如前；42~48h后(一般在中午12点~下午1点之间)进行hCG腹腔注射，注射方法同前，每只鼠腹腔注射hCG100μl100U/ml。

3. 雌雄小鼠合笼 注射后，每只雌鼠与1只雄鼠合笼，晚上7点后关掉鼠舍光照。

4. 阴道栓检测 次日早晨5点打开照明灯，进行阴道栓检查。方法如下：将雌鼠尾巴提起，对着亮光，如果看见阴道口出现米粒大小的乳白色固体物，就是阴道栓；有时候阴道栓可能脱落，导致无法看见，可用蘸PBS或生理盐水的棉签深入到阴道内擦拭，在载玻片上进行涂片，用普通光学显微镜观察，如发现精子就可证实交配过。也可以将涂片干燥后，滴加95%乙醇固定10min，用苏木精-伊红(HE)染色，再用显微镜观察。

(二)培养微滴(液滴)的制备

1. 在超净工作台上，用20μl枪头在35mm无菌塑料组织培养皿的底部做10个左右规则排列的培养微滴，每滴20μl。

2. 立刻用5ml移液管在培养液滴上覆盖矿物油，防止培养微滴干燥。

3. 把培养皿放入培养箱内平衡。

(三)早胚收集及培养

1. 动物处死 阴道见栓雌性小鼠采用颈椎脱臼法或CO_2吸入法处死。

2. 消毒开腹 把处死的小鼠腹面朝上放到吸水纸上，用酒精(75%乙醇)喷洒小鼠腹部以防止毛发污染。捏住小鼠的腹部皮肤，用外科剪刀在中部横向剪开。使用镊子用力夹起剪开的皮肤，再用外科剪刀向头部和尾部纵向剖开，改用眼科镊和锋利的剪刀打开腹腔壁。

3. 暴露生殖器官 剥离盘绕在一起的肠道，用镊子夹住一个子宫角的上部，轻轻地把子宫、输卵管、卵巢和脂肪垫拉出体腔，在靠近输卵管的子宫系膜上剪开一个小口，拉伸输卵管、卵巢和脂肪垫，即将原来缩成一团的输卵管拉开，用小剪刀在输卵管和卵巢之间剪开，将输卵管和相连的子宫转移到35mm皮氏培养皿或胚胎观察玻璃皿（预先加有室温M2培养液），多只小鼠的输卵管可收集在同一培养皿中，然后将培养皿转入到超净工作台上进行后续操作。

4. 取出合子及培养

（1）将一条输卵管转移到另一个35mm的皮氏培养皿（含有M2培养液配制的透明质酸酶溶液，0.3mg/ml，室温或37℃），在体视显微镜下放大20倍或40倍观察并操作。

（2）用镊子夹住靠近肿胀漏斗部的输卵管并使之紧靠在培养皿的底部，用另一把镊子或4.5号针头撕破合子所在位置的输卵管，将卵丘细胞包围的合子释放，或轻轻挤出。

（3）将合子在0.5~1mg/ml的透明质酸酶溶液中放置3~5min后，可观察到卵丘细胞脱落。如果必要可以用采卵管上下吹洗几次。但在卵丘细胞脱落后不要在透明质酸酶溶液中停留时间太长，以免损伤胚胎。

（4）用采卵管将合子收集并转移到含新鲜M2培养液的培养皿中，洗涤3次以去除残留的透明质酸酶、卵丘细胞及杂质。然后将合子转移到微滴培养皿中，用平衡好的培养液微滴洗涤3~5次后，将培养皿放入培养箱内过夜，尽量减少在培养箱外的操作时间。

（四）假孕雌鼠（受体鼠）输卵管壶腹部早胚移植

按照本实验方法提取的早胚被透明带包裹，适合移植入0.5~2.5dpc（即发情期雌鼠与输精管结扎的雄鼠合笼，阴道见栓后当天到两天半之间）的假孕雌鼠。

1. 麻醉受体鼠 将小鼠称重并经腹腔注射10%水合氯醛（6mg/kg）麻醉后，将小鼠置于9cm塑料培养皿的盖子上，以便于在体视显微镜下操作。

2. 早胚准备

（1）吸入胚胎前先在移植管中吸入少量M2培养液，再吸入一个小的气泡，然后再吸入M2培养液，吸入第二个小气泡，如此重复以降低虹吸作用，直到能够很好地控制液体的进出为止。

（2）将胚胎及尽可能少的M2培养液吸入移植管（长度大约5~7mm）的末端，再吸入一个小气泡，然后在M2培养液中蘸一下取出。

（3）将移植管用橡皮泥固定于体视显微镜台上，或放置在体视显微镜旁边的试管架或者其他支撑物上，但注意不要碰到移植管。

3. 胚胎移植

（1）将小鼠置于体视显微镜下，头朝向左侧。酒精消毒受体小鼠背部，沿背部中线从最后肋骨开始用剪刀在皮肤上剪一个约1cm的小口，酒精擦洗创口，去除毛发，用钝头镊子夹住脂肪垫拉出左侧的卵巢、输卵管和子宫。

（2）分辨输卵管的开口（输卵管伞）和膨大的输卵管壶腹部。调整好小鼠及输卵管的位置，便于将移植管刺入输卵管。用小弹簧夹子将卵巢固定在体外，必要的时候在卵巢囊（卵巢和输卵管周围含血管的结缔组织膜）表面滴1滴肾上腺素以防止之后过多的出血。避开较大的血管，用两把眼科镊子在输卵管伞部的卵巢囊上撕开一个小口，或用剪刀剪一个小口。

（3）用钝镊子小心夹住输卵管伞，将移植管插入输卵管开口。然后将胚胎及气泡吹入输卵管壶腹部。若在输卵管内看到气泡则说明移植成功。每只受体鼠单侧移植胚数量以20~25枚为佳。

（4）松开小弹簧夹子，将小鼠从体视显微镜台上取下，用钝镊子夹起脂肪垫，将子宫、输卵管和卵巢等放回体腔，缝合体壁。

（5）若需要，可重复以上三步，将胚胎移植入另一侧输卵管。

（6）术后将小鼠放置于干净的鼠笼里，用一个50W的灯泡保温（注意盖住眼睛），或将鼠笼放置于加热垫上，直至其苏醒。

（五）染色体检测

有条件的实验室可以在进行胚胎移植后，跟踪喂养，观察受体鼠的妊娠过程，如果孕期顺利，受体鼠将在19~21d后产仔，进行染色体检测。如果条件不允许，可以取其他小鼠做本实验。

1. 小鼠染色体的制备

（1）雄性小鼠腹腔注射100μg/ml秋水仙碱（4μg/g体重），3~4h后脱臼处死小鼠，分离股骨，剔除附着的肌肉，剪去股骨两端骨骺。

（2）用镊子夹住其中一端，用吸有5ml生理盐水的注射器从另外一端插入骨髓腔冲洗，将冲洗液吸取，重复冲洗一次。用吸管反复吸打细胞，使细胞团块分散，平均转入两支离心管中，2 000r/min离心10min，弃去上清液。

（3）在离心管中加入1ml0.3%KCI的低渗溶液，轻微吹打混匀细胞，静置20~30min，进行低渗处理。

（4）以2 000r/min转速离心10min。取出离心管，弃去上清液，加入2ml固定液（甲醇：冰醋酸=3：1），并用吸管吹打，轻轻打散细胞，固定10min。

（5）再以2 000r/min转速离心，弃上清液，加入1ml固定液，制成细胞悬液，固定5min。

（6）取洁净的低温预冷载片，距载玻片20cm高度滴下2~3滴细胞悬液，从载玻片一边向另一边轻轻吹气，同时吹打载玻片，使细胞均匀分布和促使染色体展开。

（7）用滤纸擦去载玻片上多余液体，空气干燥或酒精灯文火干燥。

2. 载玻片倒置染色和染色体观察

（1）将载玻片有细胞的一面朝下用牙签架空于玻板上。

（2）用滴管将配好的Giemsa染液充满于玻板与载玻片之间的空隙中，注意滴加染液时缓慢滴加，不要有气泡，染色15~20min（视室温而定）。

（3）染色后，轻轻揭起载玻片，倾斜载玻片在自来水管下细水流冲洗数秒，冲掉多余的染液，擦干载玻片标本的背面和四周，晾干后显微镜观察和分析，先用低倍镜寻找中期分裂相，然后换高倍镜和油镜观察染色体形态，统计染色体数目。小鼠染色体为40条，呈紫红色或桃红色。

七、注意事项

1. 超排卵药物的配制和保存　注射前用无菌PBS或者蒸馏水将PMSG冻干粉稀释成100U/ml，并分装成每只小鼠的需要量，-20℃可保存一个月左右；或制成500U/ml的浓缩液，-20℃可以保存两个月。解冻和稀释后的PMSG必须立即使用，且全程注意无菌操作。

hCG 的配制和稀释方法同上。

2. 超排卵药物的注射　要获得好的超排卵效果，必须严格按照时间表注射 PMSG 和 hCG，二者之间的时间间隔以 42~48h 最为合适。

3. 取胚　取胚过程中为了避免将输卵管撕破，将 4.5 号皮下注射针在磨石上研磨使之变钝，形成更小的带有斜面的针头（70% 乙醇中灭菌消毒），利于输卵管冲洗。

4. 早胚移植　输卵管胚胎移植过程中，建议在暴露卵巢后观察卵巢表面，如果刚有排卵，则卵巢表面可以肉眼见到带血的液体和小的出血点，而在体视显微镜下，可以见到有自然排出的未受精卵子的卵丘团。如果对排卵迹象有疑问，最好更换受体鼠。

5. 规范无菌操作　超排卵药物注射、手术取卵、早胚的培养、胚胎移植操作必须注意消毒，保持无菌条件。

6. 染色体检测　要注意严格按照程序进行操作，滴染液时应尽量慢，不要有气泡，以免部分染色体不被着色。

八、讨论与思考

1. 为了降低实验难度，本实验与临床 IVF-ET 技术的过程略有差别，请设计一个实验，仍然以小鼠为例，更加接近 IVF-ET 技术，绘制实验设计的思维导图和流程图。

2. 本实验中超排卵所使用的两种药物的注射时间为什么要间隔 48h？本实验中为什么将胚胎移植入假孕雌鼠的输卵管壶腹部？

3. 实验结束后，组内同学进行讨论，内容包括：实验涉及的理论知识主要有哪些？组员间是否分工合理、合作良好？实验操作是否规范？实验结果是否满意？有哪些经验教训和建议？并撰写具体的心得和体会。

九、实验流程图

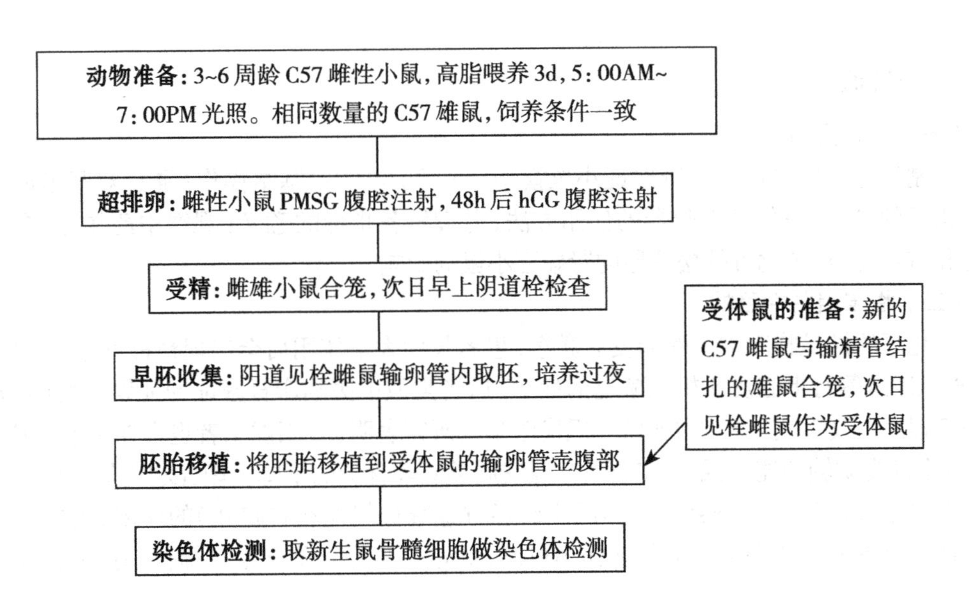

（李宏莲，谈慧平，汪薇曦，杨世明）

第三十六章

氢化可的松诱导的肾虚证小鼠模型及中药复方干预

背景

中医认为肾为先天之本，肾脏耗伤，则诸脏皆病，表现为生长发育、生殖机能、水液代谢等方面的异常。现代医学研究表明，肾阳虚患者常伴有下丘脑 - 垂体 - 肾上腺皮质轴功能的减退。而长期大剂量使用糖皮质激素类药物可抑制下丘脑 - 垂体 - 肾上腺皮质轴功能，出现精神不振、乏力、困倦、食欲减退等类似于中医临床虚证的证候。利用氢化可的松建立的类似中医临床肾虚证的动物模型是中医证候研究中具有代表性的动物模型。

一、目的

（一）实验目的

复制氢化可的松诱导的肾虚证小鼠模型；学习小鼠实验基本操作；通过对肾虚证小鼠各项指标的检测，掌握相关仪器的使用方法，并理解各指标的意义；观察中药复方（金匮肾气丸和右归丸）对氢化可的松诱导的肾虚证小鼠的影响。

（二）临床相关性目的

氢化可的松是临床常用的糖皮质激素，患者长期大量使用后会出现精神不振、乏力、困倦、食欲减退等肾上腺皮质机能减退的症状，后者类似中医临床肾虚证的证候，中药复方可在一定程度上改善 / 拮抗该类证候。现代医学的研究表明，肾阳虚患者也常伴有下丘脑 - 垂体 - 肾上腺皮质轴功能的减退，如尿 17- 羟皮质类固醇含量的下降。因此利用氢化可的松诱导小鼠肾虚证模型，并观察中药复方（中医经方金匮肾气丸和右归丸）的作用，旨在进一步深入研究肾虚的本质和经方的临床作用机制，为进一步指导临床治疗提供理论依据和实验基础。

（三）素质目的

通过实验设计，引导学生将病理学、病理生理学和药理学的基础知识和临床知识结合，学习动物实验的分组原则和实验指标的设置与观察。通过复制动物模型，培养学生观察、发现问题的能力，训练学生综合分析问题的能力及科研意识。通过分析实验结果，提高学生数据整理、归纳总结、逻辑思维和问题反思能力。

二、原理

（一）实验原理

体内糖皮质激素的分泌主要受下丘脑-垂体-肾上腺轴调节。由下丘脑分泌的促肾上腺皮质激素释放激素进入垂体前叶，促进促肾上腺皮质激素的分泌，后者则可以促进皮质醇的分泌。反过来糖皮质激素在血液中浓度的增加，又可以抑制下丘脑和垂体的功能，发挥负反馈作用。氢化可的松为临床常用的糖皮质激素药物，利用其抑制下丘脑-垂体-肾上腺轴的副作用，可复制建立类似中医临床肾虚证候的动物模型。该模型临床表现为体重下降，活动减少，反应迟钝，弓背蜷缩，喜扎堆，畏寒喜暖；体毛枯疏，失去光泽，竖毛，体温下降等一系列"肾虚"证候。本实验利用氢化可的松诱导小鼠肾虚证模型，应用酶联免疫吸附竞争法检测小鼠血清皮质酮水平；利用实时定量 RT-PCR 法检测小鼠肾上腺的肾上腺皮质激素合成的关键基因肾上腺类固醇激素合成酶（*StAR*、*Cyp21a1*、*Cyp11b1*）mRNA 水平；采用蒽酮比色法测定肝糖原含量和过碘酸-Schiff 试剂对肝细胞内糖原进行染色定位；同时观察小鼠一般表现和肝脾胸腺的病理变化。

反转录聚合酶链式反应（RT-PCR）是将一条 RNA 链逆转录成为互补 DNA，再以此为模板通过 PCR 进行 DNA 扩增。RT-qPCR 技术，则是通过在 PCR 反应体系中加入荧光基团，利用荧光信号累积实时监测整个 PCR 进程，通过 *Ct* 值和标准曲线的分析对未知起始模板进行定量的分析方法。

（二）临床问题原理

氢化可的松为临床常用的糖皮质激素药物，具有强大的抗炎、抗毒、抗休克、抗过敏及免疫抑制作用。但由于其具有抑制下丘脑-垂体-肾上腺轴的副作用，致使长期应用氢化可的松的患者，常表现出肾上腺皮质功能减退的一系列类似中医临床肾虚证的证候。利用氢化可的松的副作用建立的类似中医临床肾虚证的动物模型，也成为中医证候研究中最早的经典模型。金匮肾气丸与右归丸是传统的温补肾阳经方，二者在临床应用上各有优势。本实验观察两方对氢化可的松诱导的肾虚证小鼠模型的影响，以期根据"以药反证"的原理，探讨其药物作用的机制，以便更好地指导临床应用。

三、实验内容

1. 氢化可的松诱导的"肾虚"小鼠模型制备。
2. 中药复方对氢化可的松诱导的"肾虚"模型小鼠耐寒耐疲劳的影响。
3. 中药复方对氢化可的松诱导的"肾虚"模型小鼠肾上腺皮质功能的影响。
4. 中药复方对氢化可的松诱导的"肾虚"模型小鼠免疫功能的影响。

四、实验周期和课堂学时

（一）实验周期

实验总时长为 18~20d。

1. 小鼠“肾虚”模型制作及中药复方干预 14d。

2. 小鼠“肾虚”指标观察 1d。小鼠力竭游泳的时间，肝脏、脾脏、胸腺指数观察等。

3. 取材制片 2~3d。取内脏器官、固定组织、包埋、制片及 HE 染色等。

4. 指标检测 1~4d。肝糖原染色，血清皮质酮水平及肾上腺皮质激素合成相关基因的表达水平检测，切片观察等。

（二）课堂学时

课堂总学时为 27~33 学时。

1. 实验方案设计 4 学时。指导设计实验方案 2 学时，反馈修改意见 2 学时。

2. 动物实验学时 20 学时。复制肾虚模型及干预 14 学时（1 学时 /d），指标检测 6~12 学时。

3. 实验讨论和分析 3 学时。

五、实验用品

（一）实验动物

健康雄性 6 周龄 ICR 小鼠，体重 28~30g，自由摄食，饮水，室温饲养。

（二）实验器材

1. 电子天平、分析天平、蜡包埋机、切片机、自动组织脱水机、水浴箱、烤箱、显微镜、离心机、分光光度计、实时荧光定量 PCR 仪、游泳箱或桶（80cm × 50cm × 60cm，或直径 50cm，水深 50cm）。

2. 小鼠灌胃针头、温度计、手术器械、玻璃皿、滤纸、研钵、1ml 注射器、50ml 离心管、包埋盒、小镊子、毛笔、载玻片、盖玻片、染色缸等。

（三）实验试剂

1. 氢化可的松注射液，灭菌水及蒸馏水 200ml，合成的引物，10% 水合氯醛，小鼠皮质酮 ELISA 试剂盒，肝糖原含量检测试剂盒，碱性品红 1g，1mol/L 盐酸 20ml，亚硫酸氢钠 3g，活性炭 3g，4% 多聚甲醛，氨水，二甲苯，无水乙醇，石蜡，苏木精，伊红，树胶。

2. Schiff 试剂。200ml 蒸馏水煮沸、离火，加碱性品红 1g 继续煮沸 5min、搅拌；冷却至 60℃；过滤后加 1mol/L 盐酸 20ml（溶液呈黑紫色）。加亚硫酸氢钠 3g，震荡使之溶解（溶液呈紫红色，并渐渐透明）。密封后室温保存 24h。待溶液呈草绿色时加活性炭 5g。1~2h 后过滤，滤液无色即可使用。4℃避光保存于冰箱。

3. SO_2 水溶液。10%$NaHSO_3$5ml、1mol/LHCl5ml、蒸馏水加至 100ml。

4. 中药复方生药水煎剂的制备（1g 生药 /ml）

（1）金匮肾气丸：生地黄 40g，山药 20g，山萸肉 20g，泽泻 15g，丹皮 15g，茯苓 15g，肉桂 5g，附子（炮）10g，共 140g。水煎剂的制备时，加入 1 400ml 的水先煎煮附子（炮）30min，再加入其他药材煎煮 60min，过滤后滤渣加入 1 200ml 的水再煎煮 60min，合并两次滤液，浓缩至 140ml。

（2）右归丸：熟地黄 40g，山药 20g，山茱萸 15g，枸杞子 20g，炒鹿角胶 20g，菟丝子 20g，炒杜仲 20g，当归 15g，肉桂 10g，附子（炮）20g，共 200g。水煎剂的制备时，加入 2 000ml 的水先煎煮附子（炮）30min，然后加入其他药材再煎煮 60min，过滤后滤渣加入 1 600ml 的水再煎煮 60min，合并两次滤液，浓缩至 200ml。

六、实验方法

(一)实验分组和动物编号

实验小鼠采用随机数字表法随机分为中药复方1组(氢化可的松+金匮肾气丸连续灌胃14d)、中药复方2组(氢化可的松+右归丸连续灌胃14d)、模型组(氢化可的松+等量无菌水连续灌胃14d)、对照1组(同等剂量灭菌水+金匮肾气丸连续灌胃14d)、对照2组(同等剂量灭菌水+右归丸连续灌胃14d),对照3组(同等剂量灭菌水连续灌胃14d)、各组统一编号,分笼标准饲料喂养,自由饮水。

(二)氢化可的松诱导的"肾虚"模型小鼠的制备及中药复方的干预

1. 称重和观察 实验期间每天固定时间称量并记录各组小鼠体重1次,实验最后一天小鼠游泳前再次称量并记录各组小鼠体重,观察各组小鼠体重变化量。实验期间观察各组小鼠状态,包括活动情况、整体外观、皮毛光泽、被毛是否容易脱落、吻部及爪尾红润程度等基本表征信息,并予以记录。各组造模结束后拍摄小鼠照片。

2. 复制小鼠肾虚模型 实验前用无菌水将氢化可的松注射液(10mg/2ml)配制成1mg/ml溶液,模型组和中药复方组小鼠每天9点灌胃氢化可的松15mg/(kg·d),约0.18ml/每只小鼠,连续14d,对照组小鼠灌胃等量灭菌水。

3. 中药复方的干预 从第1d造模开始,中药复方1组和对照1组小鼠尚需每天灌胃金匮肾气丸23g/(kg·d),约0.35ml/每只小鼠,每天2次,连续14d;中药复方2组和对照2组小鼠尚需每天灌胃右归丸33g/(kg·d),约0.5ml/每只小鼠,2次/d;连续14d;模型组和对照3组尚需每天灌胃等量灭菌水。中药用量依据药动学小鼠剂量为人用剂量10倍折算。

(三)小鼠力竭冷水(4℃)游泳实验

以力竭性游泳方式评价小鼠运动性疲劳。实验的第15d上午,小鼠空腹12h后,在小鼠尾根部负以小鼠体重5%的金属或用塑料膜裹封的橡皮泥,将其放入水深为50cm的游泳箱或桶中,水温(4±2)℃,用木棍驱使小鼠负重游泳,并记录小鼠力竭游泳时间。力竭判断标准:当小鼠头部沉入水中经10s仍不能自主返回水面,并且小鼠被握持时四肢下垂、置于平面不能完成翻正反射。

(四)小鼠胸腺、肝、脾指数的检测及标本的固定

小鼠游泳后置于鼠笼中恢复1h,用4%水合氯醛麻醉小鼠,自腹主动脉取血,常规制备血清置4℃冰箱备用;分离肾上腺置液氮中冻存备用;分离胸腺、肝脏、脾脏,肉眼观察各脏器的大体改变,经冰冻生理盐水漂洗后用滤纸吸干,称取脏器质量,脏器指数=脏器质量/体质量;分别取材胸腺、肝脏、脾脏置4%多聚甲醛中固定过夜。

(五)小鼠肾上腺皮质激素合成相关酶的mRNA检测

取小鼠肾上腺,加入少量液氮研磨,加Trizol试剂抽提RNA,按说明书操作步骤进行。逆转录为cDNA,按照RT-PCR试剂盒说明书操作步骤进行。肾上腺皮质激素合成相关酶相关基因类固醇合成急性调节蛋白(*StAR*)、胆固醇侧链裂解酶(*Cyp11a1*)、21-羟化

酶（*Cyp21a1*）、11β-羟化酶1（*Cyp11b1*）和11β-羟化酶2（*Cyp11b2*）基因mRNA表达水平和内参基因β-肌动蛋白（*β-actin*）mRNA表达的测定，采用实时荧光定量PCR法。反应条件为37℃×15min，85℃×5s，降至4℃反应结束。PCR扩增反应体系为20μl；反应程序为95℃×3min，95℃×30s，60℃×30s，40个循环。基因相对表达量分析方法：采用$2^{-\Delta\Delta Ct}$法分析，以正常组作为对照，以*β-actin*基因Ct均值作为内参组。ΔCt=Ct目的基因–Ct内参基因（其中，Ct值为扩增n个循环基因的荧光数值）；ΔΔCt=ΔCt实验组–ΔCt对照组；目的基因相对表达量=$2^{-\Delta\Delta Ct}$。

（六）肝糖原测定

利用强碱法提取肝糖原，在强酸条件下利用蒽酮显色剂检测糖原含量。精确称取肝组织0.1g，按糖原含量检测试剂盒说明书操作步骤进行，在620nm波长处检测肝糖原含量（详见实验第二十八章“进食状态对糖尿病大鼠血糖及相关调节因素的影响”）。利用过碘酸-Schiff试剂对肝细胞内糖原进行染色定位：切片脱蜡入水→入0.5%高碘酸水溶液，室温放置5min→蒸馏水洗1min→Schiff试剂15min（37℃水浴）→SO_2水溶液水洗3次，每次2min→蒸馏水洗1min→苏木精复染细胞核2min；→自来水蓝化5min→梯度酒精及二甲苯置换→二甲苯-封片。

（七）小鼠血清皮质酮水平的检测

常规分离血清，4 000r/min，离心15min，取上清液待测。按美国Cayman公司产品小鼠皮质酮（corticosterone）ELISA试剂盒操作步骤进行、采用超微量微孔板分光光度计检测。

（八）观察小鼠肝脏、脾脏和胸腺的病理变化及肝细胞糖原的沉积

1. 小鼠肝脏、脾脏和胸腺组织切片的制备和HE染色　将固定的肝脏、脾脏和胸腺组织标本常规脱水、石蜡包埋、切片，进行HE染色。操作流程详见第三章“医学实验常用技术”。

2. 病理形态学观察　将组织切片置于显微镜下，观察小鼠胸腺、肝脏、脾脏的形态学改变及肝细胞糖原的沉积。

七、注意事项

1. 灌胃实验中，掌握正确规范的小鼠灌胃技能是保证本实验成功的关键。

2. 小鼠力竭游泳实验中，为避免个别小鼠在水中不游动，可用木棍或玻璃棒干预以保证每只小鼠都处于不停地游动中。

八、讨论与思考

1. 本实验各指标之间有何内在联系？

2. 本实验为什么选择检测肝糖原、检测胸腺和脾脏指数？其意义各是什么？

3. 谈谈你对这次实验的认识和体会，你认为接下来应该怎么做？如何设计你的实验？

九、实验流程图

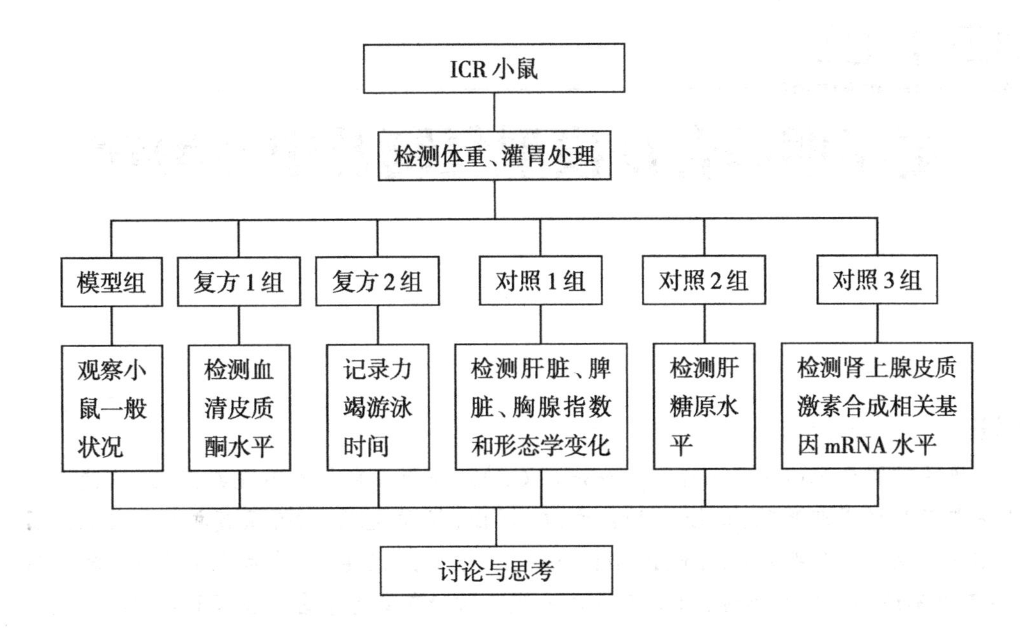
ICR小鼠
检测体重、灌胃处理
模型组
复方1组
复方2组
对照1组
对照2组
对照3组
观察小鼠一般状况
检测血清皮质酮水平
记录力竭游泳时间
检测肝脏、脾脏、胸腺指数和形态学变化
检测肝糖原水平
检测肾上腺皮质激素合成相关基因mRNA水平
讨论与思考

（江 瑛）

第三十七章

更年期综合征模型复制及中药治疗

背景

更年期综合征(climacteric syndrome, CS)是围绝经期妇女常见疾病之一,患者主诉主要有月经周期紊乱、绝经、潮热、潮红、汗出、烦躁失眠、心悸及精神神经症状。目前临床以激素替代疗法(hormone replacement therapy, HRT)作为主要治疗手段。但HRT并不适用于所有患者,且长期应用可能会增加患者患子宫内膜癌和乳腺癌等的风险。降低HRT不良反应、提高疗效是更年期综合征临床治疗的关键。中药因为低毒、高效、安全可靠,被越来越多地用于更年期综合征的临床治疗。

一、目的

(一)实验目的

学习更年期综合征动物模型的制备方法,初步掌握大鼠手术基本操作,观察CS模型大鼠的临床表现,通过对大鼠血清性激素的检测,掌握相关仪器的使用方法,理解血清性激素水平与更年期综合征的关系,初步探讨更年期综合征发病机制和中药治疗前景。

(二)临床相关性目的

复制更年期综合征动物模型,观察造模前后动物的一般指标和血清学指标的改变,加深学生对CS临床表现与发病机制的理解和认识。通过对模型动物的中西药治疗和疗效观察,使学生初步理解中药治疗的疗效和特点。

(三)素质目的

通过本实验,增强学生临床观察能力,锻炼学生团队协作,合理分工和沟通能力。提高学生基础理论和临床实践相结合的能力及科研精神。

二、原理

(一)实验原理

1. 更年期综合征大鼠造模原理 实验采取卵巢摘除动物模型,也称去势动物模型,通过人为摘除大鼠双侧卵巢,制备雌激素突然降低环境,来模拟更年期综合征患者,是近年来应用广泛的更年期动物模型。该造模方法优势是比较经典、周期短，易复制，模型成功率高。该模型不仅可以显示更年期激素水平和神经递质变化，还可以反映伴随更年期出现其他症状。

2. 大鼠血清雌二醇、卵泡刺激素和黄体生成素水平检测原理 应用双抗体夹心法测定标本中大鼠血清雌二醇（estradiol，E_2）、卵泡刺激素（FSH）和黄体生成素（LH）水平。用纯化的大鼠血清 E_2、FSH 和 LH 抗体包被微孔板，制成固相抗体，往包被单抗的微孔中依次加入待测血清 E_2、FSH 和 LH 样品，再与辣根过氧化物酶（HRP）标记的性激素抗体结合，形成抗体 - 抗原 - 酶标抗体复合物，经过彻底洗涤后加底物 TMB 显色。TMB 在 HRP 的催化下转化成蓝色，并在酸的作用下最终转化成黄色。颜色的深浅和样品中各种性激素含量呈正相关。用酶标仪在 450nm 波长下测定吸光度（*OD* 值），通过标准曲线计算样品中大鼠血清雌二醇 、卵泡刺激素和黄体生成素的浓度。

3. 吉姆萨染色原理 吉姆萨染液由天青，伊红构成。细胞嗜酸性颗粒成分为碱性蛋白质，能与酸性染料伊红结合，染色为粉红色，称为嗜酸性物质；细胞核蛋白和淋巴细胞胞浆呈酸性，能与碱性染料天青或美蓝结合，染色为紫蓝色，称为嗜碱性物质；呈等电状态的中性颗粒与伊红和美蓝均可结合，染色为淡紫色，称为中性物质。

（二）临床问题原理

女性更年期综合征患者因为卵巢功能减退，雌激素水平下降，下丘脑 - 垂体 - 性腺轴功能失调，人体内分泌功能紊乱，机体相关激素发生变化，如血中雌二醇下降，卵泡刺激素和黄体生成素增加等。雌激素分泌不足，其刺激具有相应受体的靶器官（含有雌激素受体的生殖器官、乳房、皮肤、肝脏、骨骼、心血管及泌尿系统等器官）功能渐弱，从而使这些靶器官系统功能形态发生改变，导致机体出现一系列植物神经紊乱的更年期综合征症状。

中医通常将 CS 归属于绝经前后诸证，认为肾虚是 CS 的发病基础，治疗以滋养肝肾为主。二至汤是平补肝肾的良方，临床治疗 CS 疗效确切。现代研究发现二至汤中含有的有效成分如齐墩果酸 、熊果酸等具有植物雌激素样作用，在人体内能够发挥植物雌激素的双向调节作用，缓解 CS 患者的相关临床症状。

三、实验内容

1. 制备更年期综合征大鼠模型及成模判断。
2. 大鼠阴道上皮细胞角化检测。
3. 大鼠血清雌二醇、卵泡刺激素和黄体生成素水平检测。
4. 大鼠子宫质量检测。
5. 中药对更年期综合征大鼠的治疗作用。

四、实验周期和课堂学时

（一）实验周期

实验总时长为 47d。

1. 造模前大鼠适应性饲养 7d。
2. 造模 8d。第 1d 造模前处理（禁食），第 2d 造模，第 8d 成模。
3. 给药治疗 30d。
4. 实验室检测 2d。

（二）课堂学时

课堂总学时为14学时。

1. 实验方案设计3学时。指导设计实验方案1学时，反馈修改意见2学时。

2. 动物实验8学时。造模2学时，一般指标检测2学时，ELISA检测4学时。

3. 实验讨论和分析3学时。

五、实验用品

（一）实验动物

SD大鼠，体质量200~220g，自由饮食饮水，普通颗粒饲料饲养。

（二）实验器材

1. 普通离心机，酶标仪，精密天平，恒温水浴箱，电热恒温干燥箱，显微镜。

2. 手术器械一套，白瓷盘，吸水纸，体温计，试管架，5ml离心管，试管，1 000μl微量可调移液器，动物手套，5ml一次性无菌注射器，1ml一次性无菌注射器，记号笔，研钵，胶头滴管，容量瓶，载玻片。

（三）实验试剂

1. 生理盐水。

2. 大鼠雌二醇ELISA检测试剂盒 。

3. 大鼠卵泡刺激素ELISA检测试剂盒。

4. 大鼠黄体生成素ELISA检测试剂盒。

5. 二至汤。将100g女贞子粉碎成细粉，与100g旱墨莲加6倍水浸泡1h，煎煮2次，每次2h，趁热滤过合并煎液，浓缩至含生药量1g/ml。

6. 戊酸雌二醇。戊酸雌二醇片用生理盐水溶解，定容，配制成0.5%戊酸雌二醇溶液，现用现配。

7. 75%乙醇。

8. 碘伏。

9. 1%戊巴比妥钠。称取1g戊巴比妥钠，用蒸馏水溶解，再用蒸馏水定容至100ml。

10. 医用青霉素。生理盐水溶解，现用现配。

11. 0.01M/L的PBS（pH7.2）。8gNaCl，1.15gNa_2HPO_4，0.2gKH_2PO_4，加800ml双蒸水溶解，调pH至7.2，加双蒸水定容至1 000ml。

12. 吉姆萨染液。吉氏染色素1g加少量甘油，在研钵中将吉氏染色素颗粒研碎，加入甘油补充至50ml，56℃水浴加热2h，加50ml甲醇，混匀后即是吉姆萨原液，4℃避光保存。使用时吉姆萨原液与磷酸缓冲液1∶10混合使用。

六、实验方法

（一）大鼠造模及分组方法

1. 实验大鼠适应性饲养　造模前大鼠适应性饲养一周，所有动物实验操作比照美国国立卫生研究院（NIH）颁布实验动物福利及使用指导原则进行。每天观察并记录大鼠一般状态。

2. 分组实验　将实验大鼠随机分为假手术组、模型组、雌激素组、中药高、中、低剂量组。根据实际情况确定每组动物数量。各种动物统一编号，分笼饲养。标准颗粒饲料喂养自由饮食饮水。

3. 模型制备　采用双侧卵巢摘除法。

（1）麻醉及固定：SD大鼠用1%戊巴比妥钠按40mg/kg腹腔麻醉。仰卧位固定于手术台上。

（2）脱毛与消毒：大鼠腹部脱毛，用碘伏及75%酒精消毒手术野。

（3）开腹：在腹部正中稍偏左侧纵向切口约1~1.5cm。

（4）切卵巢：开腹后找到Y形子宫，沿子宫找到卵巢，用眼科镊夹出卵巢，结扎输卵管峡部，切除卵巢。同法摘除对侧卵巢。

（5）输卵管回纳：术后将输卵管等回纳腹腔。

（6）缝合切口：切口缝合，涂碘伏于切口处。

（7）预防感染：腹腔注射青霉素，以防感染。

备注：假手术组切除腹内卵巢大小脂肪一块。各组大鼠术后每天腹腔注射青霉素0.2ml/kg，连续3d，预防感染。大鼠术后正常饮食，不做任何干预处理。观察并记录大鼠一般状态、每3d记录一次大鼠体质量。

4. 模型鉴定　术后第4、5、6、7、8d，每天逐只大鼠进行阴道涂片检测，以镜检阴道上皮细胞，连续5d未出现动情期变化为双侧卵巢摘除完全，造模成功。

（二）给药方法

给药剂量换算方法按体表面积折算的等效剂量系数法。

大鼠剂量（g/kg）= 成人剂量（g）× 0.018/0.2kg为大鼠等效剂量。

1. 戊酸雌二醇给药方法　给予大鼠等效剂量。

2. 二至汤给药方法　计算出大鼠等效剂量，在大鼠等效剂量基础上确定中药高、中、低剂量组的给药剂量。

（三）阴道上皮细胞角化检测方法

1. 固定　双侧卵巢摘除术后第4、5、6、7、8d，将待检测大鼠置于操作台上（避免影响其他未检测鼠），安抚并清理大鼠毛发上的垫料等污物，固定大鼠。

2. 阴道冲洗　用拇指和示指捏住并翻起大鼠尾巴，露出阴道口，清理粪便后，将装有少量消毒生理盐水的滴管（或者用1ml一次性无菌注射器，去掉注射针头，吸取少量无菌生理盐水，进行大鼠阴道冲洗）轻轻插入大鼠阴道内，注入生理盐水然后吸出，重复2~3次。

3. 冲洗液涂片　将吸出的阴道冲洗液涂于载玻片上，自然风干。

4. 涂片固定　用无水乙醇固定2~5min。

5. 涂片染色观察　吉姆萨染液充分附着10~30min冲洗，干燥，40倍显微镜下镜检。

6. 模型评判　以镜检阴道上皮细胞连续5d未出现动情期变化为造模成功（表37-1）。

表37-1　大鼠动情周期各期细胞形态变化特点

阶段	卵巢变化	阴道涂片的细胞变化特点
动情前期	卵泡加速生长	全部是有核上皮细胞，偶有少量角化细胞
动情期	卵泡成熟排卵	全部是无核角化细胞或间有少量上皮细胞
动情后期	黄体生成	白细胞、角化细胞、有核上皮细胞均有
动情间期	黄体退化	大量白细胞及少量上皮细胞和黏液

（四）血清雌二醇、卵泡刺激素和黄体生成素检测方法

采用ELISA双抗体夹心法，参考方法如下：

1. 血清样品制备　末次给药2h后，麻醉大鼠，腹主动脉采血，3 000r/min。离心15min，制备血清备用。

2. 试剂盒复温　取出试剂盒，室温（20~25℃）放置30min。

3. 分组取出96孔板　根据待测样品数量加上标准品的数量决定所需的板条数，把剩余的板条继续冷藏处理。分别设标准品孔（5个浓度，设复孔）、空白孔、待测样品孔。

4. 制作血清 E_2、FSH和LH浓度标准曲线

（1）标准品稀释　按照试剂盒说明书操作。

（2）使用分光光度计检测　用试剂盒说明书所要求的波长，依稀释顺序测量各孔*OD*值。

（3）绘制标准曲线　以标准物的浓度为横坐标，*OD*值为纵坐标，在坐标纸上绘出标准曲线，或计算出标准曲线的直线回归方程式。

5. 样品检测

（1）在酶标包被板上的待测样品孔中加样品稀释液40μl，再加待测样品10μl（样品最终稀释度为5倍），按照试剂盒说明书操作。

（2）空白孔不加样品及酶标试剂，其余各步操作与前相同。

（3）分光光度计测定，以空白孔调零，加终止液后15min以内进行。

6. 样品浓度计算　E_2、FSH和LH浓度计算在标准曲线上，根据样品的*OD*值查出相应的浓度，或将样品的*OD*值代入回归方程式，计算出样品浓度，即为样品的实际浓度。

（五）子宫质量检测方法

试验结束后，处死大鼠，立刻摘取子宫，精密天平称湿质量。计算子宫指数（μg/g）。子宫指数＝子宫湿重（mg）÷ 大鼠体重（g）× 100%

七、注意事项

1. 器械要求　大鼠双侧卵巢摘除术后，要将手术器械按要求清洗干净，进行保养后，方可归还。每次实验操作完毕，都要将试剂与器材放回原位。

2. 血液保存　腹主动脉采血后，要将注射器针头去掉，再把注射器内的血液缓慢注入倾斜的干燥试管。

3. 灌胃手法　大鼠灌胃操作手法轻柔，注意观察，如遇大鼠激烈挣扎，要停止操作，以免误入气管，造成大鼠窒息。建议学生在开始实验前先通过练习，在熟练掌握大鼠灌胃操作后再进行实验，避免实验过程中大鼠不必要的死亡。

4. 试剂保存及使用　冰箱中取出ELISA试剂盒应在室温平衡30min后再开启。开封后，未用完的酶标包被板板条要放入密封袋中保存。

5. 精确记录数据　本实验时间长，需要测量数据多，各小组最好指定专人负责测量记录专项数据，以免混淆，影响实验结果。

6. 大鼠卫生管理　垫料要勤于更换，注意通风，保持实验室清洁卫生无异味，维持实验动物良好舒适的生活环境。

八、讨论与思考

1. 结合本次实验，如果你要进行关于女性更年期综合征科普讲座，你将把讲座重点放

在哪些方面？

2. 结合已经学到的知识，你认为如何优化实验设计，能把本次实验进行的更加深入？

3. 结合专业特点，你认为可以尝试哪些减轻女性 CS 临床症状的治疗方案 / 方法？尝试设计一个实验方案。

九、实验流程图

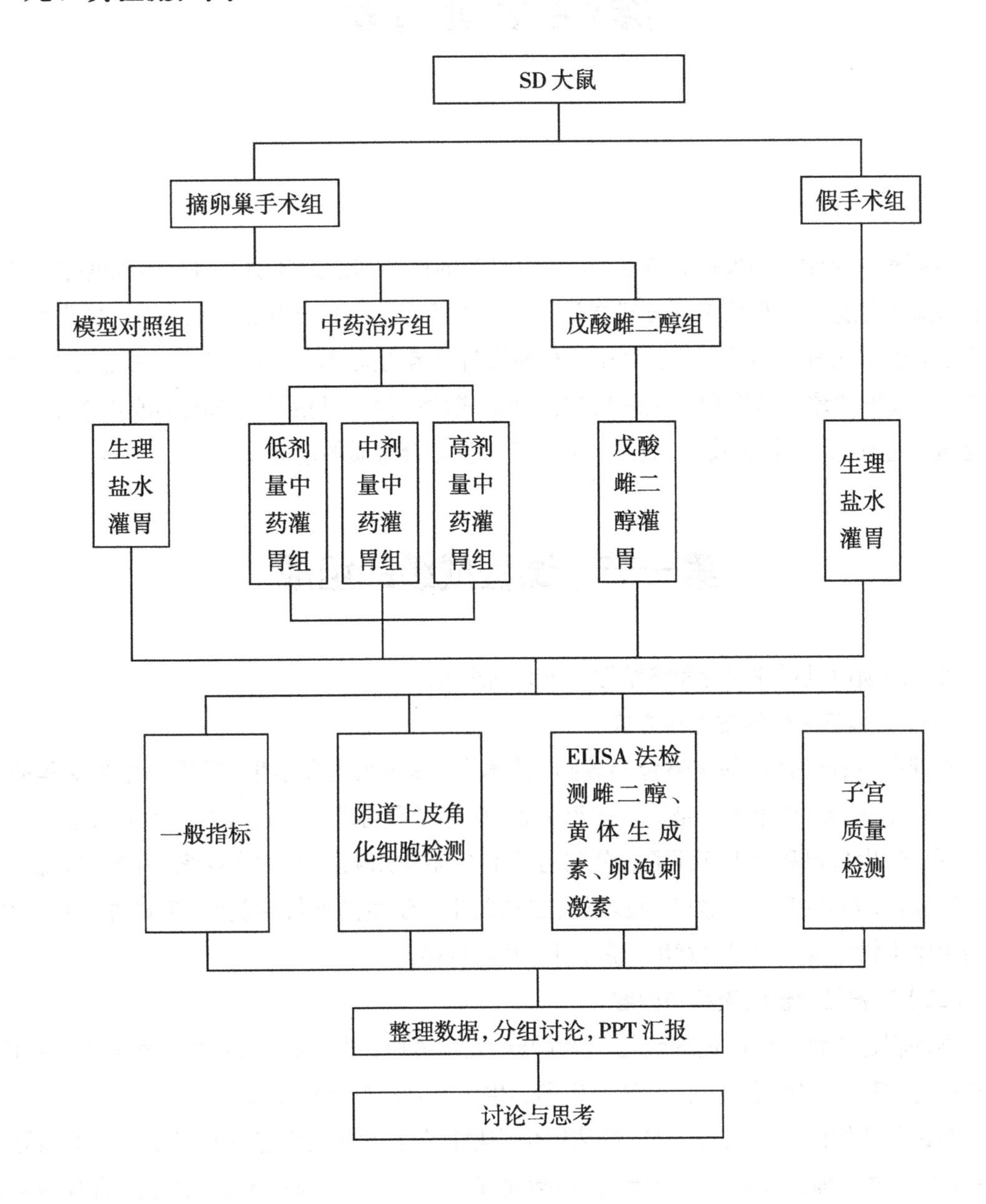

（张宏萌，王桂美，车　萍，李紫薇，任正肖）

第三十八章

课程评价方法

本课程注重学生的发展和成长，以学生进步的速度和达到各学习目标的程度作为考评课程成绩的依据。课程的考评方式立足于对学生素质、能力、知识的综合测定，故课程成绩包括过程性评价和终结性评价。其中过程性评价是最为关键的环节，贯穿学习过程的始终。同时，将过程性评价结果和学生的反馈作为形成性评价用以指导授课教师改进教学策略、优化教学过程、提高教学效果，更好地服务于学生综合素质的培养。

第一节　课程成绩的组成

课程成绩由过程性评价和终结性评价共同组成。

（一）过程性评价的主体和方式

本课程过程性评价的主体包括教师、技术员、临床医生和学生，其中学生是课程的主体，教师、技术员、临床医生是课程的组织者、引导者和协助者。过程性评价方式包括自评和互评。学生自评和学生互评可充分调动学生参与的积极性，自觉去探索、发现和创新，从而贯彻素质培养的理念。教师、技术员、临床医生对学生的评价应及时、准确并有指导性，可帮助学生树立自主学习的意识，脱离对老师的依赖。

（二）过程性评价的流程和内容

本课程过程性评价的流程包括：课程开始之前教师、技术员、临床医生和学生的自评，课程进行过程中教师、技术员、临床医生和学生间反复的自评和互评。

在课程开始前，教师、技术员、临床医生应根据各自承担的角色制订切实可行的指导计划；学生根据课程目标制订学习计划，包括完成实验内容、达到素质训练目的、自我约束和培养等的方案。

在课程进行过程中，通过“执行计划→观察与评价→信息反馈→调整方案→继续执行”过程的反复进行，以达到最优化课程效果。

1. 观察　教师应在课程学习过程中全程观察并记录学生表现，作为过程性评价的依据之一。课堂观察可包括考勤、组内分工、实验操作、团队协作、语言表达、课件制作、提问和讨论等。课下观察可通过线上交流平台（如QQ群、网络交流平台等）进行，观察学生的学习态度、自主学习能力、收集整理分析资料能力等。同时线上交流有助于及时反馈和个性化指导。

2. 评价　评价和自我评价的内容包括：

（1）学习能力评价：主要表现在制订学习目标、选择学习方法、获取相关知识、组织学习活动、评估学习效果的能力。

（2）学习态度评价：主要表现在参与度和积极性，如出勤率、参加小组活动频度、提出问题并解决问题的主动性等。

（3）医学素质评价：医学的观念、知识、能力、思维、方法、理解、应用、交流等综合应用的能力。

（4）实践能力评价：克服困难完成实验项目的能力、运用专业知识解决临床问题的能力。

3. 反馈　一般包括3个要素：是否达到学习目标；学生现阶段的状况；改善现状达成目标的方法。信息反馈应及时、准确并有指导作用，形成良性循环，使学生在循环中进步，最终达到学习目标。

（三）终结性评价

本课程终结性评价方式包括实验设计方案、实验记录、实验报告以及实验过程中老师布置的小作业。

（四）课程成绩

上述过程性评价各项指标转化为分数数值，与终结性评价各项内容的分值按一定比例汇总，成为本门课程的最终学习成绩。同时，鼓励老师以评语的方式点评课程成绩。

第二节　过程性评价量表

根据本课程的教学目标，提出三级指标的评价量表，评价等级为优、良、中、差（表38-1）。各教学单位可根据实际情况分配各指标和各等级的权重。

表 38-1 过程性评价量表

一级指标	二级指标	三级指标	优	良	中	差
学习能力	学习目标	对学习目标的理解				
	学习方法	查阅文献能力				
		归纳整理资料能力				
		撰写实验流程能力				
		小组活动组织能力				
	学习评价	学习效果自我评价				
学习态度	积极性	课堂出勤率				
		参加小组活动				
	参与度	提出相关问题和假设				
		寻找解决问题的方法				
		承担组内工作任务				
		参与实验准备工作				
		参与课后收拾整理				
医学素质	主动学习	自学精神和能力				
		综合利用资源能力				
	观察能力	实验观察能力				
		环境观察能力				
	沟通能力	清晰表达观点				
		对方可接受程度				
		在小组内的定位				
	表达能力	语言逻辑性				
		实验汇报条理性				
	团队精神	帮助组员解决困难				
		鼓励组员增强信心				
	创新精神	提出合理化建议				
		提出创新性方案				
实践能力	完成实验	实验流程熟悉程度				
		实验操作熟练程度				
		突发情况处置能力				
	学以致用	综合运用所学知识				
		科学分析实验结果				
		合理推测可能结论				
		实验结论的临床应用				
备注				总分		

第三节　实验报告模板

一、实验背景解读
二、实验目的及目标达成度
　　1. 实验目的
　　2. 目标达成度
　（实验完成后，实验、素质及临床相关性学习目标的达成度）
三、实验流程及分工
　（学生自己设计的实验流程，以及小组内工作分工）
四、实验用品
　　1. 实验动物 / 细胞 / 标本等
　　2. 实验器材
　　3. 实验试剂
五、实验过程
　（按照实际操作过程书写，特别注意实验意外情况的书写）
六、实验结果
七、讨论与思考
　（针对实验结果进行讨论分析，并给出思考题答案）
八、结论与启发
　（针对讨论结果得出实验结论，并结合临床实际撰写对自己的启发）

（苏　宁）